2022中国临床医学研究发展报告

中国生物技术发展中心　编著

科学技术文献出版社
SCIENTIFIC AND TECHNICAL DOCUMENTATION PRESS

·北京·

图书在版编目（CIP）数据

2022中国临床医学研究发展报告 / 中国生物技术发展中心编著. —北京：科学技术文献出版社，2022.9
ISBN 978-7-5189-8155-7

Ⅰ.①2… Ⅱ.①中… Ⅲ.①临床医学—研究报告—中国—2022 Ⅳ.① R4

中国版本图书馆 CIP 数据核字（2022）第 152292 号

2022中国临床医学研究发展报告

策划编辑：郝迎聪　　　责任编辑：张　红　　　责任校对：王瑞瑞　　　责任出版：张志平

出　版　者	科学技术文献出版社	
地　　　址	北京市复兴路15号　邮编　100038	
编　务　部	（010）58882938，58882087（传真）	
发　行　部	（010）58882868，58882870（传真）	
邮　购　部	（010）58882873	
官 方 网 址	www.stdp.com.cn	
发　行　者	科学技术文献出版社发行　全国各地新华书店经销	
印　刷　者	北京时尚印佳彩色印刷有限公司	
版　　　次	2022 年 9 月第 1 版　2022 年 9 月第 1 次印刷	
开　　　本	787×1092　1/16	
字　　　数	241千	
印　　　张	14.5	
书　　　号	ISBN 978-7-5189-8155-7	
定　　　价	148.00元	

《2022 中国临床医学研究发展报告》
编写人员名单

编委会主任：张新民

编委会副主任：沈建忠　范　玲　郑玉果

主　　　编：范　玲

副　主　编：卢　姗　尹军祥

编写组成员：（按姓氏笔画排序）

于建荣	于振行	王　颖	王　磊	王　晶	王育梅
王黎琦	毛开云	方子寒	方盛泉	甘荣兴	石东升
朱成姝	朱健康	刘　威	刘　晓	刘晓星	刘福囝
刘韬韬	闫　薇	江洪波	汤　壮	阮梅花	寿成超
苏　月	杜　君	李　荣	李　陟	李子明	李丹丹
李冬雪	李苏宁	李玮琦	李浏博	杨　力	杨　阳
杨　喆	杨　靖	吴函蓉	旷　苗	张　菁	张　鑫
张一平	张大璐	张小奕	张丽雯	张英梅	张学博
张博文	陆　林	陈　佩	陈　浩	陈　琪	陈大明
陈正一	陈洁君	陈智伟	范月蕾	林建华	岳伟华
周新雨	郑　伟	赵若春	赵浩芸	胡鹏翀	袁天蔚
耿红冉	郭　伟	展　勇	黄　鑫	黄英明	曹国英
渠天欣	葛　瑶	董　华	韩　佳	韩　盈	韩烨青
程翔林	熊　燕	魏　巍			

前　言

随着现代医学及相关领域的快速发展与交叉融合,人类对疾病发生发展机制的研究与理解不断深入,临床诊疗技术与方法不断完善,疾病防治模式不断向更高效、更精准、更智能的方向发展。临床医学研究作为衔接基础医学和转化应用的关键环节,为促进医学新发现、推动医学科技成果转化、验证医疗技术与医药产品的安全性和有效性、完善临床诊疗标准与方法等提供了重要支撑。加强临床医学研究,对提高中国医学技术和疾病防治水平、提升医疗服务质量、支撑健康中国建设具有重要意义。

为系统反映中国临床医学研究的年度概况和主要成就,总结科技发展经验,分析和判断未来发展趋势,中国生物技术发展中心自 2018 年起组织开展《中国临床医学研究发展报告》的编制工作。《2022 中国临床医学研究发展报告》(简称《报告》)延续了之前报告的框架,以文字、数据、图表相结合的方式,展示了 2021 年度国内外临床医学研究的相关情况。《报告》共分 4 章,第一章介绍了国内外临床医学研究的现状与趋势,分别从研究论文、临床试验、机构建设和成果转化等方面进行概要分析;第二章总结了 2021 年国内外临床医学研究的政策与法规,主要对临床医学研究过程、重大疾病、技术与产品等方面的政策文件进行了梳理和分析;第三章介绍了 2021 年中国临床医学研究的主要进展及成果,遴选了 2021 年中国具有重要临床价值或对医学科技发展具有重要影响的代表性进展和成果;第四章浅析了 2021 年国际临床医学研究的年度热点,围绕"抑郁症的发病机制、临床诊疗和药物研发进展"主题进行论述。此外,《报告》还编录了与中国临床医学研究相关的一些文件和材料。

由于数据库统计口径不同,本报告中的地区统计略有差异。基于 Web of Science 的 Medline 数据库、核心合集检索的论文,中国论文数据指中国内地(大陆)、中国香港、中国澳门的相关机构发表或参与发表的论文,仅署名为中国台湾相关机构的论文未在统计范围内。基于 ClinicalTrials.gov 数据库检索的临床试验数据,中国的临床研究指发起者／合作者为中国内地（大陆）机构的研究，发起者／合作者仅为中国香港、中国澳门和中国台湾地区机构的临床研究未在统计范围内。

希望本报告能够为临床医学研究的政策制定者、研究人员、管理工作者、医疗工作者、产品研发人员，以及关心中国医学科技发展的社会各界人士提供参考。同时，敬请各位读者批评指正，提出宝贵意见，以便我们进一步改进和完善。

编　者

2022 年 9 月

目　录

第一章　临床医学研究现状与趋势

临床医学研究是以疾病的病因、诊断、治疗、预后、预防等为研究内容，以人群为研究对象，以医学研究和医疗服务机构为主体，多学科多领域人员共同参与和实施的研究活动。临床医学研究直接面向患者等人群，基于相关临床表现和系统检查来解析发病机制，通过防、诊、治等综合手段来减缓或停止疾病进程，减轻或消除病痛，促进人体健康。

近年来，随着人工智能、信息科学、计算机科学、工程科学、材料科学等学科领域与生命科学、生物医药领域的不断融合，临床医学研究呈现系统性、规范性、协同性特点，不断取得创新突破，重要成果不断涌现。本章重点从研究论文、临床试验、临床研究机构和成果转化等方面，对 2021 年国内外临床医学研究情况进行介绍。

一、国际临床医学研究发展现状

2021 年，全球临床医学研究稳步推进，临床试验数量持续增长，药物与医疗器械研发取得创新突破，多方位促进医学技术发展和临床诊疗水平提升。

（一）研究论文

本小节基于 Web of Science 的 Medline 数据库和核心合集，检索 2012—2021 年临床医学领域的研究论文，分析相关国家 / 地区和机构的分布情况；基于 Web of Science 核心合集，检索并统计不同国家 / 地区和机构在《新英格兰医学杂志》(*New England Journal of Medicine*，*NEJM*)、《柳叶刀》(*The Lancet*)、《美国医学会杂志》(*Journal of the American Medical Association*，*JAMA*) 和《英国医学杂志》(*British Medical Journal*，*BMJ*) 4 类综合医学期刊的论文发表情况。

1.全球临床医学研究论文数量持续增长

2012—2021 年，Medline 数据库共收录临床医学研究论文 442.12 万篇。其中，2012—2015 年论文数量呈稳步增长趋势；20172021 年论文数量持续增长[①]（图 1-1）。2021 年的研究论文数量达 51.51 万篇，较上年同期增长 9.42%[②]。从研究对象的年龄分布来看，针对老年人群（65 岁及以上）、中年人群（45 ～ 64 岁）、成人（19 ～ 44 岁）的临床医学研究论文数量远高于其他年龄段（图 1-2）；从应用领域来看，治疗方面的研究论文数量最多（179 836 篇），较上年（172 565 篇）增加 4.21%；流行病学方面的研究论文数量位居第二（125 555 篇），较上年（110 746 篇）增加 13.37%（图 1-3）。

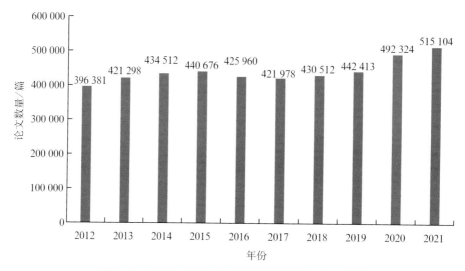

图 1-1　2012—2021 年全球临床医学研究论文数量

（数据来源：Medline 数据库）

---

①　本报告中临床医学研究论文相关数据的检索时间为 2022 年 6 月 29 日。由于数据库更新及 MeSH 限定词标引等原因，本报告中 2020 年及以前的数据较历年报告有所不同，但整体趋势一致。

②　此处与《2021 中国临床医学研究发展报告》中的统计数据进行比较。基于 2021 年 9 月 9 日的统计结果，2020 年全球临床医学研究论文数量为 47.08 万篇。

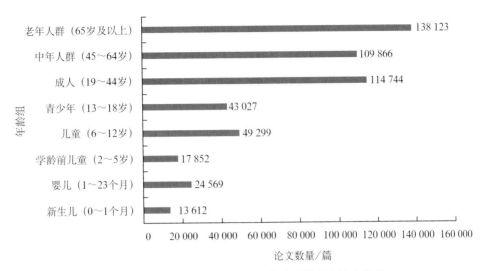

图 1-2 2021 年全球各年龄组临床医学研究论文数量

（数据来源：Medline 数据库）

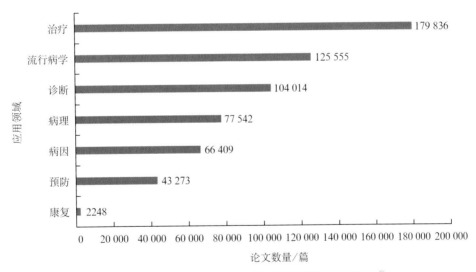

图 1-3 2021 年全球临床医学不同应用领域论文数量①

（数据来源：Medline 数据库）

---

① 此处的应用领域主要根据 Medline 数据库中的医学主题词（MeSH）分类，包括治疗（Drug Therapy、non-Drug Therapy）、流行病学（Epidemiology）、诊断（Diagnosis）、病理（Pathology）、病因（Etiology）、预防（Prevention Control）、康复（Rehabilitation）相关的研究论文。

2. 肿瘤、呼吸道传染病、心血管疾病是临床医学研究的热点领域

在各类疾病①中，肿瘤是最受关注的临床医学研究领域之一。2021年，肿瘤相关的临床医学研究论文数量为10.51万篇，占临床医学研究论文总数的20.40%。受新型冠状病毒肺炎（Corona Virus Disease 2019，COVID-19，简称"新冠肺炎"）疫情的持续影响，呼吸道传染病相关的研究论文数量继续大幅增加，由2020年的4.39万篇增加至2021年的5.27万篇，位居第二。心血管疾病相关的研究论文数量为4.83万篇，位居第三（图1-4）。

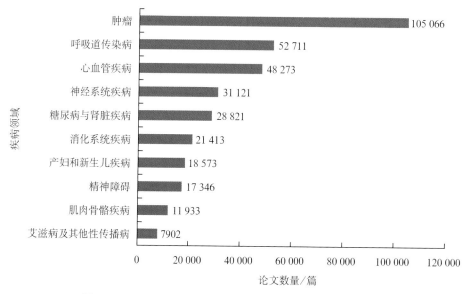

图1-4　2021年临床医学研究论文数量排名前十的疾病领域

（数据来源：Medline数据库）

3. 美国临床医学研究论文数量连续11年居全球首位

2021年，临床医学研究论文数量全球排名前十的国家依次为美国、中国、英国、意大利、德国、日本、加拿大、澳大利亚、法国、西班牙。上述10个国家与上年一致，其中德国由第6位升至第5位，澳大利亚由第9位升至第8位。美国以显著优势仍然居全球首位，其发表的临床医学研究论文共144 378篇，占当年全球总

---

① 此处的疾病分类主要参考美国健康计量与评估研究所（Institute for Health Metrics and Evaluation，IHME）的疾病大类。

数的 28.03%。中国以 80 652 篇位居全球第二，占全球总数的 15.66%（表 1-1、图 1-5）。

表 1-1 2021 年全球临床医学研究论文数量排名前十的国家

排名	国家	论文数量 / 篇
1	美国	144 378
2	中国	80 652
3	英国	47 961
4	意大利	31 519
5	德国	29 569
6	日本	28 392
7	加拿大	23 571
8	澳大利亚	21 303
9	法国	21 268
10	西班牙	19 485

数据来源：Medline 数据库。

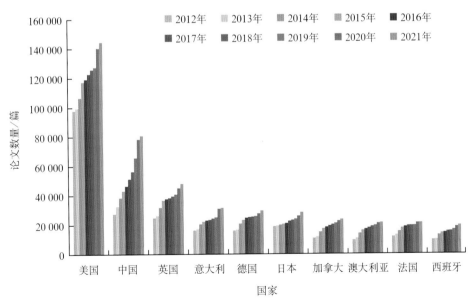

图 1-5 临床医学研究论文数量排名前十国家的年度变化趋势（2012—2021 年）

（数据来源：Medline 数据库）

中国临床医学研究发展报告

在全球发表临床医学研究论文数量排名前十的机构中，有 7 个属于美国，法国、英国和加拿大各 1 个。其中，美国哈佛大学发表的临床医学研究论文数量由 2020 年的 12 038 篇增加至 2021 年的 16 859 篇，居全球首位（表 1-2）。

表 1-2　2021 年全球临床医学研究论文数量排名前十的机构

排名	机构名称	国家	论文数量 / 篇
1	哈佛大学（Harvard University）	美国	16 859
2	法国国家健康与医学研究院（Institut National de la Santé et de la Recherche Médicale，INSERM）	法国	8646
3	多伦多大学（University of Toronto）	加拿大	7988
4	约翰·霍普金斯大学（Johns Hopkins University）	美国	7381
5	伦敦大学学院（University College London）	英国	6414
6	妙佑医疗国际（Mayo Clinic）	美国	6346
7	宾夕法尼亚大学（University of Pennsylvania）	美国	6062
8	加利福尼亚大学旧金山分校（University of California，San Francisco）	美国	5504
9	麻省总医院（Massachusetts General Hospital）	美国	5489
10	布莱根妇女医院（Brigham and Women's Hospital）	美国	4925

数据来源：Medline 数据库。

4. 美国、英国和加拿大在 4 类综合医学期刊发表论文数量连续 5 年居全球前三

2021 年，*NEJM*、*The Lancet*、*JAMA*、*BMJ* 4 类综合医学期刊上共发表了临床医学研究论文 5362 篇[①]。美国共发表 2335 篇，位居全球第一；英国（1348 篇）和加拿大（372 篇）分别位居第二和第三；中国发表论文 206 篇，位居第九，较 2020 年排名下降 3 位（图 1-6）。

2021 年，在 *NEJM*、*The Lancet*、*JAMA*、*BMJ* 4 类综合医学期刊上发表临床医学研究论文数量排名前十的机构主要来自美国、英国和加拿大。其中，哈佛大学发表 560 篇，占 4 类综合医学期刊年度论文总数的 10.44%；伦敦大学学院和牛津大学分别以 230 篇和 200 篇位居全球第二和第三（表 1-3）。

---

① 检索时间：2022 年 6 月 29 日。本报告仅统计研究论文（Article）、综述（Review）、编辑材料（Editorial Material）、快报（Letter）4 类文献，其他文献类型不在统计范围内。

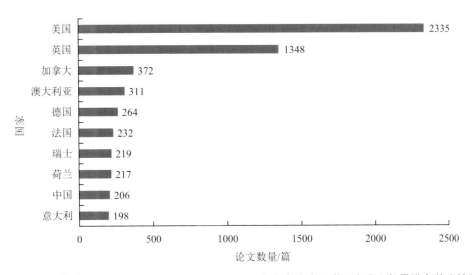

图 1-6   2021 年在 *NEJM*、*The Lancet*、*JAMA*、*BMJ* 上发表临床医学研究论文数量排名前十的国家

（数据来源：Web of Science 核心合集）

表 1-3   2021 年在 *NEJM*、*The Lancet*、*JAMA*、*BMJ* 上发表临床医学研究论文数量排名前十的机构

排名	机构名称	国家	论文数量 / 篇	占比
1	哈佛大学（Harvard University）	美国	560	10.44%
2	伦敦大学学院（University College London）	英国	230	4.29%
3	牛津大学（University of Oxford）	英国	200	3.73%
4	帝国理工学院（Imperial College London）	英国	193	3.60%
5	约翰·霍普金斯大学（Johns Hopkins University）	美国	191	3.56%
6	伦敦卫生与热带医学院（London School of Hygiene & Tropical Medicine）	英国	170	3.17%
7	多伦多大学（University of Toronto）	加拿大	160	2.98%
8	加利福尼亚大学旧金山分校（University of California, San Francisco）	美国	148	2.76%
9	宾夕法尼亚大学（University of Pennsylvania）	美国	147	2.74%
10	耶鲁大学（Yale University）	美国	120	2.24%

数据来源：Web of Science 核心合集。

（二）临床试验

根据美国 ClinicalTrials.gov 数据库和世界卫生组织（World Health Organization，WHO）国际临床试验注册平台（International Clinical Trial Registry Platform，

ICTRP）一级注册机构^①的登记信息，2021年全球研究机构共启动83 710项临床试验。根据数据可及性及分析要求，本报告主要基于美国国立医学图书馆（National Library of Medicine，NLM）与美国食品药品监督管理局（Food and Drug Administration，FDA）建立的ClinicalTrials.gov平台^②，统计并分析2021年全球临床试验的开展情况。

1. 全球临床试验数量持续增长

ClinicalTrials.gov 数据库登记数据显示，2012—2021 年全球临床试验保持稳定增长趋势。2021 年共登记临床试验 33 662 项，较 2020 年增长 8.26%。从研究类型看，包括 25 364 项干预性试验和 8298 项观察性试验（图 1-7），其中干预性试验较 2020 年增长 14.05%；从临床试验阶段看，Ⅰ期至Ⅳ期的临床试验^③分别为 3467、4669、2194、1477 项（图 1-8）。

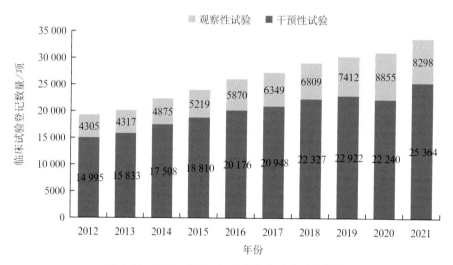

图 1-7 2012—2021 年全球临床试验登记数量

（数据来源：ClinicalTrials.gov 数据库^④）

---

① 世界卫生组织国际临床试验注册平台（WHO ICTRP）包括澳大利亚、中国、欧盟等 17 个国家 / 地区的一级注册机构，根据国际医学期刊编辑委员会（International Committee of Medical Journal Editors，ICMJE）的要求，在其所属期刊上发表的论文必须在 WHO ICTRP 一级注册机构和 ICMJE 认可的注册机构中对临床试验预先进行信息注册，并在论文发表时列明临床试验的注册号。

② ClinicalTrials.gov 作为临床试验登记的重要数据库，为患者、医疗人员、研究者提供了大量临床研究信息，是当前国际上较为全面的临床试验登记网站之一。

③ "临床试验阶段"主要统计数据库中临床试验Ⅰ期至Ⅳ期的数据，未明确分期的临床试验未统计在内。

④ 检索日期：2022 年 6 月 29 日，本部分下同。由于数据库更新、补充、删减等原因，2020 年及之前的临床试验数量较系列报告有所不同，但整体发展趋势基本一致。

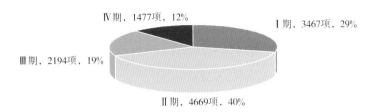

图 1-8 2021 年全球开展的 Ⅰ 期至 Ⅳ 期的临床试验数量分布

（数据来源：ClinicalTrials.gov 数据库）

2. 美国、中国、法国的临床试验数量居全球前三

2021 年，美国、中国、法国是 ClinicalTrials.gov 数据库中登记临床试验数量居前三的国家。其中，美国排名第一，共登记临床试验 10 194 项，占全球年度总数的 30.28%；中国排名第二，登记的临床试验数量为 3573 项，占全球年度总数的 10.61%；法国排名第三，共登记临床试验 2726 项，占全球年度总数的 8.10%（表 1-4）。

表 1-4 2021 年全球临床试验数量排名前二十的国家

排名	国家	临床试验数量 / 项	占比
1	美国	10 194	30.28%
2	中国	3573	10.61%
3	法国	2726	8.10%
4	加拿大	1621	4.82%
5	西班牙	1523	4.52%
6	土耳其	1441	4.28%
7	英国	1436	4.27%
8	德国	1225	3.64%
9	意大利	1222	3.63%
10	埃及	1097	3.26%
11	韩国	929	2.76%
12	比利时	776	2.31%
13	澳大利亚	678	2.01%
14	荷兰	670	2.01%
15	丹麦	660	1.99%
16	波兰	619	1.96%

中国临床医学研究发展报告

续表

排名	国家	临床试验数量 / 项	占比
17	瑞士	561	1.84%
18	巴西	495	1.67%
19	日本	488	1.47%
20	瑞典	466	1.45%

数据来源：ClinicalTrials.gov 数据库。

3. 高校在临床试验中发挥重要作用

ClinicalTrials.gov 数据库统计结果显示，2021 年全球登记临床试验数量排名前二十的机构主要来自美国、埃及、法国等国家，其中美国机构有 12 个，居首位。美国国家癌症研究所是全球开展临床试验最多的机构（435 项）（表 1-5）。

从临床试验的资助机构类型看，高校在临床试验中发挥了重要作用，在 20 个机构中有 9 个为高校，共开展了 1963 项临床试验。

表 1-5　2021 年全球临床试验数量排名前二十的机构

排名	机构名称	机构类型	国家	试验数量 / 项
1	国家癌症研究所（National Cancer Institute）	科研院所	美国	435
2	艾斯尤特大学（Assiut University）	高校	埃及	412
3	开罗大学（Cairo University）	高校	埃及	350
4	巴黎公共医院集团（Assistance Publique - Hôpitaux de Paris）	研究型医院	法国	305
5	妙佑医疗国际（Mayo Clinic）	研究型医院	美国	238
6	里法国际大学（Riphah International University）	高校	巴基斯坦	221
7	阿斯利康（AstraZeneca）	企业	英国	216
8	斯坦福大学（Stanford University）	高校	美国	183
9	麻省总医院（Massachusetts General Hospital）	研究型医院	美国	177
10	辉瑞（Pfizer）	企业	美国	172
11	杜克大学（Duke University）	高校	美国	168
12	约翰·霍普金斯大学（Johns Hopkins University）	高校	美国	167
13	苏哈格大学（Sohag University）	高校	埃及	163
14	默沙东（Merck Sharp & Dohme LLC）	企业	美国	161

续表

排名	机构名称	机构类型	国家	试验数量／项
15	国立衰老研究所（National Institute on Aging）	科研院所	美国	161
16	MD 安德森癌症中心（M.D. Anderson Cancer Center）	科研院所	美国	157
17	加利福尼亚大学旧金山分校（University of California，San Francisco）	高校	美国	156
18	诺华（Novartis）	企业	瑞士	146
19	国家心理健康研究所（National Institute of Mental Health）	科研院所	美国	144
20	艾因沙姆斯大学（Ain Shams University）	高校	埃及	143

数据来源：ClinicalTrials.gov 数据库。

4. 呼吸道疾病和传染病是临床试验的热点领域

受新冠肺炎疫情的持续影响，2021 年呼吸道疾病、传染病的临床试验继续升温，分别为 4138 项、4048 项（图 1-9）。其中，呼吸道疾病领域临床试验较 2020 年增加了 53.15%，传染病领域增加了 16.89%。

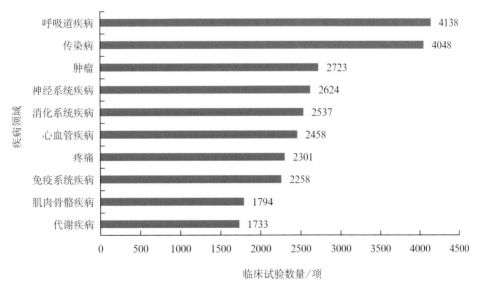

图 1-9　2021 年临床试验涉及的主要疾病领域

（数据来源：ClinicalTrials.gov 数据库）

（三）临床研究机构

临床研究机构是开展临床研究、推动资源共享、促成协同创新、提升诊疗技术的主体。美国《新闻周刊》（*Newsweek*）与数据研究公司 Statista Inc 每年发布世界最佳医院榜单，相关排名主要以医学专家（医生、医院经理、卫生保健专业人员）的评议、患者满意度、医院关键绩效指标等为依据。于 2022 年 3 月发布的"2022 年世界最佳医院"（World's Best Hospitals 2022）榜单，通过评比全球 27 个医疗发达国家的 2200 多家医院，评选出前 250 位的医院。2022 年的榜单显示，在排名前十的医院中，有 5 家美国医院，加拿大、德国、法国、瑞典、以色列各占一席（表 1-6）。本报告选取榜单排名前十的医院，简要介绍其 2021 年在临床研究方面的主要工作。

表 1-6　2022 年全球排名前十的医院

排名	医院名称	国家
1	妙佑医疗国际（Mayo Clinic）	美国
2	克利夫兰诊所（Cleveland Clinic）	美国
3	麻省总医院（Massachusetts General Hospital）	美国
4	多伦多综合医院（Toronto General Hospital）	加拿大
5	柏林大学附属夏里特医院（Charité–Universitätsmedizin Berlin）	德国
6	约翰·霍普金斯医疗集团（The Johns Hopkins Hospital）	美国
7	皮提耶·萨尔佩特里尔医院（Hôpital Universitaire Pitié Salpêtrière）	法国
8	卡罗林斯卡大学医院（Karolinska University Hospital）	瑞典
9	加州大学洛杉矶分校罗纳德·里根医学中心（Ronald Reagan UCLA Medical Center）	美国
10	舍巴医疗中心（Sheba Medical Center）	以色列

1. 妙佑医疗国际

妙佑医疗国际（Mayo Clinic，原称梅奥医学中心、梅奥诊所等）成立于 1863 年，位于美国明尼苏达州，是全球知名的医疗、研究与教育机构，拥有约 73 000 名工作人员，每年服务患者超过 130 万人。

2021 年，妙佑医疗国际开展了 238 项临床试验，其中干预性试验 175 项，观察性试验 63 项。从临床试验阶段来看，包括 I 期 21 项、II 期 36 项、III 期 10 项、IV 期 6 项。从疾病领域来看，肿瘤、呼吸系统疾病和心血管疾病是其重点研究领域。在肿瘤领域，妙佑医疗国际开展的免疫疗法、生物疗法、靶向药物治疗、激素治疗等一直引领全球，尤其是在胃癌、肝癌、结直肠癌、宫颈癌、卵巢癌等疾病领域具有重要国际影响力。2021 年度，妙佑医疗国际开展的具有较高影响力的临床研究包括：口服他莫昔芬在女性乳腺非典型增生或小叶原位癌预防中的有效性研究；度洛西汀（Duloxetine）和阿米替林（Amitriptyline）对难治性慢性咳嗽患者的疗效研究；质子放射疗法治疗室性心动过速的安全性和有效性研究等。

近年来，妙佑医疗国际注重与企业合作，开展多学科、多领域的协同研究。例如，在人工智能（Artificial Intelligence，AI）临床应用研究方面，通过与谷歌研究院合作，将 AI 新技术与临床实践需求相结合，开发了可用于脑疾病诊治的大脑刺激装置，可用于癫痫、运动障碍（如帕金森病）、精神疾病（如强迫症和抑郁症）患者的治疗。

2. 克利夫兰诊所

克利夫兰诊所（Cleveland Clinic）成立于 1921 年，位于美国俄亥俄州，是集医疗、研究和教育于一体的学术医疗中心。

2021 年，克利夫兰诊所开展了 59 项临床试验，其中干预性试验 48 项，观察性试验 11 项。从临床试验阶段来看，包括 I 期 4 项、II 期 3 项、III 期 3 项、IV 期 6 项。从疾病领域来看，消化系统疾病和心血管疾病是克利夫兰诊所临床研究的主要领域。消化系统疾病方面，开展了炎症性肠炎的新型疗法评估和肠道手术后的不良反应干预，使用成人同种异体骨髓来源间充质干细胞对小儿肛周克罗恩病患者进行了干预和治疗；在心血管疾病方面，开展了新型球囊导管 All'inCath 在经皮腔内血管成形术中的安全性、有效性评估，目前该设备已获得美国 FDA 批准；在肿瘤方面，联合 Anixa Biosciences 公司启动了全球首个乳腺癌疫苗临床试验，旨在确定早期三阴性乳腺癌患者对疫苗的最大耐受剂量，并表征和优化机体的免疫反应。

克利夫兰诊所致力于医学新技术的跟踪研究，关注改变医疗服务范式和临床效果的创新技术。2020 年年底，克利夫兰诊所发布了"2021 年十大医疗创新技术"，分别为血红蛋白病的基因治疗、多发性硬化症治疗新药、起搏器设备、囊性纤维化治疗新药、丙型肝炎通用疗法、婴儿正压呼吸治疗系统、远程医疗可及性研究、真空诱导子宫填塞装置、前列腺癌 PARP 抑制剂、偏头痛预防免疫学。

3. 麻省总医院

麻省总医院（Massachusetts General Hospital），也称马萨诸塞州综合医院，成立于 1811 年，位于美国马萨诸塞州，是哈佛医学院历史最悠久、规模最大的教学医院，包含 30 多个科室、研究所和研发中心，工作人员超过 9500 名。

2021 年，麻省总医院开展了 177 项临床试验，其中干预性试验 147 项，观察性试验 30 项。从临床试验阶段来看，包括 I 期 14 项、II 期 28 项、III 期 4 项、IV 期 7 项，疾病领域主要包括神经与精神疾病、呼吸系统疾病、代谢系统疾病等。神经与精神疾病方面，重点开展的研究包括：测试两种数字健康干预措施对成人强迫症的可行性、可接受性和有效性；评估丁螺环酮在治疗患有威廉姆斯综合征（Williams-Beuren 综合征）的儿童、青少年，以及对成人焦虑症患者的有效性、安全性和可耐受性。呼吸系统疾病方面，开展了特殊人群的 COVID-19 防治方法研究，如评估了乳腺癌患者术后接种 COVID-19 疫苗的不良反应。代谢系统疾病方面，研究了遗传差异对食物摄入和代谢稳态的影响，确认了 96 个与饮食摄入量相关的基因组区域，开展了不同遗传易感性的个体之间食物选择的差异性研究等。

4. 多伦多综合医院

多伦多综合医院（Toronto General Hospital）成立于 1812 年，位于加拿大安大略省，为加拿大最大的教学医院之一，是加拿大大学医疗网络（Canada's University Health Network）成员之一，也是北美最大的器官移植中心，拥有全球领先的心肺移植技术，全球首例单肺移植和双肺移植手术在该医院完成。

2021 年，多伦多综合医院开展了 104 项临床试验。从临床试验阶段来看，包括 I 期 3 项、II 期 20 项、III 期 9 项、IV 期 10 项。从研究领域来看，疾病领域主要包括呼吸系统疾病、神经系统疾病等。呼吸系统疾病方面，开展了多项 COVID-19 及其并发症的防治研究，评估了维生素 D 和锌补充剂对 COVID-19 患者治疗结果的影响，以及索马鲁肽（Semaglutide）减少 COVID-19 患者心肌损伤的有效性等。神经系统疾病方面，关注脊柱损伤、脑肿瘤、帕金森病、阿尔茨海默病、中风等疾病的诊断、治疗，开展了 BRAINFUL（脑肿瘤聚焦超声液体活检）的安全性和可行性评估。

5. 柏林大学附属夏里特医院

柏林大学附属夏里特医院（Charité–Universitätsmedizin Berlin）（简称"夏里特医院"）成立于 1710 年，位于德国柏林，是欧洲最大的医疗机构之一。该院设有 4 个分院、近 100 个部门和学院、17 个专科中心，拥有超过 15 500 名员工。

2021 年，夏里特医院开展了 69 项临床试验，其中干预性试验 33 项，观察性试验 36 项。从临床试验阶段来看，包括 I 期 1 项、II 期 9 项、III 期 1 项。从疾病领域来看，神经与精神疾病是夏里特医院临床研究的特色领域。重点研究了成年人昼夜节律的生物标志物，评估了赛洛西宾（Psilocybin）在难治性重度抑郁症中的疗效和安全性，并用于精神分裂症患者的瑜伽疗法等。此外，夏里特医院牵头的 5G MedCamp 项目，关注人工智能技术的临床应用研究，使用人工智能和 5G 技术对严重心力衰竭患者进行远程管理。

6. 约翰·霍普金斯医疗集团

约翰·霍普金斯医疗集团（The Johns Hopkins Hospital）成立于 1889 年，位于美国马里兰州，是集医疗、科研、教学于一体的顶尖学术型医疗系统，其神经外科、精神病学、风湿病科等多个专科排名在美国名列前茅。

2021 年，约翰·霍普金斯医疗集团开展了 170 项临床试验，其中干预性试验 128 项，观察性试验 42 项。从临床试验阶段来看，包括 I 期 9 项、II 期 21 项、III 期 5 项、IV 期 5 项。从疾病领域来看，传染病、神经与精神疾病是约翰·霍普金斯医疗集团的主要研究领域。传染病方面，针对冠状病毒、人体免疫缺陷病毒、流感病毒、丙型肝炎病毒等的药物治疗和诊断方法开展了一系列研究。例如，评估了重症 COVID-19 患者康复后的神经和认知缺陷，以及肺功能受损情况；评估了替诺福韦（Tenofovir）直肠冲洗，预防青少年 HIV 传播的安全性与有效性。神经与精神疾病方面，开展了多项针对心理障碍、认知障碍、抑郁症、失眠、多发性硬化症、阿尔茨海默病等疾病的临床试验，例如，评估了阿托伐他汀（Atorvastatin）对轻度认知障碍患者脑血管反应性的影响；评估赛洛西宾（Psilocybin）是否能同时有效减少患有重度抑郁症和酒精使用障碍患者的症状。

7. 皮提耶·萨尔佩特里尔医院

皮提耶·萨尔佩特里尔医院（Hôpital Universitaire Pitié Salpêtrière）成立于 1656

年，隶属于法国巴黎公立医院集团（AP-HP），是法国乃至欧洲最大的公立医院之一。该医院集医疗、护理、教学于一体，建有 26 个罕见病研究中心，在神经系统疾病、精神疾病、心血管疾病、免疫学、肿瘤学等方面具有较高的研究和医疗水平。

2021 年，皮提耶·萨尔佩特里尔医院共参与 116 个临床试验，其中干预性试验 73 项，观察性试验 43 项。从临床试验阶段来看，包括 II 期 17 项、III 期 18 项、IV 期 3 项。神经系统疾病、免疫系统疾病和肿瘤是其重点研究领域。神经系统疾病方面，开展了大量观察性研究，如使用正电子发射计算机断层扫描（Positron Emission Tomography，PET）和核磁共振成像（Nuclear Magnetic Resonance Imaging，NMRI）技术跟踪阿尔茨海默病患者的淀粉样蛋白沉积情况、分析遗传性运动障碍的生物标志物等。免疫系统疾病方面，主要针对自身免疫性疾病、多发性硬化症、系统性红斑狼疮等开展临床研究，评估了自身免疫性疾病、艾滋病、多发性硬化症患者接种 COVID-19 疫苗后的机体反应。肿瘤方面，关注实体瘤、胶质瘤等疾病的新辅助化疗，使用度伐鲁单抗（Durvalumab）联合吉西他滨和顺铂，评估了联合疗法对高风险尿路上皮癌患者的治疗效果；使用治疗性超声设备 sonoCloud-9 短暂打开血脑屏障，评估治疗性超声设备对胶质母细胞瘤的改善效果。

8. 卡罗林斯卡大学医院

卡罗林斯卡大学医院（Karolinska University Hospital）成立于 1810 年，位于瑞典斯德哥尔摩，是欧洲最大的大学医院之一，也是全球最环保的大学医院之一。

2021 年，卡罗林斯卡大学医院及卡罗林斯卡学院开展了 133 项临床试验，其中干预性试验 103 项，观察性试验 30 项。从临床试验阶段来看，包括 I 期 2 项、II 期 7 项、III 期 4 项、IV 期 3 项。疾病领域主要包括神经与精神疾病、传染性疾病等。神经与精神疾病方面，围绕精神障碍、心理障碍、严重抑郁症、孤独症、社交焦虑症等开展了认知行为疗法研究、数字指导干预、体育锻炼评估。传染性疾病领域，围绕 COVID-19 开展了多项疾病防治的临床试验，如评估新冠肺炎长期症状（Long COVID-19）高压氧治疗的安全性和有效性；使用人脐带沃顿氏胶间充质干细胞（Wharton's Jelly-Mesenchymal Stromal Cells，WJ-MSCs）治疗与 SARS-CoV-2 感染相关的呼吸系统并发症，评估了单次输注的安全性和耐受性。

9. 加州大学洛杉矶分校罗纳德·里根医学中心

加州大学洛杉矶分校医学中心（UCLA Medical Center）成立于 1955 年，于

2008 年更名为罗纳德·里根医学中心（Ronald Reagan UCLA Medical Center）。罗纳德·里根医学中心连续 31 年被《美国新闻与世界报道》（*U.S. News & World Report*）评为洛杉矶最佳医院。

2021 年，罗纳德·里根医学中心共参与 12 个临床试验，主要涉及呼吸系统疾病和代谢系统疾病。呼吸系统疾病方面，主要研究瑞德西韦（Remdesivir）、TXA127 等药物对 COVID-19 的治疗效果；代谢系统疾病方面，关注肝肾综合征等急性疾病状态，如评估胆碱缺乏症患者发生肠功能衰竭相关性肝病的发病率、评估血管紧张素 II 对肝肾综合征的治疗效果。此外，罗纳德·里根医学中心还与美国 100 余家医院参与了国立卫生研究院（National Institutes of Health，NIH）StrokeNet 主持的 FASTER 项目，旨在评估基于重组活化因子 VIIa（Recombinant Activated Factor VII，rF VIIa）的基因疗法能否阻止急性脑出血并改善患者的预后情况。

10. 舍巴医疗中心

舍巴医疗中心（Sheba Medical Center）成立于 1948 年，位于以色列特拉受麦尔（Tel-Hashomer），是以色列 6 所三级转诊医院之一，也是"全球四大癌症中心"之一，在癌症治疗、骨髓移植、复杂心脏病手术、辅助生殖等领域处于世界先进水平。

2021 年，舍巴医疗中心开展了 22 项临床试验，其中干预性试验 15 项，观察性试验 7 项。从临床试验阶段来看，包括 I 期 5 项、II 期 5 项、IV 期 1 项。舍巴医疗中心的癌症中心是以色列最大的癌症治疗机构，2021 年开展了多项肿瘤新疗法临床试验。例如，采用 B 细胞成熟抗原（B cell Maturation Antigen，BCMA）CAR-T 细胞治疗复发难治性多发性骨髓瘤（Relapse/Refractory Multiple Myeloma，RRMM）；评估了在转移性或局部晚期非小细胞肺癌（Non-Small Cell Lung Cancer，NSCLC）治疗中三重免疫治疗组合 [放疗－曲美木单抗（Tremelimumab）－度伐鲁单抗（Durvalumab）] 方法的安全性。此外，舍巴医疗中心肿瘤科创立的腹腔内加压气溶胶化疗（Pressurized Intraperitoneal Aerosol Chemotherapy，PIPAC）方法获国际高度认可，被选为"国际 PIPAC 教学中心"。

（四）成果转化

成果转化是生命健康和生物医药产业创新发展的关键环节。本小节基于美国 FDA 新药、医疗器械审批和临床指南发布情况，梳理 2021 年国际临床医学研究成果的转化情况。

1. 创新药物

2012—2021年，美国FDA共批准新药430个，包括326个新分子实体药物（New Molecular Entities，NME）和104个生物制品药物（Biologics License Applications，BLA），平均每年有43个新药获批上市。美国FDA药物评估和研究中心（The Center for Drug Evaluation and Research，CDER）2021年共批准50个新药，与2020年相比基本持平（图1-10）。

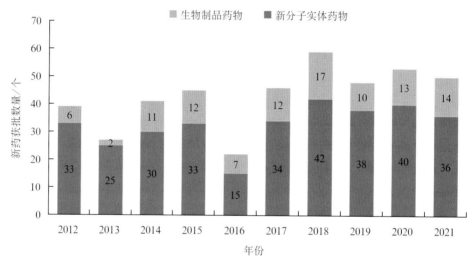

图1-10 2012—2021年CDER年度新药获批数量[①]

在获批上市的50个新药中，共有27个被确定为首创新药[②]，占获批总数的54%。其中包括全球首个治疗阿尔茨海默病的药物Aduhelm（aducanumab）、第一个针对非小细胞肺癌亚群的治疗药物Rybrevant（amivantamab）、第一个靶向非小细胞肺癌KRAS G12C突变的抑制剂Lumakras（sotorasib）、预防COVID-19的mRNA疫苗Comirnaty（tozinameran）等。

从药物分类来看，包括34个化学小分子药物、14个蛋白类药物、2个寡核苷酸药物。从药物适应证来看，抗癌药物有15个，占比30%，高于2017—2021年的平

---

① ASHER M. 2021 FDA Approvals[EB/OL].（2022-01-04）[2022-05-01]. https://media.nature.com/original/magazine-assets/d41573-022-00001-9/d41573-022-00001-9.pdf.

② 首创新药包括美国CDER批准的新分子实体和生物制品许可申请，这些分子实体与生物制品未曾在美国作为药品批准或销售过，具有完全的创新性。

均值（28%）；神经系统疾病药物有 5 个，占比 10%；心血管疾病药物有 4 个，占比 8%。

2021 年，美国 FDA 进一步强化罕见病、突破性疗法的认定，推进快速通道、优先评审等药物审批渠道，多方面提高审批效率。共有 18 个（占 36%）药物获快速通道认定，14 个（占 28%）获突破性疗法认定，34 个（占 68%）获优先审评认定，14 个（占 28%）获得加速批准。罕见病药物研究仍为 2021 年新药研发的热点，有 26 个（52%）罕见病药物获批。

2. 创新医疗器械

2021 年，美国 FDA 通过上市前审批制度（Premarket Approval Process，PMA）共批准 31 个新型医疗器械[①]，包括心血管器械（13 个）、免疫学和微生物学器械（4 个）、血液学和病理学器械（4 个）、胃肠病学 - 泌尿类器械（4 个）、放射科器械（3 个）、眼耳鼻喉器械（2 个）、物理治疗器械（1 个），主要用于疾病诊断与治疗。

在疾病诊断方面，罗氏诊断企业(Roche Diagnostics)开发的 Elecsys Anti-HBs Ⅱ、PreciControl Anti-HBs、Anti-HBs CalCheck 用于体外定量测定成人、孕妇和儿童的血清和血浆中的乙型肝炎病毒表面抗体（HBsAb）；Seno Medical Instruments 公司开发的 Imagio 乳腺成像系统能够实时生成可疑病变的相关数据信息，为临床上判断是否需要对肿块进行侵入性检查提供支撑。

在疾病治疗方面，波士顿科学企业（Boston Scientific Corporation）开发的 TheraSphere Y-90 玻璃微球可用于治疗不可切除肝细胞癌；MicroTransponder 公司开发的 Vivistim System 康复系统通过迷走神经电刺激（Vagus Nerve Stimulation，VNS），可治疗慢性缺血性中风引起的中 / 重度上肢运动缺陷；美敦力公司（Medtronic Inc）研制的 Harmony™ TPV 经导管肺动脉瓣为全球第一个非手术心脏瓣膜，为肺动脉瓣重度关闭不全的先天性心脏病患者提供了新的治疗方案。

此外，迪康医学科技公司（Oticon Medical）开发的人工耳蜗（Neuro Cochlear Implant System）可以帮助患有双侧重度及深部感音神经性听力损失的 18 岁及以上患者实现助听功能；斯帕茨·福吉亚公司（Spatz FGIA）研制的 Spatz3 可调节球囊系统通过在胃内植入可调节的球囊，可用于病态肥胖症的治疗。

---

① PMA 批准产品包括 Original、Supplements、30-Day Notice 等，其中 Original 指全新产品和在已批准产品中具有重大变革的产品。

3. 临床指南

临床指南是基于临床医学的最佳研究证据和实践经验，针对特定疾病患者而制定的护理和治疗建议，它基于对某些临床问题和研究证据的系统评价，强调特定疾病临床决策时所采纳依据的证据强度。

2021 年，美国 FDA 共发布 53 份指导原则草案（Draft）和 91 份指导原则终稿（Final）[①]，其中 15 份草案和 8 份终稿涉及临床研究领域，包括肿瘤、感染性疾病、罕见病等疾病领域。美国 FDA 关注临床医学研究和医药器械开发过程中临床试验的多样性、安全性和有效性，基因和细胞疗法、计算机辅助检测设备等均是其重点关注方向，相关内容将在第二章中详细介绍。

二、国内临床医学研究发展现状

中国高度重视临床医学研究，通过国家临床医学研究中心等基地平台布局，加大力度推进临床医学研究的机构建设，促进临床医学研究规模与水平稳步提升，成果产出数量与质量不断提高。

（一）研究论文

基于 Web of Science 的 Medline 数据库和核心合集，以及中国知网的数据，本小节主要围绕研究论文产出梳理了 2021 年中国的临床医学研究现状。

1. 中国临床医学研究论文数量稳步增长

2012—2021 年，中国在临床医学研究领域共发表论文 51.96 万篇，呈稳步增长态势。2021 年，中国在临床医学研究领域发表论文 80 652 篇，较上年同期增长 9.56%[②]。中国临床医学研究论文数量的全球占比也快速提高，从 2012 年的 6.91% 增至 2021 年的 15.66%（图 1-11）。

---

① 检索日期：2022 年 7 月 25 日，数据来源：https：//www.fda.gov/regulatory-information/search-fda-guidance-documents。

② 此处与《2020 中国临床医学研究发展报告》中的统计数据进行比较。基于 2021 年 9 月 9 日的统计结果，2020 年中国临床医学研究论文数量为 73 616 篇。

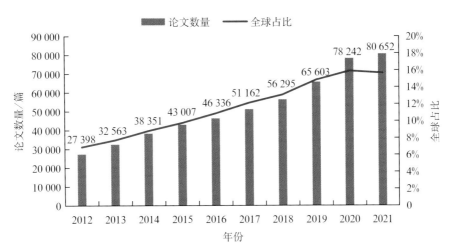

图 1-11　2012—2021 年中国临床医学研究论文数量及全球占比

（数据来源：Medline 数据库）

中国临床研究对象的年龄分布与国际趋势基本一致，针对 18 岁以上人群的研究论文数量远高于 18 岁以下人群（图 1-12）。从应用领域来看，治疗、病理、流行病学方面的研究论文数量较多（图 1-13）。

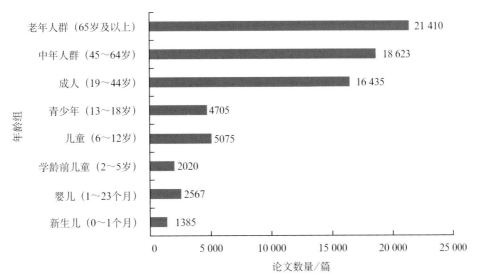

图 1-12　2021 年中国各年龄组临床医学研究论文数量

（数据来源：Medline 数据库）

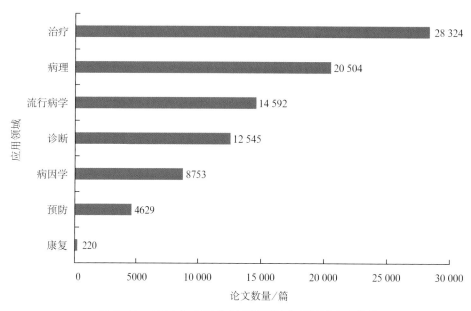

图 1-13　2021 年中国临床医学不同应用领域论文数量

（数据来源：Medline 数据库）

中国知网检索结果显示，2021 年，中国"医药卫生科技"类核心期刊共发表论文 66 283 篇[①]，发表论文数量排名前三的机构分别是郑州大学第一附属医院、四川大学华西医院、中国医学科学院北京协和医院，论文数量分别为 794 篇、628 篇、615 篇。

2. 肿瘤、心血管疾病、呼吸道传染病是中国临床医学研究的热点领域

2021 年，中国临床医学研究论文主要集中在肿瘤、心血管疾病、呼吸道传染病、糖尿病与肾脏疾病、神经系统疾病等领域。其中，肿瘤 26 936 篇、心血管疾病 6802 篇、呼吸道传染病 4953 篇、糖尿病与肾脏疾病 4713 篇、神经系统疾病 4303 篇，是临床医学研究论文数量较多的 5 个疾病领域（图 1-14）。

---

①　在中国知网文献分类目录中勾选：医药卫生方针政策与法律法规研究、医学教育与医学边缘学科、中医学、中西医结合、临床医学、感染性疾病及传染病、心血管系统疾病、呼吸系统疾病、消化系统疾病、内分泌腺及全身性疾病、外科学、泌尿科学、妇产科学、儿科学、神经病学、精神病学、肿瘤学、眼科与耳鼻咽喉科、口腔科学、皮肤病与性病、特种医学、急救医学、军事医学与卫生，检索 2021 年发表的核心期刊论文。检索日期：2022 年 7 月 24 日。

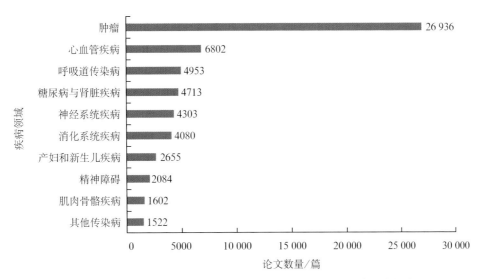

图 1-14　2021 年中国临床医学研究论文数量排名前十的疾病领域

（数据来源：Medline 数据库）

3. 高水平研究论文数量较上年度略有下降

2012—2021 年，中国在 *NEJM*、*The Lancet*、*JAMA*、*BMJ* 4 类综合医学期刊上发表临床医学研究论文 1716 篇，位居全球第十。2021 年，中国在 4 类综合医学期刊上发表临床医学研究论文 206 篇，位居全球第九，较上年排名下降 3 位（图 1-15）。

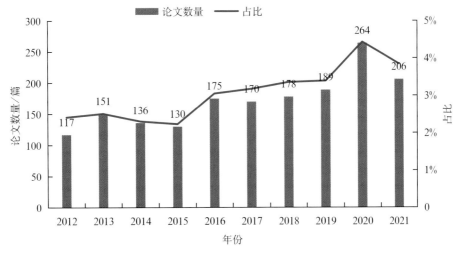

图 1-15　2012—2021 年中国在 *NEJM*、*The Lancet*、*JAMA*、*BMJ* 上发表的论文数量及占比

（数据来源：Web of Science 核心合集）

4. 中国主要机构发表高水平论文数量与国际一流机构差距较大

2021 年，中国在 *NEJM*、*The Lancet*、*JAMA*、*BMJ* 4 类综合医学期刊上发表论文数量排名前三的机构分别为中国医学科学院北京协和医学院、首都医科大学、北京大学（表 1-7）。与欧美主要研究机构相比（表 1-3），中国主要研究机构还有较大差距，排名第一的中国医学科学院北京协和医学院在 4 类综合医学期刊上发表论文的数量（32 篇）不到哈佛大学论文数量（560 篇）的 1/17。

表 1-7　2021 年在 *NEJM*、*The Lancet*、*JAMA*、*BMJ* 上发表论文数量排名前十的中国机构

排名	机构名称	论文数量 / 篇
1	中国医学科学院北京协和医学院	32
2	首都医科大学	23
3	北京大学	23
4	香港大学	21
5	复旦大学	20
6	上海交通大学	14
7	武汉大学	13
8	浙江大学	13
9	香港中文大学	12
10	四川大学	11

数据来源：Web of Science 核心合集。

（二）临床试验

基于国家药品监督管理局（National Medical Products Administration，NMPA）建立的"国家药物临床试验登记与信息公示平台"和 ClinicalTrials.gov 数据库的登记信息，统计分析 2021 年中国开展的临床试验情况。

1. 国内平台登记的药物临床试验数量加速增长

近 5 年来，中国药物临床试验申请和登记数量均保持上升趋势，2021 年在 NMPA 平台上登记公示的临床试验共 3290 项，较 2020 年增长 28.42%（图 1-16）。

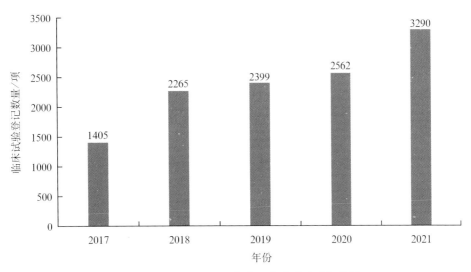

图 1-16　2017—2021 年中国临床试验登记数量

（数据来源：国家药物临床试验登记与信息公示平台①）

从临床试验阶段来看，2021 年药物临床试验平台上登记的 Ⅰ 期至Ⅳ期临床试验均明显增加。其中，Ⅰ 期试验 908 项、Ⅱ 期试验 399 项、Ⅲ期试验 466 项、Ⅳ期试验 55 项，分别较 2020 年增长了 32.36%、38.54%、33.52%、52.78%（图 1-17）。

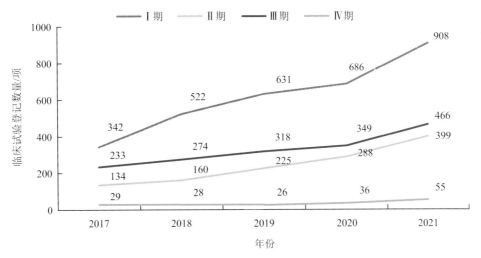

图 1-17　2017—2021 年中国不同阶段药物临床试验数量变化趋势

（数据来源：国家药物临床试验登记与信息公示平台②）

---

① 检索日期：2022 年 6 月 24 日，本部分下同。

② 此处临床阶段只统计临床 Ⅰ 期至Ⅳ期的数据，未明确分期的临床试验未统计在内。

从药物类型来看，中国开展的药物临床试验以化学药物为主，2021 年中国登记的化学药物相关临床试验 2382 项，较 2020 年增长了 24.00%，占当年药物临床试验登记总数的 72.40%；生物制品相关临床试验 827 项，较 2020 年增长了 43.83%；中药/天然药物相关临床试验 81 项，较 2020 年增长了 22.73%（图 1–18）。

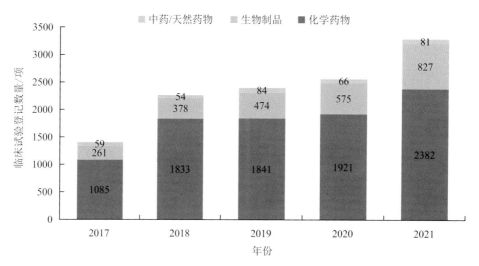

图 1–18　2017—2021 年中国药物临床试验的药物类型分布

（数据来源：国家药物临床试验登记与信息公示平台）

从药物研发热点来看，2021 年开展临床试验最多的药物是利伐沙班片（治疗成人静脉血栓，18 项）、磷酸奥司他韦干混悬剂（抗流感药物，18 项），之后为非布司他片（用于痛风患者高尿酸血症的治疗，17 项）、磷酸奥司他韦胶囊（抗流感药物，17 项）和他达拉非片（治疗男性勃起功能障碍，16 项）。

从临床试验牵头机构来看，2021 年国家药物临床试验登记与信息公示平台共登记国际多中心临床试验 317 项，较 2020 年（204 项）增长了 55.39%；其中大部分国际多中心临床试验由跨国制药企业、外资企业或合资企业牵头，中国医药企业或临床研究机构主要以合作形式参与。2021 年，中国本土企业发起的国际多中心临床试验共 90 项（详见附录 E），较 2020 年增加 66.67%，包括 26 项Ⅰ期试验、23 项Ⅱ期试验、31 项Ⅲ期试验。

从开展临床试验的机构所在省（区、市）来看，北京、上海、江苏位居前三，分别为 670 项、478 项、265 项。数量排名前十的其余省（区、市）依次为广东、湖南、浙江、河南、四川、安徽、湖北。从区域分布来看，华东和华北地区开展临床试验最多，分别为 1243 项和 846 项（表 1-8、表 1-9）。

表 1-8　2021 年中国药物临床试验省（区、市）分布

排名	省（区、市）	临床试验数量 / 项	同比变化情况
1	北京	670	33.73%
2	上海	478	48.45%
3	江苏	265	8.61%
4	广东	257	57.67%
5	湖南	247	15.42%
6	浙江	177	29.20%
7	河南	159	39.47%
8	四川	142	32.71%
9	安徽	139	37.62%
10	湖北	128	96.92%

表 1-9　2021 年中国药物临床试验区域分布

地区	省（区、市）	临床试验数量 / 项
华东	上海、江苏、浙江、安徽、福建、江西、山东	1243
华北	北京、天津、河北、山西、内蒙古	846
华中	河南、湖北、湖南	534
华南	广东、广西、海南	319
西南	重庆、四川、贵州、云南、西藏	224
东北	辽宁、吉林、黑龙江	151
西北	陕西、甘肃、青海、宁夏、新疆	43

从疾病领域来看，肿瘤、心血管疾病、消化道与代谢系统疾病、神经系统疾病、感染性疾病领域开展的临床试验较多。其中，肿瘤 280 项、心血管疾病 252 项、消化道与代谢系统疾病 249 项（图 1-19）。

2. 国际平台登记的临床试验数量快速增长

2021 年，中国机构在 ClinicalTrials.gov 数据库登记临床试验 3573 项，较 2020 年增加 15.86%。其中，干预性试验 2849 项（占全球总数的 11.23%），观察性试验 724 项（占全球总数的 8.72%）（图 1-20 至图 1-22）。

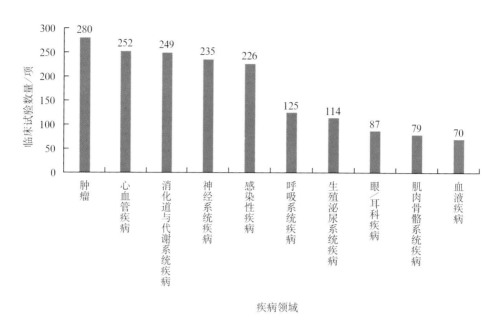

图 1-19　2021 年中国药物临床试验疾病领域分布

（数据来源：国家药物临床试验登记与信息公示平台）

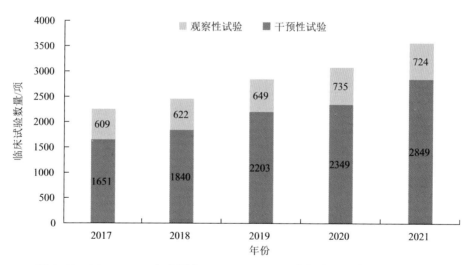

图 1-20　2017—2021 年中国在 ClinicalTrials.gov 数据库登记的临床试验数量

（数据来源：ClinicalTrials.gov 数据库[①]）

---

① 检索日期：2022 年 6 月 29 日，本部分下同。由于数据库更新、补充、删减等原因，2020 年及之前的临床试验数量较系列报告有所不同，但整体发展趋势基本一致。

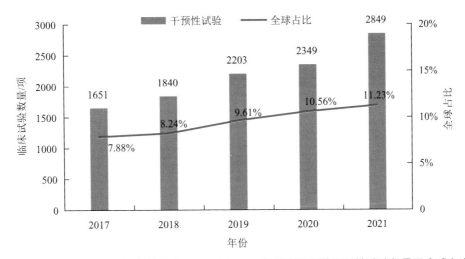

图 1-21　2017—2021 年中国在 ClinicalTrials.gov 数据库登记的干预性试验数量及全球占比

（数据来源：ClinicalTrials.gov 数据库）

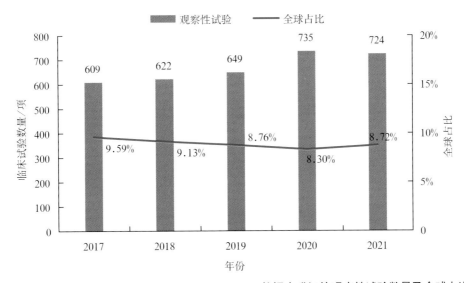

图 1-22　2017—2021 年中国在 ClinicalTrials.gov 数据库登记的观察性试验数量及全球占比

（数据来源：ClinicalTrials.gov 数据库）

北京、上海、广东是中国在 ClinicalTrials.gov 上登记临床试验最多的地区，2021 年分别开展了 1010 项、910 项、548 项临床试验，其余依次为浙江、香港、江苏、天津、湖北、山东、四川、湖南（表 1-10）。

表 1-10 2021 年 ClinicalTrials.gov 数据库上登记的中国临床试验地区分布

序号	地区	总数 / 项	干预性试验 / 项	观察性试验 / 项
1	北京	1010	804	206
2	上海	910	768	142
3	广东	548	455	93
4	浙江	439	349	90
5	香港	385	303	82
6	江苏	371	319	52
7	天津	282	255	27
8	湖北	257	201	56
9	山东	239	188	51
10	四川	217	192	25
11	湖南	213	185	28
12	河南	200	178	22
13	重庆	182	142	40
14	吉林	143	130	13
15	陕西	138	105	33
16	福建	138	117	21
17	安徽	136	124	12
18	辽宁	123	94	29
19	江西	107	97	10
20	河北	103	88	15
21	黑龙江	82	70	12
22	山西	79	64	15
23	云南	57	51	6
24	广西	55	51	4
25	甘肃	44	39	5
26	贵州	44	38	6
27	新疆	43	38	5
28	海南	37	32	5
29	宁夏	30	25	5
30	内蒙古	28	25	3
31	青海	15	12	3

序号	地区	总数/项	干预性试验/项	观察性试验/项
32	西藏	1	0	1
33	澳门	1	1	0

注：此处统计的临床试验分布包括香港和澳门特别行政区。

2021 年，中国开展临床试验的疾病领域前 3 位分别为肿瘤、消化系统疾病、呼吸道疾病（图 1-23）。

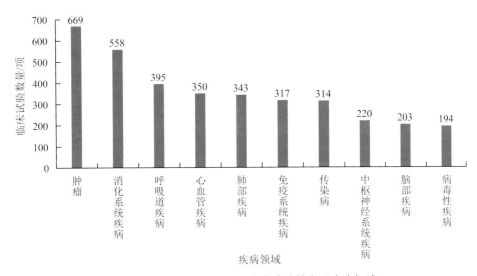

图 1-23　2021 年中国开展临床试验的主要疾病领域

（数据来源：ClinicalTrials.gov 数据库）

（三）临床研究机构

截至 2022 年 7 月，通过中国合格评定国家认可委员会（China National Accreditation Service for Conformity Assessment，CNAS）认定的医学实验室共 566 家，通过美国病理学家协会（College of American Pathologists，CAP）①认证的临床检验实验室共 99 家。2021 年，中国共有 513 家医疗机构开展药物临床试验研究。此外，

---

① 美国病理学家协会（College of American Pathologists，CAP）是美国的一个非营利临床实验室认定机构，它依据美国临床检验标准化委员会的业务标准和操作指南，以及 1988 年的美国临床实验室改进规范，对临床实验室各个学科制定了具体的检查单，通过严格要求确保实验室符合质量标准，是国际公认的权威的实验室质量认证组织。

中国已在 20 个疾病领域建立了 50 家国家临床医学研究中心。本部分从医学实验室、药物临床试验机构、国家临床医学研究中心 3 个方面，梳理中国临床医学研究机构的现状。

1. 医学实验室

目前[①]，中国合格评定国家认可委员会共认定 566 家医学实验室（详见附录 C），其中，江苏（58 家）、上海（54 家）、北京（46 家）、广东（42 家）、浙江（38 家）、四川（30 家）、湖北（26 家）、山东（24 家）、陕西（22 家）、天津（21 家）是医学实验室数量排名居前十的地区（图 1-24）。

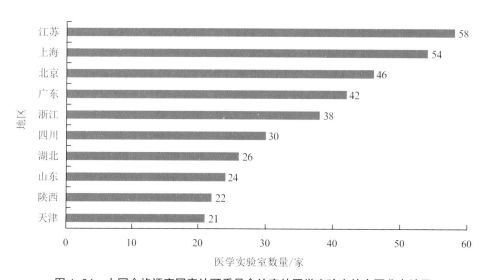

图 1-24　中国合格评定国家认可委员会认定的医学实验室的主要分布地区

美国病理学家协会参照美国临床检验中心的业务标准和操作指南进行医学实验室和临床实验室认证，为改善全球医疗环境提供动态、协作、可持续标准认证。目前，美国病理学家协会认证的中国实验室有 99 家（详见附录 D）[②]，主要分布在上海（26 家）、北京（22 家）、江苏（11 家）、广东（9 家）、浙江（8 家）、天津（6 家）、四川（5 家）等地区（图 1-25）。

---

① 检索日期：2022 年 7 月 25 日，数据来源：https：//las.cnas.org.cn/LAS_FQ/publish/externalQuery ML.jsp。

② 检索日期：2022 年 7 月 25 日，数据来源：https：//webapps.cap.org/apps/cap.portal？_nfpb= true&_pageLabel=accrlabsearch_page&hideNavFrame=Y。

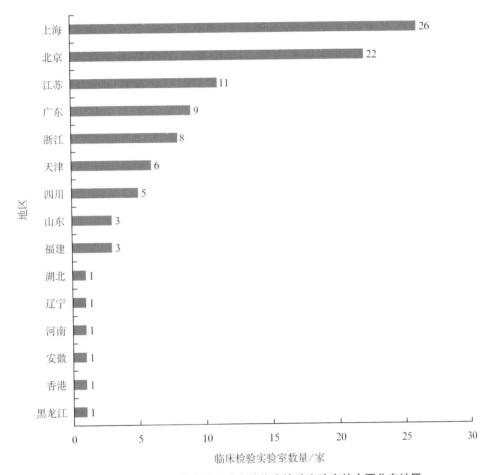

图 1-25　美国病理学家协会认定的临床检验实验室的主要分布地区

2. 药物临床试验机构

2021 年，共有 513 家医疗机构开展药物临床试验研究，相关机构为推进中国临床医学研究发挥了重要引领、支撑作用。其中，开展临床试验数量较多的机构包括北京肿瘤医院（88 项）、复旦大学附属肿瘤医院（71 项）、四川大学华西医院（60 项）等（表 1-11）。

表 1-11　2021 年中国主要省（区、市）临床研究机构登记的药物临床试验数量[①]

省（区、市）	序号	主要研究者所在单位	药物临床试验登记数量 / 项
北京	1	北京肿瘤医院	88
	2	北京协和医院	54
	3	中国医学科学院肿瘤医院	51
	4	北京大学人民医院	49
	5	北京大学第一医院	36
上海	1	复旦大学附属肿瘤医院	71
	2	复旦大学附属华山医院	52
	3	上海市徐汇区中心医院	46
	4	上海市东方医院	38
	5	复旦大学附属中山医院	35
广东	1	中山大学附属肿瘤医院	58
	2	东莞康华医院	21
	3	广东省人民医院	20
	3	南方医科大学南方医院	20
	5	中山大学附属第一医院	14
浙江	1	浙江大学医学院附属第一医院	25
	2	杭州康柏医院	20
	3	浙江大学医学院附属第二医院	17
	4	浙江医院	16
	5	浙江省人民医院	15
江苏	1	苏州大学附属第一医院	51
	2	徐州市第四人民医院	31
	3	无锡市人民医院	21
	4	南京大学医学院附属鼓楼医院	20
	5	江苏省疾病预防控制中心	14

---

①　"主要研究者所在单位"是指国家药物临床试验登记与信息公示平台中"研究者信息"部分"主要研究者"的单位名称。

续表

省（区、市）	序号	主要研究者所在单位	药物临床试验登记数量/项
天津	1	天津中医学院第一附属医院	12
	2	天津医科大学附属肿瘤医院	11
	3	天津市人民医院	9
	4	天津医科大学总医院	7
	5	天津市第一中心医院	3
湖北	1	武汉金银潭医院	21
	2	宜昌市中心人民医院	18
	2	华中科技大学同济医学院附属协和医院	18
	4	华中科技大学同济医学院附属同济医院	13
	5	武汉市肺科医院	12
山东	1	济南市中心医院	36
	2	青岛大学附属医院	14
	3	北大医疗鲁中医院	11
	4	山东省肿瘤医院	8
	5	山东大学齐鲁医院	7
四川	1	四川大学华西医院	60
	2	成都新华医院	16
	3	成都中医药大学附属医院	15
	4	四川大学华西第二医院	12
	5	成都市第五人民医院	9
湖南	1	湘雅博爱康复医院	34
	2	长沙市第三医院	30
	3	中南大学湘雅三医院	29
	4	郴州市第一人民医院	19
	5	长沙市第一医院	15
河南	1	新郑市人民医院	41
	2	河南弘大心血管病医院	36
	3	河南省疾病预防控制中心	16
	4	河南省传染病医院	10
	5	郑州大学第一附属医院	9

续表

省（区、市）	序号	主要研究者所在单位	药物临床试验登记数量／项
重庆	1	重庆医科大学附属第一医院	11
	2	重庆市第十一人民医院	8
	3	重庆市忠县人民医院	7
	4	重庆大学附属肿瘤医院	5
	5	重庆大学附属三峡医院	1
安徽	1	安徽医科大学第二附属医院	46
	2	安徽济民肿瘤医院	46
	3	蚌埠医学院第一附属医院	30
	4	安徽省胸科医院	6
	5	皖南医学院弋矶山医院	6

3. 国家临床医学研究中心

国家临床医学研究中心（简称"临床中心"）是面向中国疾病防治需求，以临床应用为导向，以医疗机构为主体，以协同网络为支撑，开展临床研究、协同创新、学术交流、人才培养、成果转化、推广应用的技术创新与成果转化类国家科技创新基地。截至 2020 年年底，科技部等管理部门共分 4 个批次在 20 个疾病／临床专科领域布局建设了 50 家临床中心，分别为：心血管疾病（2 家）、神经系统疾病（1 家）、慢性肾病（3 家）、恶性肿瘤（2 家）、呼吸系统疾病（3 家）、代谢性疾病（2 家）、精神心理疾病（3 家）、妇产疾病（3 家）、消化系统疾病（3 家）、口腔疾病（4 家）、老年疾病（6 家）、感染性疾病（3 家）、儿童健康与疾病（2 家）、骨科与运动康复（1 家）、眼耳鼻喉疾病（3 家）、皮肤与免疫疾病（2 家）、血液系统疾病（3 家）、中医（2 家）、医学检验（1 家）、放射与治疗（1 家）；2021 年开始第 5 批国家临床医学研究中心的申报和认定工作。2021 年，50 家临床中心在临床医学研究、人才队伍建设、区域辐射带动、适用技术推广、国际合作交流等方面取得显著成绩。

（1）建设情况

2021 年，临床中心进一步优化基础设施和技术平台建设。50 家临床中心办公场地面积累计达 19.01 万平方米。根据学科建设和诊疗需求，完善了分子生物学、细胞生物学、模式动物、组织病理学、生物影像、高通量测序等学科和技术平台建设，购置了大型存储设备（气相液氮罐、－80 ℃冰箱、步入式冷库等）、分子生物学仪器（荧光定量 PCR 仪、高速冷冻离心机等）、细胞操作平台（流式细胞仪、活细胞工作站、显微操作系统、胚胎实时监控系统等）、组织处理设备（组织脱水机、石蜡包埋仪、自动染色机、石蜡切片机等）、生物影像设备（激光共聚焦显微镜、倒置显微镜等）、诊断测序分析平台（单细胞测序仪等）。此外，临床中心还强化生物样本库、生物统计、数据管理等方面的建设，为临床中心及网络成员单位提供数据清理与挖掘、临床证据荟萃分析等技术服务。为规范临床中心管理，推进高质量临床研究，50 家临床中心分别设立了学术委员会和伦理委员会，指导临床中心战略规划制定，参与项目指导、伦理审批与监管等。

（2）临床研究

2021 年，50 家国家临床医学研究中心共主持 / 参与临床试验 2870 项，其中药物临床试验 1966 项、医疗器械临床试验 205 项、其他临床试验（干预研究、比较研究、健康队列研究等）699 项（表 1-12）。从研究类型来看，前瞻性研究 2739 项、回顾性研究 59 项；从临床试验阶段来看，Ⅰ期 471 项、Ⅱ期 522 项、Ⅲ期 986 项、Ⅳ期 140 项；从多中心临床试验来看，共开展国际多中心临床试验 477 项、国内多中心临床试验 1604 项；牵头或作为主要研究机构开展国际多中心临床试验 120 项、国内多中心临床试验 702 项。

表 1-12　2021 年 50 家临床中心开展的临床试验情况

疾病领域	临床试验 / 项	药物临床试验 / 项	创新医疗器械临床试验 / 项	其他临床试验 / 项
心血管疾病	76	20	35	21
神经系统疾病	61	56	0	5
慢性肾病	28	14	3	11
恶性肿瘤	684	655	14	15
呼吸系统疾病	98	80	7	11
代谢性疾病	36	18	0	18
精神心理疾病	40	38	1	1
妇产疾病	77	18	0	59
消化系统疾病	98	45	6	47
口腔疾病	135	6	32	97
老年疾病	712	568	58	86
感染性疾病	42	20	2	20

续表

疾病领域	临床试验 / 项	药物临床试验 / 项	创新医疗器械临床试验 / 项	其他临床试验 / 项
儿童健康与疾病	192	55	1	136
骨科与运动康复	32	10	6	16
眼耳鼻喉疾病	57	31	2	24
皮肤与免疫病	53	51	2	0
血液系统疾病	313	226	2	85
中医	51	32	1	18
医学检验	4	0	0	4
放射与治疗	81	23	33	25
合计	2870	1966	205	699

（3）人才队伍

近年来，临床中心多方位引智育才，培养了一批专业化研究人才，集聚了一批高水平管理人才，打造了一批优质高效的支撑服务团队，初步形成了以医疗机构为主体、协同网络为支撑的人才体系。截至 2021 年年底，50 家临床中心共有工作人员 22 628 人（包括固定人员及兼职客座人员），其中院士 80 人、正高级人员（不含院士）2985 人、副高级人员 3232 人[①]。

国家老年疾病临床医学研究中心（北京医院）结合国家临床重点专科建设项目，不断优化人才培养机制、完善科研奖励和成果转化政策，组织开展"百人计划"人才培养项目，成立"青年学术联盟"，制定重大科研贡献奖等，支持和激励科研人员开展科学研究及成果转化，培养具备国际化视野的科研和管理人才。此外，该中心还积极搭建老年医学学术交流平台，开展全国老年医学相关的人才队伍培训项目，不断提升老年专科医师队伍整体素质。

国家儿童健康与疾病临床医学研究中心（浙江大学医学院附属儿童医院）持续加强引智育才，推进儿科高水平人才队伍建设，依托儿科学院"毕业前教育—毕业后教育培训—国际合作交流"全链条培养路径，紧密结合院内人才需求，优化人才引进与培育方式，形成体系化、科学化儿科人才培养模式，为打造高水平儿科人才

---

① 此处统计人数为各临床中心工作人员数量加和，部分数据可能涉及人员重叠，导致统计数量多于实际总数。

团队构建了较好的模式。

国家恶性肿瘤临床医学研究中心（中国医学科学院肿瘤医院）将项目研究与人才队伍建设、基地建设、学科发展紧密结合。一方面，与美国、德国、意大利等国家的癌症中心开展政府间癌症防控合作研究，引进一批学术水平较高的海外人才；另一方面，通过国家级、省部级项目/课题的实施，培养了一批骨干和青年科学家。此外，该中心注重科技项目实施与临床诊疗工作相结合，探索自主科技创新驱动癌症防控事业发展的新机制，初步建立起符合中国高发特色疑难癌症防控需求、覆盖全国的研防诊治一体化综合研究体系，建成国际领先的癌症综合防控人才队伍。

（4）辐射带动

截至2021年年底，50家国家临床医学研究中心共建设网络成员单位13 881个（涉及7464个单位和机构），分布于全国31个省（区、市）及香港、澳门特别行政区（表1-13），其中综合医院和专科医院7019个，社区卫生服务中心、公司企业、高校、研究机构、事业单位等其他机构445个。临床中心借助协同网络平台，开展临床研究、人才培养、技术示范，辐射带动了相关疾病领域医疗水平的提升。

表1-13 临床中心网络成员单位分布情况

地区	网络成员单位 / 个	地区	网络成员单位 / 个
北京	385	湖南	376
天津	103	广东	417
河北	334	广西	163
山西	207	海南	50
内蒙古	347	重庆	221
辽宁	241	四川	497
吉林	131	贵州	183
黑龙江	174	云南	186
上海	213	西藏	22
江苏	444	陕西	249
浙江	315	甘肃	199
安徽	251	青海	96
福建	196	宁夏	73
江西	198	新疆	186

续表

地区	网络成员单位 / 个	地区	网络成员单位 / 个
山东	420	香港	4
河南	353	澳门	2
湖北	228		

国家呼吸系统疾病临床医学研究中心（广州医科大学附属第一医院）继续推进肺功能检查与临床应用规范化培训万里行项目，2021 年分别举行了"中国慢阻肺万里行——2021 版中国慢阻肺指南巡讲"及"慢阻肺诊疗质控规范化项目"活动，建设了并完善全国肺功能检查规范化培训体系及质控协同研究网络，提高了中国各级医院规范化诊疗能力。截至 2021 年 12 月，临床中心已建立包括 56 家"肺功能规范化培训中心"的培训示范基地及网络合作联盟，培养了 207 位培训导师，开展了 327 场培训会议，8741 个网络单位的 22 973 人次参加了全国肺功能检查规范化培训，约 1.7 万人经考核取得证书。

国家代谢性疾病临床医学研究中心（上海交通大学医学院附属瑞金医院）长期开展"标准化代谢性疾病管理中心"(Metabolic Management Center, MMC) 建设工作。截至 2021 年年底，已有 1500 家医院申请加入 MMC，1200 余家通过验收并开始运行，覆盖超过 80 万名糖尿病患者。推出"瑞宁预糖""瑞宁知糖"等糖尿病风险评估方案，结合专业医学知识、临床经验与机器学习技术，建立糖尿病风险有效评估方案。MMC 还通过采集患者诊疗大数据，建立风险预判模型和糖尿病医学资料库，来绘制"中国糖尿病智能地图"。此外，临床中心建立了以三级医院为指导、区级医院为枢纽、社区卫生服务中心为基础的三级医疗机构网络平台，并已建立内分泌疾病及其并发症的预警指标体系及预测模型，向全国 30 个社区 50 万人群推广。

国家中医针灸临床医学研究中心（天津中医药大学第一附属医院）借助三级网络构架、"互联网 +"和精准对接等模式，多渠道、多方式、多层次推广并普及针灸相关成果，为各级医疗机构超过 9 万人次临床医生提供特色针灸技术培训，其中"醒脑开窍"针刺法 79 663 人次，"活血散风"针刺法"通关利窍"针刺法"调神益智""调神通腑"针刺法 42 292 人次。临床中心并在秦皇岛、银川、十堰、敦化、益阳、青岛、邢台等地区举办线下技术培训 18 次、线上技术培训 3 次，累计培训学员达 6 万余人次。

（5）技术推广

2021 年，50 家国家临床医学研究中心共推广疾病预防、监测诊断、治疗策略、标准化操作、院内管理等专业技术 203 项，累计推广 1933 次，覆盖人数 128.49 万人次；通过现场培训、线上课程、带教培训、继续教育等形式，开展专业培训活动 1903 次，培训总人数达 225.26 万人次。

国家呼吸系统疾病临床医学研究中心（中日友好医院）继续深化实施"幸福呼吸"中国慢阻肺规范化分级诊疗推广项目，截至 2021 年年底，项目共涉及全国 31 个省（区、市）的 39 个试点地区和 12 个建设地区，覆盖总人口近 3 亿。通过网络远程直播对基层医生开展慢阻肺疾病相关诊疗知识培训 600 余场，累计学习 45 万人次；开展远程病例讨论 200 余次，累计学习 30 万人次；举办慢阻肺诊治、肺功能使用培训班 1500 期，累计培训 15 万人次。此外，该中心牵头开展"基层呼吸系统疾病早期筛查干预能力提升项目"，截至 2021 年 5 月，共有 123 150 名基层医疗人员参与培训，114 999 人完成全部考核，为整体提升中国基层医疗机构呼吸疾病诊疗能力，推进呼吸系统疾病早诊早治、分级诊疗奠定了重要基础。

国家心血管疾病临床医学研究中心（中国医学科学院阜外医院）于 2021 年开展了右室双出口外科治疗技术、经远端桡动脉入路行冠心病介入治疗的临床应用方案、右心导管技术、主动脉根部外膜内翻、结构性心脏病介入技术、冠状动脉旁路移植术、二尖瓣成形、主动脉瓣成形技术、心血管外科规范化诊疗、希浦系统起搏植入技术、心脏再同步化治疗技术、植入式心律转复除颤器技术、CT 心肌灌注、经食管超声心动图技术、基层心血管病综合风险管理、主动脉腔内新技术、主动脉瓣膜修复技术及主动脉夹层外膜内翻技术等 23 项适宜技术推广，推广次数 544 次，累计推广服务人数超 2.1 万人；累计开展临床技能培训 279 次，培训人员超 66 万人次。

国家儿童健康与疾病临床医学研究中心（重庆医科大学附属儿童医院）通过国家儿童区域医疗中心建设，促进多种形式技术／规范的推广应用，2021 年推广实施新生儿常见病规范化诊疗技术、儿童高级生命支持技术、儿童支气管哮喘防治卫生适宜技术、儿童呼吸循环衰竭的急诊规范处置技术、儿童应急救治生命支持适宜技术、小儿惊厥的急诊处置和病因识别技术、儿童先心病超声诊断技术推广应用、儿童常见胃肠外科急腹症的规范化超声诊断等适宜技术 37 项，累计推广服务次数达 59 次，累计推广服务人数 15 201 人，为各基层医疗卫生机构医护人员共计开展专业培训 63 次，同比增长 110%，累计培训 10 165 人。

（6）国际交流

2021 年，50 家国家临床医学研究中心共组织召开学术交流会议 688 场，其中国际会议 96 场、国内会议 592 场，千人以上规模的学术会议 267 场，线上、线下累计参加约 1377.39 万人次。

国家放射与治疗临床医学研究中心（复旦大学附属中山医院）联合首都医科大学附属北京安贞医院、中国人民解放军总医院共同主办的第十三届中国血管论坛暨 2021 年国家继续教育学习班（China Endovascular Course，CEC）于 2021 年 10 月在北京举行。学习班围绕血管疾病诊疗工作中的基本知识、基本技能、最新进展、技术挑战、循证医学等内容，通过"基础教育、模拟训练、专家演讲、手术录像、卫星直播、国际论坛、同声传译、现场互动、焦点辩论、循证医学"方式进行交流，旨在推动实现中国血管疾病诊疗工作的技术化、专业化和规范化，提高中国血管疾病诊疗团队的整体实力与国际地位。线上观看量约 40 万人次。

国家消化系统疾病临床医学研究中心（首都医科大学附属北京友谊医院）于 2021 年召开了"第十八届北京国际消化疾病论坛"，旨在搭建"胃肠肝胆内外科医师共同平台"，邀请国内外消化疾病领域 380 余位专家，围绕消化内外科、消化内镜、肝病、肠外肠内营养、影像、麻醉、消化病理学等国际关注热点内容进行交流讨论，分享了各细分领域的新研究成果、临床经验和前沿动态，并设置消化内镜质控、镜术讲堂与学术争鸣版块，组织与会人员共同探讨消化领域中的核心学术问题。论坛注册人数 11 379 人，总观看量达 313 897 人次。

国家老年疾病临床医学研究中心（复旦大学附属华山医院）于 2021 年主办第二届上海国际老年康复论坛（2nd Shanghai International Geriatric-rehabilitation Forum，IGF2021），以"与世界话老年"为宗旨，聚焦"老年康复标准"主题，邀请了英国、澳大利亚、美国、日本、韩国、加拿大等 12 个国家和地区的 200 余位专家交流老年康复实践经验、研究成果及学术思想。论坛设立了"老年康复综合主论坛""老年脑卒中康复论坛" 2 个主论坛；"英国老年康复专场""日本老年康复专场""澳洲老年康复专场""美国老年康复专场" 4 个国际专场；"老年神经系统疾病康复""老年骨关节疾病康复""老年心肺疾病康复""老年护理及家庭康复"等 8 个分论坛。从多个维度探讨老年疾病相关前沿研究和重点、热点话题，线上观看量达 8 万人次。

（四）成果转化

随着中国临床医学研究领域的不断拓展及研发实力的快速提升，临床转化成效凸显，不断为疾病防治提供新产品、新方案。本部分主要从国家药品监督管理局1类新药的批准与上市情况、医疗器械的注册与上市情况、创新医疗器械审批情况、国家药品监督管理局及国家级医学学会发布的临床指南等方面，对中国2021年临床医学研究成果转化情况进行梳理。

1. 创新药物

2021年，国家药品监督管理局药品审评中心（Center for Drug Evaluation，CDE）受理国产1类创新药注册申请1439个，其中临床申请1383个、上市申请52个。按药品类型统计，化学药物896个、生物制品489个（其中治疗用生物制品481个）、中药54个。受理突破性治疗药物注册申请263件，其中53件（41个品种）纳入突破性治疗药物程序。2021年，国家药品监督管理局建议审评通过的创新药有47个，包括化学药物24个。创新生物制品12个、中药11个（详见附录F）[①]。

肿瘤方面，四川思路康瑞药业有限公司研发的恩沃利单抗注射液（商品名：恩维达）是全球首个皮下注射的程序性细胞死亡配体 −1（Programmed Cell Death Ligand 1，PD-L1）抑制剂，也是首个国产PD-L1抑制剂，可治疗不可切除或转移性微卫星高度不稳定（Microsatellite Instability-High，MSI-H）或错配修复基因缺陷型（Deficient Mismatch Repair，dMMR）的成人晚期实体瘤。恩维达在直肠癌患者的治疗中客观缓解率为43.1%。正大天晴康方（上海）生物医药科技有限公司研发的派安普利单抗注射液（商品名：安尼可）是目前唯一采用IgG1亚型并进行Fc段改造的新型程序性细胞死亡受体 −1（Programmed Cell Death Receptor-1，PD-1）单抗，可用于至少经过二线系统化疗的复发或难治性经典型霍奇金淋巴瘤患者的治疗。安尼可在主要研究终点的客观缓解率高达89.4%，具有良好的安全性。江苏恒瑞医药股份有限公司研发的羟乙磺酸达尔西利片（商品名：艾瑞康）是中国首个原研CDK4/6抑制剂，设计引入了哌啶结构，消除了谷胱甘肽的捕获风险，降低了潜在的肝脏毒性。艾瑞康联合氟维司群，用于激素受体（Hormone Receptor，HR）阳性、人表皮生长因子受体2（Human Epidermal Growth Factor Receptor 2，HER 2）阴性的

---

① 数据来源：《2021年度药品审评报告》，47个药品中，有3个药品在2022年审评通过。

经内分泌治疗后进展的复发或转移性乳腺癌的治疗，可显著改善患者的无进展生存期。山东坤诺基药业有限公司的研发淫羊藿素软胶囊（商品名：阿可拉定）适用于不适合或患者拒绝接受标准治疗，且既往未接受过全身系统性治疗的、不可切除的肝细胞癌，患者外周血复合标志物满足以下检测指标的至少两项：AFP ≥ 400 ng/mL，TNF-α < 2.5 pg/mL，IFN-γ ≥ 7.0 pg/mL，为肝细胞癌患者提供了新的治疗选择。

感染性疾病方面，江苏豪森药业集团有限公司研发的必艾米替诺福韦片（商品名：恒沐）是首个中国原研口服抗乙型肝炎病毒（Hepatitis B virus，HBV）药物。恒沐拥有更高的细胞膜穿透率，更易进入肝细胞，以实现肝靶向，同时可有效提高药物血浆稳定性，具有良好的安全性。再鼎医药（上海）有限公司研发的注射用甲苯磺酸奥马环素（商品名：纽再乐）与甲苯磺酸奥马环素片适用于治疗社区获得性细菌性肺炎（Community-Acquired Bacterial Pneumonia，CABP）、急性细菌性皮肤和皮肤结构感染（Acute Bacterial Skin and Skin Structure Infection，ABSSSI），丰富了患者的治疗选择，提高了药品可及性。江苏艾迪药业股份有限公司研发的艾诺韦林片（商品名：艾邦德）为一种 HIV-1 非核苷类反转录酶抑制剂，通过非竞争性结合 HIV-1 反转录酶抑制 HIV-1 的复制，联用核苷类抗反转录病毒药物，用于治疗成人 HIV-1 感染初治患者。2021 年 11 月，艾邦德被纳入国家医保目录，为 HIV-1 感染患者提供了新的治疗选择。

麻醉药物方面，辽宁海思科制药有限公司研发的环泊酚注射液（商品名：思舒宁）是一种 GABAA 受体激动剂，可用于全身麻醉诱导。思舒宁整体安全性与耐受性良好，药效活性约为丙泊酚的 5 倍，快速平稳起效、苏醒迅速且完全、注射痛发生率极低，且对呼吸的影响优于丙泊酚。宜昌人福药业有限责任公司研发的注射用磷丙泊酚二钠（商品名：磷丙芬）是一种新型短效静脉全身麻醉药，是中国首款水溶性丙泊酚前体药物，镇静效果好、安全性高。

2. 创新医疗器械

2021 年，国家药品监督管理局批准境内第三类医疗器械注册 4596 项，与 2020 年相比增加 27.6%，其中，医疗器械 3079 项、体外诊断试剂 1517 项①。从注册形式看，首次注册 1131 项，占全部境内第三类医疗器械注册数量的 24.6%；延续注册

---

① 数据来源：国家药品监督管理局《2021 年度医疗器械注册工作报告》。

2619 项，占全部境内第三类医疗器械注册数量的 57.0%；许可事项变更注册 846 项，占全部境内第三类医疗器械注册数量的 18.4%。从注册类型看，注册的境内第三类医疗器械，除体外诊断试剂外，共涉及《医疗器械分类目录》中 18 个子目录的产品。注册数量前 5 位的境内第三类医疗器械分别是无源植入器械，注输、护理和防护器械，神经和心血管手术器械，医用成像器械和有源手术器械。上述前 5 位的医疗器械与 2020 年相同，各类别注册数量均有大幅增加，其中神经和心血管手术器械注册数量增加 54.2%，有源手术器械增加 48.8%，注输、护理和防护器械增加 32.2%，医用成像器械增加 13.8%，无源植入器械增加 3.9%。

2021 年，国家药品监督管理局共收到创新医疗器械特别审批申请 249 项，比 2020 年增加 26.4%，其中 62 项获准进入特别审查程序；收到优先申请 41 项，比 2020 年增加 46.3%，其中 14 项获准优先审批。国家药品监督管理局共批准 35 个创新医疗器械产品上市，比 2020 年增加 35%（详见附录 G）。截至 2021 年年底，获批上市创新医疗器械达到 134 个。

3. 临床指南

2021 年，国家药品监督管理局药品审评中心共发布 55 份指南，主要涉及临床试验设计、药物一致性评价、临床数据处理等。国家卫生健康委员会共发布 35 份诊疗指南、行业范等文件。其中，儿童用药是中国监管部门关注的重点领域。具体内容将在第二章介绍。

2021 年，中华医学会通过学术期刊发表临床医学指南 108 份、专家共识 194 份，涉及神经系统疾病、恶性肿瘤、肌肉骨骼疾病、感染性疾病、糖尿病等领域。

第二章 2021年国内外临床医学研究政策与法规

一、国际临床医学研究政策与法规

2021年，全球发布了一系列临床医学研究相关的政策与法规，涵盖临床试验设计与管理、疾病诊疗、产品／技术研发等，为进一步规范临床医学研究、提高临床医学研究成效提供了重要的参考和保障，本章对主要政策文件进行简要介绍。

（一）临床试验设计与管理相关政策与法规

2021年，美国、英国等国家和相关国际组织在临床试验设计与管理方面出台了相应的指南和原则，为进一步规范临床试验、提升试验效率和质量提供了支撑和依据。

1. 临床试验设计

ICH发布《临床研究一般考虑因素的指南》

国际人用药品注册技术协调会（The International Council for Harmonisation of Technical Requirements for Pharmaceuticals for Human Use，ICH）2021年10月6日宣布E8(R1)《临床研究一般考虑因素的指南》[*ICH guideline E8 (R1) on General Considerations for Clinical Studies*][1] 已达到第4阶段，正在等待各监管机构批准采纳。ICH E8(R1)旨在进一步为临床研究设计、多元化数据管理及质量控制等环节提供指导。

ICH E8(R1)全面介绍了临床研究设计的一般原则、关键要素、质量控制，以及受试者保护、数据来源管理等。围绕提高临床研究质量，ICH E8(R1)提出建立开放式对话场景、关注研究中的重要事项、纳入利益相关者等关键要素，以及加强影响

---

① The International Council for Harmonisation of Technical Requirements for Pharmaceuticals for Human Use. ICH guideline E8 (R1) on general considerations for clinical studies[EB/OL]. （2021−10−06）[2022−05−01]. https://www.ich.org/page/efficacy-guidelines#8−1.

临床研究质量关键因素的审查。ICH E8（R1）指出，生物标志物的使用有助于研发出更加安全有效的药物，以及指导药物剂量选择、改善药物收益。

ICH E8（R1）是一套涵盖临床研究计划、设计、实施、安全及数据分析和报告起草的综合指导原则，为 ICH 成员国的药品监管机构和临床试验机构规范临床研究提供参考。

2. 临床试验管理

（1）ICH 发布《临床试验质量管理规范》草案

国际人用药品注册技术协调会（ICH）2021 年 4 月 19 日发布 E6（R3）《临床试验质量管理规范》[*ICH-E6 Good Clinical Practice (GCP)*] 草案①，并拟将其作为修订药物临床试验质量管理规范的基础。

该草案围绕试验设计和实施方法的改进，提出了伦理考量、知情同意、定期审查等 12 个关键考虑因素。在伦理考量上，临床试验的设计应根据《赫尔辛基宣言》的伦理原则进行，并符合 GCP 指南和监管的要求；临床试验中使用的药品等，应遵循《药品生产质量管理规范》（*Good Manufacturing Practice*，*GMP*），并按照产品规格和试验方案进行储存及运输。草案还要求对受试患者提供知情同意书，降低其负担，并提出试验设计需要考虑疾病和人群的诊疗常规，要注意医疗资源的合理利用等。

（2）英国 MHRA 更新《申办方代表在临床试验中访问电子健康记录》指南

英国药品与医疗保健产品监管局（Medicines and Healthcare Products Regulatory Agent，MHRA）2021 年 9 月 8 日更新了《申办方代表在临床试验中访问电子健康记录》（*Access to Electronic Health Records by Sponsor Representatives in Clinical Trials*）② 指南，为临床试验申办方远程访问试验受试者的电子健康记录提供了依据和参考。

---

① The International Council for Harmonisation of Technical Requirements for Pharmaceuticals for Human Use. ICH-E6 good clinical practice（GCP）[EB/OL].（2021−04−19）[2022−05−01].https：// database.ich.org/sites/default/files/ICH_E6-R3_GCP-Principles_Draft_2021_0419.pdf.

② Medicines and Healthcare Products Regulatory Agency. Access to Electronic Health Records by Sponsor Representatives in Clinical Trials[EB/OL].（2021−09−08）[2022−05−01]. https：//www.gov. uk/guidance/on-site-access-to-electronic-health-records-by-sponsor-representatives-in-clinical-trials？ utm_medium=email&utm_campaign=govuk-notifications&utm_source=01a4483b-657e-46f4−8a4e- ff582ed1ecde&utm_content=immediately#full-publication-update-history.

该指南提出，可以通过指定的临床试验监查员／稽查员访问受试者的电子健康记录（Electronic Health Record，EHR），实现远程数据访问。访问方式包括试验监查员／稽查员远程登录访问、视频通话引导访问和上传访问等。指南对以上几种访问形式必须配备的各种流程和系统提出了要求，并强调在上述数据访问过程中，应采取保护患者隐私的相关措施。

（二）疾病诊疗相关的临床研究政策与法规

2021年，多个国家医疗卫生机构和医药监管部门针对临床医学研究发布了系列操作规范和指导意见。本部分重点梳理美国和世界卫生组织在肿瘤、结核病、儿科疾病等领域发布的相关政策文件。

1. 肿瘤

（1）美国FDA发布《中枢神经系统转移患者抗癌药物的评估》指导原则

美国FDA 2021年7月2日发布《中枢神经系统转移患者抗癌药物的评估》（*Evaluating Cancer Drugs in Patients with Central Nervous System Metastases*）指导原则[①]，为评估中枢神经系统转移的癌症患者临床用药提供了指导性建议。

在抗癌药物评估的临床试验设计方面，该原则强调要重点关注患者群体、可用疗法、既往疗法、中枢神经系统转移评估、研究终点的确定等。在中枢神经系统转移评估方面，提出磁共振成像是评估肿瘤转移的优选成像方式，并要求在治疗前对所有入选患者的中枢神经系统进行基线成像评估，同时对中枢神经系统以外的疾病进行影像学评估。在试验终点评估方面，认为合适终点的选择将取决于研究人群，以及该研究是否只评估中枢神经系统转移的患者，可能考虑因素包括随机对照试验中的时间终点、总生存率或基于肿瘤评估的终点，如总应答率或无进展生存率等。此外，该原则要求，软脑膜疾病应进行脑脊液分析以进一步确诊。

（2）美国FDA发布《癌症临床试验中核心患者报告结局》指导原则草案

美国FDA 2021年6月9日发布《癌症临床试验中核心患者报告结局》（*Core*

---

① U.S. Food and Drug Administration. Evaluating cancer drugs in patients with central nervous system metastases [EB/OL]. （2021-07-02）[2022-05-01]. https：//www.fda.gov/regulatory-information/search-fda-guidance-documents/evaluating-cancer-drugs-patients-central-nervous-system-metastases.

Patient-Reported Outcomes in Cancer Clinical Trials）[①] 指导原则草案，旨在为癌症临床试验中临床试验申办方提供核心患者临床结局报告的相关建议，以进一步推进癌症临床试验的标准化。

为有效利用患者数据信息，该指导原则草案建议，应重点关注以下 5 类核心患者报告数据的收集与分析，包括疾病相关症状、不良事件、不良反应、身体机能与活动功能等指标。同时，指导原则草案提出，除上述 5 个核心数据外，还可收集其他有意义的数据，但需尽可能减少患者负担，并关注最有意义的指标以提高最终数据分析的质量。

（3）美国 FDA 发布《癌症临床试验的纳排资格标准：无法治愈患者的可用疗法》指导原则

美国 FDA 2021 年 6 月 24 日发布《癌症临床试验的纳排标准：无法治愈患者的可用疗法》（*Cancer Clinical Trial Eligibility Criteria：Available Therapy in Non-Curative Settings*）[②] 指导原则，旨在鼓励将无法治愈的癌症患者纳入癌症临床试验。

无法治愈的癌症通常包括不可切除、局部晚期或转移性实体瘤，不可治愈的血液系统恶性肿瘤。指导原则指出，不论这些无法治愈的癌症患者是否接受了相关治疗，都可以纳入研究性癌症疗法临床试验。在设计癌症临床试验时，应考虑如下几点：在获得患者知情同意的情况下，扩大纳入标准；知情同意书应明确说明治疗方案，包括与药物相关的功效、风险和不确定性等。该指导原则为临床研究人员开展癌症临床试验提供了建议，有望推动对非治愈性癌症的药物和生物制品的研究进程，也是美国 FDA 鼓励合理扩大肿瘤临床试验患者纳入倡议的一部分。

（4）美国 FDA 发布《基于药代动力学的 PD-1 或 PD-L1 癌症免疫疗法替代给药方案》草案

美国 FDA 2021 年 8 月 25 日发布《基于药代动力学的 PD-1 或 PD-L1 癌症免疫

---

① U.S. Food and Drug Administration. Core Patient-Reported Outcomes in Cancer Clinical Trials[EB/OL]. （2021-06-09）[2022-05-01]. https://www.fda.gov/regulatory-information/search-fda-guidance-documents/core-patient-reported-outcomes-cancer-clinical-trials.

② U.S. Food and Drug Administration. Cancer Clinical Trial Eligibility Criteria：Available Therapy in Non-Curative Settings [EB/OL]. （2021-06-24）[2022-05-01]. https://www.fda.gov/regulatory-information/search-fda-guidance-documents/cancer-clinical-trial-eligibility-criteria-available-therapy-non-curative-settings.

疗法替代给药方案》[*Pharmacokinetic-Based Criteria for Supporting Alternative Dosing Regimens of Programmed Cell Death Receptor-1（PD-1）or Programmed Cell Death-Ligand 1（PD-L1）Blocking Antibodies for Treatment of Patients with Cancer*][1] 草案，旨在为癌症患者的替代给药方案提供指导性建议。

PD-1 和 PD-L1 阻断抗体已成为肿瘤治疗的重要选择。该草案基于群体药代动力学（Population Pharmacokinetics，pop-PK）模型，提出了一种新的方法，以支持 PD-1 或 PD-L1 阻断抗体替代给药方案。该草案还对建模人群进行了限定，并指出，应采用经过验证的、适合实际应用的 pop-PK 模型，强调应确保使用经临床试验中证明有效的方案作为参照给药方案。

2. 结核病

WHO 发布《关于开发新型的结核病治疗方法的创新临床试验设计的立场声明》

世界卫生组织（WHO）2021 年 7 月 19 日发布《关于开发新型的结核病治疗方法的创新临床试验设计的立场声明》（*Position Statement on Innovative Clinical Trial Designs for Development of New TB Treatments*）[2]，旨在推动开发新型结核病治疗方案，进一步提升结核病的治疗水平。

该声明总结、回顾了结核病临床试验设计方面的重要创新点，涵盖药代动力学 - 药效学建模、生物标志物开发、临床试验方法设计等，将为结核病相关制药行业，以及研究人员、临床前科学家和建模人员等开发新型结核病治疗方法提供重要参考和依据。该声明呼吁要加强合作，推进数据共享，促进相关研究工具和测量方法的集成化、标准化，不断规范研究，促进新的科学发现，开发更有效的结核病防控方法。

---

① U.S. Food and Drug Administration. Pharmacokinetic-Based Criteria for Supporting Alternative Dosing Regimens of Programmed Cell Death Receptor-1（PD-1）or Programmed Cell Death-Ligand 1（PD-L1）Blocking Antibodies for Treatment of Patients with Cancer[EB/OL]. （2021-08-25）[2022-05-01]. https：//www.fda.gov/regulatory-information/search-fda-guidance-documents/pharmacokinetic-based-criteria-supporting-alternative-dosing-regimens-programmed-cell-death-receptor.

② WHO.Position Statement on Innovative Clinical Trial Designs for Development of New TB Treatments[EB/OL]. （2021-07-19）[2022-05-01]. https：//www.who.int/news/item/19-07-2021-position-statement-on-clinical-trial-designs.

3. 儿科疾病

WHO 发布《儿童慢性疼痛管理指南：执行摘要》

世界卫生组织（WHO）2021 年 4 月 22 日发布《儿童慢性疼痛管理指南：执行摘要》（*Guidelines on the Management of Chronic Pain in Children：Executive Summary*）[①]，旨在协助 WHO 会员国及其合作伙伴制定和实施国家及地方的政策、法规、管理方案和最佳实践。

该指南提出，患有慢性疼痛的儿童及其家人和照护者必须从心理和社会角度得到护理；疼痛不应被简单地视为一个生物医学问题；全面的生物心理的社会评估对疼痛管理和计划至关重要。评估时，卫生保健提供者应使用适合儿童年龄、背景和文化的工具来筛查和监测疼痛强度及其对儿童和家人生活质量的影响；除了采用适当干预措施对疼痛进行管理外，必须对患有慢性疼痛的儿童的基础疾病进行彻底评估，并进行适当治疗。儿童时期的慢性疼痛通常与影响儿童健康、社交和情感健康的共病同时存在，需要同步对共病进行管理；患有慢性疼痛的儿童应由在慢性疼痛的评价、诊断和管理方面有技能有经验的卫生保健提供者进行评估；无论是采用物理疗法、心理或药物学干预措施，还是其组合使用，疼痛管理都应根据儿童的健康情况，基础病症，发育年龄，身体、语言和认知能力及社会和情感需求进行调整。

（三）产品／技术研发相关的临床研究政策与法规

基因、细胞及生物制品是 2021 年欧美国家重点关注的新技术和新产品，与药品及生物制品相关的临床研究数据也成为关注焦点。本部分重点梳理了美国、欧盟针对相关新技术、新产品及临床研究数据出台的指南和管理政策。

1. 基因 & 细胞治疗产品

美国 FDA 发布《早期临床试验中细胞或基因治疗产品的多版本研究》指导原则草案

美国 FDA 2021 年 9 月 30 日发布《早期临床试验中细胞或基因治疗产品的多版本研究》（*Studying Multiple Versions of a Cellular or Gene Therapy Product in an Early-*

---

① WHO. Guidelines on the Management of Chronic Pain in Children：Executive Summary [EB/OL]. （2021−04−22）[2022−05−01]. https：//www.who.int/publications/i/item/9789240021556.

Phase Clinical Trial)[1] 指导原则草案，旨在为使用多个版本的细胞或基因治疗产品开展单病种的早期临床试验提供指导。

该指导原则侧重针对单一疾病开展多版本细胞或基因治疗产品的临床研究。鉴于产品版本之间的差异，单个产品通常会提交相互交叉引用的新药临床试验申请（Investigational New Drug Application，IND）。据美国 FDA 统计，近年来进入早期临床开发阶段的细胞和基因疗法数目激增，预计每年将接收 200 多份申请。指导原则建议，将某些情况下产品的不同版本作为单独的研究药物，可以在同一整体试验中同时对其进行评估，对细胞或基因治疗产品的多个版本进行研究，快速识别更安全或更有效产品的替代版本，提高早期临床研究的效率。

2. 生物制品

美国 FDA 就肽的临床药理学评估征求意见

美国 FDA 2021 年 5 月 14 日就肽的临床药理学评估公开征求意见[2]，重点就肽对肝功能及心脏电生理的影响、药物相互作用、药代动力学、免疫原性等方面的药理学评估征求意见，具体包括：何种情况下应进行药代动力学、肝功能、免疫原性、心电图 QT 间期评估；如何选择合适的评估方式，并就具体评估方式存在的优势、挑战和局限性进行说明。同时，支持提出除上述指标以外的其他评估方式，并说明理由，以及优势与短板。

3. 生物制品及药品研发相关数据管理

（1）美国 FDA 发布《使用真实世界数据和真实世界证据支持药品和生物制品监管决策的考量因素》草案

美国 FDA 2021 年 12 月 8 日发布《使用真实世界数据和真实世界证据支持药品和生物制品监管决策的考量因素》（*Considerations for the Use of Real-World Data and*

---

① U.S. Food and Drug Administration. Studying Multiple Versions of a Cellular or Gene Therapy Product in an Early-Phase Clinical Trial [EB/OL]. （2021-09-30）[2022-05-01]. https：//www.fda.gov/regulatory-information/search-fda-guidance-documents/studying-multiple-versions-cellular-or-gene-therapy-product-early-phase-clinical-trial.

② U.S. Food and Drug Administration. Evaluating the clinical pharmacology of peptides；establishment of a public docket；request for information and comments[EB/OL]. （2021-05-14）[2022-05-01]. https：//www.federalregister.gov/documents/2021/05/14/2021-10179/evaluating-the-clinical-pharmacology-of-peptides-establishment-of-a-public-docket-request-for.

Real-World Evidence To Support Regulatory Decision-Making for Drug and Biological Products）^① 草案，以评估在上市申请中提交的支持药品安全性和有效性的非干预性研究。该草案考量因素讨论了美国《联邦法规》第 21 章第 312 部分的新药临床试验申请（IND）法规对使用真实世界数据（Real World Data，RWD）的临床研究设计的适用性，以及非干预性研究的监管注意事项等。

在 IND 适用性方面，草案提出，在干预性研究中使用 RWD 的潜力，包括确定随机对照试验的潜在参与者、确定随机对照试验的终点或结局等。在非干预性研究设计方面，为提高非干预性研究数据收集和分析的透明度，草案建议申办人在设计非干预性研究的早期阶段与美国 FDA 联系，并在最终确定文件之前提供拟定研究方案和统计分析计划（Statistical Analysis Plan，SAP）的草案版本以供审查。草案强调非干预性研究方案中应描述设计研究时访问的所有数据源及数据源的可行性评估和探索性分析，还应记录研究人群的来源和患者特征及可能影响最终结果的相关因素，还可在公开访问的网站（如 ClinicalTrials.gov）上发布研究方案，以提高透明度。

（2）美国 FDA 发布《包含真实世界数据的药品和生物制品提交的数据标准》草案

美国 FDA 2021 年 10 月 21 日发布《包含真实世界数据的药品和生物制品提交的数据标准》（*Data Standards for Drug and Biological Product Submissions Containing Real-World Data*）^② 草案，旨在为申办者提交真实世界数据提供指导性建议。

草案指出，申办者在向美国 FDA 提交药物研究数据时，应参考《研究数据技术一致性指南》（*Study Data Technical Conformance Guide*）要求。为了使真实世界数据符合当前美国 FDA 有关的数据标准，建议申办方在提交研究数据集时要考虑相关数据映射或转换等事项。数据映射方面，申办方应提供数据映射的一般方法和预期影响等描述，作为研究数据审查指南的一部分或附录；还应提供记录数据元素相关信

① U.S. Food and Drug Administration. Considerations for the Use of Real-World Data and Real-World Evidence to Support Regulatory Decision-Making for Drug and Biological Products[EB/OL].（2021-12-08）[2022-05-01]. https：//www.fda.gov/regulatory-information/search-fda-guidance-documents/considerations-use-real-world-data-and-real-world-evidence-support-regulatory-decision-making-drug.

② U.S. Food and Drug Administration. Data Standards for Drug and Biological Product Submissions Containing Real-World Data [EB/OL].（2021-10-21）[2022-05-01]. https：//www.fda.gov/regulatory-information/search-fda-guidance-documents/data-standards-drug-and-biological-product-submissions-containing-real-world-data.

息的数据字典，如与其他数据的关系、来源、用途和格式等。数据转换方面，申办方应记录在转换为标准数据期间遇到的问题，以确保数据标准的合理性。

（3）美国 FDA 发布《真实世界数据：评估电子健康记录和医疗索赔数据以支持药品和生物制品的监管决策》草案

美国 FDA 2021 年 9 月 28 日发布《真实世界数据：评估电子健康记录和医疗索赔数据以支持药品和生物制品的监管决策》（*Real-World Data：Assessing Electronic Health Records and Medical Claims Data To Support Regulatory Decision Making for Drug and Biological Products*）[①] 草案，为临床研究中电子健康记录（EHR）和医疗索赔数据的合理应用提供了参考与依据。

草案重点讨论了从 EHR 和医疗索赔数据收集 RWD 相关的 3 个问题，包括数据源、研究设计要素和数据质量。关于数据源，强调申办方提交给美国 FDA 的方案要确定该研究的所有数据来源及其他相关的描述性信息，同时还应评估每个数据源，以确定可用信息是否适用于解决特定的研究假设。其中，对于数据源的相关性，建议申办方提供相关材料，说明选择特定数据源解决特定假设的原因、有关医疗保健系统的背景信息等。关于研究设计要素，草案就时间段、研究人群、暴露、结果、协变量等提出了指导性建议。草案还从数据采集、管理和转化等角度对保证数据质量提出了具体建议。

（四）新冠肺炎相关的政策文件

2021 年，新冠肺炎疫情形势依旧严峻，给人类生命健康和经济社会发展带来巨大冲击。为加快新冠肺炎治疗药物和疫苗研发，各主要国家出台了一系列政策法规。本部分梳理了美国和欧盟出台的相关指南和政策文件。

（1）美国 FDA 发布《COVID-19 公共卫生紧急事件期间已获许可和研究用的细胞及基因治疗产品的生产考量》指南

美国 FDA 2021 年 1 月 19 日发布《COVID-19 公共卫生紧急事件期间已获许可和研究用的细胞和基因治疗产品的生产考量》（*Manufacturing Considerations for Licensed and Investigational Cellular and Gene Therapy Products During COVID-19*

---

① U.S. Food and Drug Administration. Real-World Data：Assessing Electronic Health Records and Medical Claims Data to Support Regulatory Decision Making for Drug and Biological Products[EB/OL]. （2021-09-28）[2022-05-01]. https：//www.fda.gov/media/152503/download.

Public Health Emergency）^①指南，提醒生产细胞和基因治疗产品的企业应密切关注起始物料和生产过程，以防止病毒传播给工人和患者。

为最大限度地减少产品污染，生产考量指出，企业应重视并采取措施，防止意料之外的新冠病毒的扩增，以及在生产过程中将新冠病毒传播给工人；制药商应考虑最初物料，重视用于控制病毒传播的生产工艺（如培养基中的细胞扩增、病毒去除步骤、生产细胞系、开发系统的控制）及生产过程中的污染风险。此外，企业还应进行供体风险评估，并对自体和异体供体进行病毒筛查，以确保病毒不会侵染患者。为确保符合动态药品生产管理规范要求，产品制造商必须确保员工遵守 21 CFR 211.28（b）、21 CFR 600.10（c）的要求，保持良好的卫生和健康习惯，并应防止或降低受感染或潜在受感染员工对药品安全性和质量的潜在不利影响。

（2）美国 FDA 发布《COVID-19：用于评估治疗或预防药品及生物制品的主方案》指导原则

为加快新冠肺炎治疗药物和预防疫苗的研发速度，美国 FDA 2021 年 5 月 17 日发布《COVID-19：用于评估治疗或预防药品及生物制品的主方案》（*COVID-19：Master Protocols Evaluating Drugs and Biological Products for Treatment or Prevention*）^②指导原则，重点针对当前开发治疗或预防 COVID-19 药物的主方案设计、实施和统计学提出了指导性建议。

关于主方案设计与实施，申办方在决定是否进行主方案或独立试验时应考虑主方案和独立试验各自的优点和局限性，要与美国 FDA 尽早联系确定方案是否合适。主方案的内容应包括随机对照组、盲法试验的设计、药物干预终点的选择、数据收集方法的安全性、受试者的权利和安全、试验前受试者的合法知情同意。在开展盲法试验时，申办方要考虑两种情况：一是在安慰剂对照试验中，研究药物有多种给药途径或不同的给药方案，盲法可通过多重模拟设计、盲法安慰剂对照等方法来实现；二是在盲法不可行的试验中，美国 FDA 强烈建议采用客观终点（如全因死亡率）。

<hr>

① U.S. Food and Drug Administration. Manufacturing Considerations for Licensed and Investigational Cellular and Gene Therapy Products During COVID-19 Public Health Emergency [EB/OL].（2021-01-19）[2022-05-01]. https：//www.fda.gov/regulatory-information/search-fda-guidance-documents/manufacturing-considerations-licensed-and-investigational-cellular-and-gene-therapy-products-during.

② U.S. Food and Drug Administration. COVID-19：Master Protocols Evaluating Drugs and Biological Products for Treatment or Prevention[EB/OL].（2021-05-17）[2022-05-01]. https：//www.fdanews.com/ext/resources/files/2021/05-17-21-COVID-19.pdf？1621282102.

（3）美国 FDA 发布《COVID-19 公共卫生紧急事件期间保护简化新药申请生物等效性研究的参与者》指导原则

美国 FDA 2021 年 1 月 15 日发布《COVID-19 公共卫生紧急事件期间保护简化新药申请生物等效性研究的参与者》（*Protecting Participants in Bioequivalence Studies for Abbreviated New Drug Applications during the COVID-19 Public Health Emergency*）① 指导原则，以确保参与者和研究人员的安全，促进仿制药开发商恢复或启动仿制药生物等效性（Bioequivalency，BE）研究，确保新冠肺炎疫情期间研究数据的科学性和有效性。

关于 BE 研究中的参与者，强调要保护参与者的权利、福祉，确保数据质量，同时要遵守监管要求。为确保在新冠肺炎疫情期间对受试者进行安全的 BE 研究，ANDA 申请人必须在其申报材料中提供足够的信息，说明其 BE 研究的任何中断或涉及新冠肺炎突发公共卫生紧急情况相关的研究方案偏离情况。为确保受试者的安全，应专门设置针对大流行的入组和排除标准，谨慎选择参与人群。作为整体入组策略，还应考虑当地 COVID-19 流行程度及诊断检测的可用性。指导原则还提出可通过替代药代动力学模型以优化采样时间点、间隔给药和采样、场外（在家）和取消不必要的现场随访等举措，以降低参与者采样过程的风险。

（4）欧盟委员会发布《新冠肺炎治疗药物战略》

欧盟委员会 2021 年 5 月 6 日发布《新冠肺炎治疗药物战略》（*EU Strategy on COVID-19 Therapeutics*，简称《战略》）② ，旨在加强新冠肺炎治疗药物的研发与供应。《战略》主要内容包括加强药物研发，优化临床试验审批流程，加速候选药物筛选，完善供应链；完善监管、采购与制造流程等，促进其更灵活更便捷地为新冠肺炎药物研发与供应提供支撑服务。

《战略》提出，拟投资 500 万欧元以加速临床试验审批，为产出高质量临床数据提供支撑。同时，拟向欧盟国家提供一定的财政支持，以加快审评审批，促进临床试验的顺利推进。

---

① U.S. Food and Drug Administration. Protecting Participants in Bioequivalence Studies for Abbreviated New Drug Applications during the COVID-19 Public Health Emergency [EB/OL].（2021−01−15）[2022−05−01]. https://www.fda.gov/regulatory-information/search-fda-guidance-documents/protecting-participants-bioequivalence-studies-abbreviated-new-drug-applications-during-covid−19.

② European Commission. EU Strategy on COVID-19 Therapeutics[EB/OL].（2021−05−06）[2022−05−01].https://eur-lex.europa.eu/legal-content/EN/TXT/PDF/?uri=CELEX:52021DC0355R(01)&from=EN.

二、国内临床医学研究政策与法规

2021 年，中国围绕临床试验设计、实施与管理，疾病诊疗，产品 / 技术等制定、发布了系列法律法规和相关政策文件，为提升临床研究质量、促进相关疾病和医药领域创新发展提供重要依据和基础。

（一）临床试验设计、实施与管理相关的政策与法规

2021 年，中国出台的一系列临床研究相关指导原则、管理办法等，为规范临床研究、促进医药产品研发进展提供了重要指导。

1. 临床试验设计

国家药品监督管理局药品审评中心发布《药物临床试验适应性设计指导原则（试行）》

随着药物研发的推动，临床试验的技术方法得到不断发展，适应性设计也受到越来越多的研究与应用。国家药品监督管理局药品审评中心 2021 年 1 月 29 日发布《药物临床试验适应性设计指导原则（试行）》，主要阐述了适应性设计的基本概念和原则、常用的适应性设计类型、使用适应性设计时的考虑要点以及监管要求等，目的是指导和规范申办者如何采用及实施适应性设计。

《药物临床试验适应性设计指导原则（试行）》指出，适应性设计旨在更好地改进进行中的临床试验而不是因设计本身缺陷可能导致临床试验失败所做的临时补救。在决定是否采用适应性设计之前，应全面深入地权衡适应性设计和传统设计之间的优劣，尤其是适应性设计在设计、实施和统计分析方面的复杂性，以及由此而带来的在试验实施中可能会引入的、不可避免的操作偏倚及其他各种挑战。采用适应性设计需综合考虑诸多因素，特别是适应性设计的适用性、合理性、完整性和可行性。指导原则还对常用的适应性设计进行了重点讨论，包括成组序贯设计、样本量重新估计、适应性无缝剂量选择的设计、适应性富集设计、两阶段适应性设计、适应性主方案试验设计、多重适应性设计。

2. 临床研究分析

国家药品监督管理局药品审评中心发布《药物临床研究有效性综合分析指导原则（试行）》

为指导申办者按照 ICH M4E（R2）通用技术文档（CTD）模块 5 第 5.3 节的要

求对药物临床研究进行有效性综合分析，国家药品监督管理局药品审评中心2021年12月30日发布《药物临床研究有效性综合分析指导原则（试行）》（简称《药物有效性分析指导原则》），旨在为申办者对药物临床研究进行有效性综合分析提供技术指导，以尽可能全面系统地展现药物的有效性特征。

《药物有效性分析指导原则》包括单项临床研究概述、有效性结果的整体分析、亚组人群分析、与推荐用药剂量相关的临床信息分析、长期有效性、耐受性和停药分析、监管考虑等内容。指导原则提出，原则上与药物的拟申请注册同一适应证相关的所有临床有效性研究均应纳入有效性综合分析，包括但不限于以下内容：①以列表形式呈现所有临床研究而不论其是否获得有效性结果，包括已经完成的研究，根据预先规定的研究计划而提前终止的研究（如由于期中分析时有效性结果达到预设条件而提前终止），正在开展的研究，已经终止但未完成的研究和历史遗留的研究等；并在列表中简要概述所有临床研究的关键设计信息和有效性结果，无论有效性结果是否具有统计学意义。②对所有临床研究的关键设计信息和统计分析方法进行比较，讨论其对有效性结果的影响。③对所有临床研究的有效性结果进行比较和Meta分析。④可根据需要（如为了观察亚组人群疗效）对所有临床研究的亚组人群的有效性结果进行比较和Meta分析。⑤对评估暴露（剂量或血药浓度）与效应之间关系的临床药理学研究数据进行综合分析，并结合临床研究的有效性结果，以支持药品说明书中的用法用量。⑥对所有临床研究呈现出的药物长期有效性、耐受性和停药数据进行比较、总结及讨论。

3. 临床研究管理

（1）国家卫生健康委发布《医疗卫生机构开展研究者发起的临床研究管理办法（试行）》

为规范临床研究管理，提高临床研究质量，促进临床研究健康发展，提升医疗卫生机构诊断治疗、预防控制疾病的能力，国家卫生健康委2021年9月9日发布《医疗卫生机构开展研究者发起的临床研究管理办法（试行）》（简称《管理办法》），对医疗卫生机构开展的研究者发起的临床研究组织管理、基本分类及原则性要求、立项管理、实施管理等做出明确规定，于2021年10月1日在北京市、上海市、广东省和海南省试点实施。

《管理办法》要求医疗卫生机构应当设有临床研究管理委员会，并明确专门部门负责临床研究管理；临床研究实行医疗卫生机构立项制度，未经医疗卫生机构批准立项的临床研究不得实施；并提出医院应对临床科研实施全过程管理。医疗卫生机构应当加强临床研究的安全性评价，制定并落实不良事件记录、报告和处理相关的规章制度和规范标准，根据不良事件的性质和严重程度及时做出继续、暂停或者终止已经批准的临床研究的决定，并妥善保障已经入组受试者的权益。医疗卫生机构还应当建立临床研究源数据的管理体系，实现集中统一存储，保障临床研究数据在收集、记录、修改、处理和保存过程中的真实性、准确性、完整性、规范性、保密性，确保数据可查询、可溯源。鼓励医院建立临床研究管理服务平台，为临床研究提供方法学指导、数据储存分析等专业技术支撑。

在《管理办法》出台之前，医院的研究者发起的临床研究管理主要参考 2014 年发布的《医疗卫生机构开展临床研究项目管理办法》，由于医院大部分的研究者发起的临床研究项目归口在科研管理部门或者医务管理部门进行管理，而且多为立项管理，对研究过程没有实质性的管理措施，研究者发起的临床研究服务支持和监管架构缺失。《管理办法》的出台意味着医院的研究者发起的临床研究管理有了明确的法规与指引。

（2）国家药品监督管理局和国家卫生健康委员会组织修订《医疗器械临床试验质量管理规范》

为深化医疗器械审评审批制度改革，加强医疗器械临床试验管理，国家药品监督管理局会同国家卫生健康委员会组织修订并于 2021 年 3 月 31 日发布《医疗器械临床试验质量管理规范》（简称《医疗器械规范》），自 2022 年 5 月 1 日起施行。为申请医疗器械（含体外诊断试剂）注册而开展的医疗器械临床试验的相关活动应当遵守《医疗器械规范》。

《医疗器械规范》在原国家食品药品监督管理总局会同原国家卫生和计划生育委员会于 2016 年发布的《医疗器械临床试验质量管理规范》基础上进行修改和补充，以适应当前医疗器械临床试验监管工作的需求。《医疗器械规范》涵盖医疗器械临床试验全过程，包括医疗器械临床试验的方案设计、实施、监查、稽查、检查，数据的采集、记录、保存、分析、总结和报告等。

《医疗器械规范》调整了文件的整体框架，将 2016 年发布的文件中的临床试验前准备、受试者权益保障、试验用医疗器械管理等章节内容划归到临床试验各参与方职责章节中。此次结构调整更加明确和强调各方职责，一是突出申办者主体责任，引入了风险管理理念，明确规定申办者的质量管理体系应当覆盖医疗器械临床试验的全过程；二是强化医疗器械临床试验机构要求，临床试验机构应当建立临床试验管理组织架构和管理制度；三是强调研究者职责，研究者应当按照《医疗器械规范》和相关法律法规的规定实施医疗器械临床试验。

《医疗器械规范》还对安全性信息报告流程进行了优化调整。一是改"双报告"为"单报告"。由申办者向所在地省级药品监督管理部门、医疗器械临床试验机构所在地省级药品监督管理部门和卫生健康管理部门报告。二是将报告范围确定为试验医疗器械相关的严重不良事件。三是要求死亡或者危及生命的报告时限为申办者获知后的 7 日内，非死亡或者非危及生命及其他严重安全性风险报告时限为申办者获知后的 15 日内。

为了适应体外诊断试剂产业和监管需求，《医疗器械规范》将体外诊断试剂临床试验质量管理要求纳入规范中，体现临床试验质量管理理念与要求的统一性。《医疗器械规范》删除了"医疗器械临床试验应当在两个或者两个以上医疗器械临床试验机构中进行"的要求，解决了部分医疗器械难以且无须在两家临床试验机构开展临床试验的问题。取消了检验报告 1 年有效期的要求，有利于临床试验的顺利开展。该规范还借鉴了国际医疗器械监管者论坛（International Medical Device Regulators Forum，IMDRF）的监管协调文件相关内容，有利于全球创新产品同步在中国开展医疗器械临床试验。

为配合《医疗器械规范》实施，进一步指导临床试验的开展，国家药品监督管理局还制定了《医疗器械临床试验方案范本》《医疗器械临床试验报告范本》《体外诊断试剂临床试验方案范本》《体外诊断试剂临床试验报告范本》《医疗器械／体外诊断试剂临床试验严重不良事件报告表范本》《医疗器械／体外诊断试剂临床试验基本文件目录》6 个文件，与《医疗器械规范》同步实施。

（二）疾病诊疗相关的临床研究政策与法规

本部分遴选了国家药品监督管理局发布的重大疾病临床研究相关的政策文件，涉及肿瘤、炎症性疾病、消化系统疾病、病毒感染性疾病、体重管理等领域。

1. 肿瘤

（1）国家药品监督管理局药品审评中心发布《抗肿瘤药临床试验影像评估程序标准技术指导原则》

抗肿瘤药是当前全球新药研发的热点之一，随着肿瘤治疗手段的逐渐丰富，患者的生存期不断延长，客观缓解率、无进展生存期和无疾病生存期等基于医学影像评估结果的替代终点，越来越多地被作为支持新药上市的关键研究的主要终点。由于越来越多的关键研究采用了医学影像相关的研究终点作为主要研究终点，而在影像评估的总体设计、实施过程和数据管理等方面，尚无相关技术要求或行业标准可循。因此，在该领域急需制定临床试验影像评估程序标准的技术指导原则，以规范行业操作，明确技术标准。国家药品监督管理局药品审评中心 2021 年 1 月 15 日发布《抗肿瘤药临床试验影像评估程序标准技术指导原则》（简称《临床试验影像评估指导原则》），旨在阐述当前药品技术审评机构对抗肿瘤药临床试验影像评估程序标准的评价考虑。

《临床试验影像评估指导原则》在临床试验影像的设计考虑方面强调，当影像学终点作为关键临床试验的主要研究终点时，在临床试验影像的设计层面，申办方首先应评估该终点的临床意义，与药品技术审评机构讨论，确定在关键研究中使用该终点的可行性。一旦可行，将在设计层面讨论临床试验影像的相关问题，包括主要研究终点是否选择独立评审委员会（Independent Review Committee，IRC）评价、影像学检查方式和其他相关方案设计等内容。在影像数据的质量保障方面，该指导原则提出，涉及临床试验影像终点标准的数据包括影像源数据（推荐使用 DICOM 标准格式的影像数据）和影像终点评估结论数据两部分。数据管理的核心考虑包括影像数据在传输、接收、变更过程中的留痕，以及评估结论数据的锁定及修改的原则，IRC 评价质控不合格的考虑，基于变更而触发核查的可能情形及支持技术审评及核查的影像数据建议。

《临床试验影像评估指导原则》旨在阐述药品技术审评机构当前对临床试验影像评估程序标准的评价考虑，期望通过对临床试验影像的采集和评价的规范化，以提高新药 / 治疗手段影像相关终点的评价质量、确保疗效可信。《临床试验影像评估指导原则》尚不能涵盖临床试验影像采集和评价等过程的全部内容，鼓励研发从业者与药品技术审评机构及时沟通，持续完善该指导原则。

（2）国家药品监督管理局药品审评中心发布《以临床价值为导向的抗肿瘤药物临床研发指导原则》

新药研发应该以为患者提供更优（更有效、更安全或更便利等）的治疗选择作为最高目标。以患者为核心的抗肿瘤药物研发的理念，不仅仅体现在对患者的需求、反馈信息的收集、分析方法学的完善，且在从确定研发方向，到开展临床试验，都应该贯彻以临床需求为导向的理念，开展以患者为核心的药物研发，从而实现新药研发的根本价值——解决临床需求，实现患者获益的最大化。国家药品监督管理局药品审评中心 2021 年 11 月 19 日发布《以临床价值为导向的抗肿瘤药物临床研发指导原则》（简称《抗肿瘤药物临床研发指导原则》），旨在从患者需求的角度出发，对抗肿瘤药物的临床研发提出建议，指导申请人在研发过程中落实以临床价值为导向、以患者为核心的研发理念，并促进抗肿瘤药科学有序地开发。

《抗肿瘤药物临床研发指导原则》指出，以患者为核心的研发理念应该贯穿于药物研发的始终。从抗肿瘤药的研发立题之初，就应该以患者的需求为研发导向，在早期临床试验设计和关键临床试验设计中，鼓励利用模型引导药物研发等科学工具，鼓励采用高效的临床试验设计，预设研发决策阈值和必要的期中分析，以减少受试者的无效暴露，保障受试者的权益，同时提高研发效率；此外，还应关注人群的代表性，关注特殊人群用药开发，以期最大限度地满足临床实践中不同类型人群的安全用药需求。抗肿瘤药物研发应该体现临床价值，而临床价值应以患者需求为导向。该指导原则还鼓励申请人开拓思维，积极与监管机构进行沟通交流，在满足科学原则的前提下，开展更符合患者需求、更保障患者利益和安全、更反映药物临床价值的临床试验。

（3）国家药品监督管理局药品审评中心发布《生物标志物在抗肿瘤药物临床研发中应用的技术指导原则》

生物标志物在抗肿瘤药物研发中的价值日益凸显，已逐步成为抗肿瘤药物研发过程中极为重要的，甚至是必不可少的一种研发工具。目前已有多个基于生物标志物筛选患者人群的抗肿瘤药物获批上市。研发经验表明，通过有效的生物标志物精准筛选潜在获益人群，有助于提高临床试验成功率，同时还能避免将获益可能性小的患者人群暴露于不必要的安全性风险之中。为进一步提高中国抗肿瘤新药研发水平，合理应用生物标志物指导抗肿瘤药物的临床研发，国家药品监督管理局药品审评中心 2021 年 12 月 7 日发布《生物标志物在抗肿瘤药物临床研发中应用的技术指导原则》（简称《生物标志物应用指导原则》），旨在系统阐述生物标志物的定义、分类和开发，重点说明生物标志物在抗肿瘤药物有效性和安全性研究中的应用，明确基于生物标志物的临床研发需重点关注的科学问题。

《生物标志物应用指导原则》指出，生物标志物在抗肿瘤新药研发中发挥了重要作用，已经有多个抗肿瘤药物因生物标志物的合理应用提高了临床研发效率，更增加了在抗肿瘤药物研发中应用生物标志物的信心。鼓励申请人在早期临床试验阶段开展生物标志物的探索性研究，不断验证并确证其价值，充分发挥生物标志物在指导药物剂量选择、获益人群选择、替代终点应用和安全性风险控制等方面的作用。不仅在药物临床研发阶段探索和研究生物标志物，还应在药品上市后继续开展探索和研究，发挥其在药物全生命周期中的作用，精准治疗人群，控制患者安全性风险。

（4）国家药品监督管理局药品审评中心发布《抗肿瘤药首次人体试验扩展队列研究技术指导原则（试行）》

抗肿瘤药是全球创新药研发的热点。为满足肿瘤患者的临床用药迫切需求，适当加快抗肿瘤药临床试验进程，抗肿瘤药的临床试验设计类型和方法在不断创新。近年来，抗肿瘤药研发中有时会在传统首次人体（First in Human，FIH）试验之后（或当中）融合扩展队列研究，即"FIH 扩展队列研究"，对药物的抗肿瘤活性、安全性、药代动力学（PK）和患者群体等不同方面进行早期探索，旨在无缝衔接临床试验进程，以加快抗肿瘤创新药研发。为进一步规范抗肿瘤药首次人体试验扩展队列研究，国家药品监督管理局药品审评中心 2021 年 12 月 29 日发布的《抗肿瘤药首次人体试验扩展队列研究技术指导原则（试行）》（简称《抗肿瘤药指导原则》）指出，抗肿瘤药 FIH 扩展队列研究需考虑进行风险管理，同时为此类研究的设计和实施提供总体建议等。

《抗肿瘤药指导原则》包括引言、首次人体试验扩展队列研究的定义及风险／挑战、适用范围、FIH 扩展队列研究的目的及试验风险控制、统计学考虑、定量药理学方法的应用、研究方案和监管考虑等内容。该指导原则指出，由于 FIH 扩展队列研究设计可能增加受试者风险，因此应基于前期的获益风险评估、非临床研究数据和已有临床数据等，选择合理的研究人群。建议入组缺乏临床标准治疗或临床标准治疗失败的患者，或基于科学证据及前期数据，预期获益大于目前标准治疗的患者。《抗肿瘤药指导原则》强调为达到队列研究的目的，应根据现有的安全性等数据信息，科学设计各个队列研究的关键要素，包括入排标准、评价指标、监查计划和样本量合理性的统计学考量等。在试验风险控制上，《抗肿瘤药指导原则》指出要建立数据共享机制，利于各相关方及时获知并评估研究中新出现的安全性和有效性数据，有助于降低受试者参加 FIH 扩展队列研究的风险和保护受试者。FIH 扩展队列研究方案应包含临床试验方案的所有要素及所有必要信息，确保监管机构和其他相关方可以对受试者风险进行充分评估，同时确保每个队列研究的目的是明确且可实现的。

（5）国家药品监督管理局药品审评中心发布《晚期结直肠癌新药临床试验设计指导原则》

抗血管生成类靶向药物、抗表皮生长因子受体靶向药物、免疫检查点抑制剂等新药的使用，使得晚期结直肠癌患者的总生存期（Overall Survival，OS）不断延长，对临床试验设计和终点选择带来了挑战。研究者和申办方都希望通过合理的替代指标和创新的试验设计来支持新药注册，包括替代终点、中间临床终点和其他创新终点的试验设计。国家药品监督管理局药品审评中心 2021 年 12 月 29 日发布《晚期结直肠癌新药临床试验设计指导原则》（简称《晚期结直肠癌新药指导原则》），旨在阐述当前晚期结直肠癌临床试验终点的一般性设计与审评考虑，期望为抗肿瘤药物研发人员在晚期结直肠癌临床试验设计和终点选择方面提供参考，提高研发效率，使患者早日获益。

《晚期结直肠癌新药指导原则》适用于支持晚期结直肠癌适应证注册的临床试验设计及其终点选择。在探索性试验设计方面，《晚期结直肠癌新药指导原则》提出，早期临床试验在新药临床研发过程中起着十分重要的作用，通过对晚期结直肠癌肿瘤生物学特征和病理生理过程的深入研究，结合药物的作用机制及非临床研究结果，借鉴同类靶点药物的临床研发经验，选定适合的人群和最能体现新药作用特点的有效性研究终点进行探索性试验。一方面为后续关键试验的研究设计和终点选择提供重要依据；另一方面也能通过早期试验数据的有效性和安全性结果，决定加速临床试验或及时终止研发。在关键注册试验设计方面，《晚期结直肠癌新药指导原则》强调，在开展晚期结直肠癌的关键注册试验前，应全面评估前期临床试验数据的充分性，其核心为当前的有效性结果是否具备临床优势、支持关键注册试验或确证性试验。对于联合治疗，应具备联合增效或者减毒的确切依据。晚期结直肠癌的临床试验设计可根据有无疗效预测生物标志物分为富集人群试验和非富集人群试验。

（6）国家药品监督管理局药品审评中心发布《多发性骨髓瘤药物临床试验中应用微小残留病的技术指导原则》

多发性骨髓瘤（Multiple Myeloma，MM）是一种克隆浆细胞异常增殖的血液系统恶性疾病，多发于老年人，目前仍无法治愈。微小残留病（Minimal Residual Disease，MRD）通常在患者达到完全缓解的基础上进行检测，可在低于传统形态学检测多个数量级下检测恶性肿瘤是否持续存在。用 MRD 作为 MM 药物临床试验中的潜在替代终点以加速药物开发广受关注。为了更好地指导中国多发性骨髓瘤新药研发，尤其是关键性注册临床研究中，合理应用 MRD 检测方法，国家药品监督管理局药品审评中心 2021 年 11 月 19 日发布《多发性骨髓瘤药物临床试验中应用微小残留病的技术指导原则》（简称《多发性骨髓瘤药物指导原则》），为药物研发的申请人和研究者提供参考。

《多发性骨髓瘤药物指导原则》从 MRD 临界值、早期探索性临床研究中的应用和关键性注册临床研究中的应用等方面，阐明了 MM 新药研发中的微小残留病应用。该指导原则指出，早期探索性临床试验中获得的 MRD 相关数据可以为推荐剂量、目标人群的选择提供依据，也可用于分析 MRD 状态与临床终点之间的相关性。对于新药关键性注册临床研究，MRD 信息的收集和 MRD 状态的监测在人群的选择和富集、疗效判断和疾病监测的过程中有重要价值。需要注意的是，MRD 反应率作为疗效终点的监管考虑可能因产品的作用机制、治疗目的有所调整，申请人在开展关键性临床研究之前应与监管机构进行充分的沟通交流。无论采用何种检测方法，在关键性注册临床试验中应采用中心实验室的检测结果，对 MRD 状态进行确认或作为相关疗效指标的计算依据。

2. 炎症性疾病

国家药品监督管理局药品审评中心发布《复杂性腹腔感染抗菌药物临床试验技术指导原则》

为了鼓励抗菌药物的研发，进一步规范复杂性腹腔感染抗菌药物的临床研究和评价，国家药品监督管理局药品审评中心在《抗菌药物临床试验技术指导原则》基本要求的基础上，于 2021 年 2 月 9 日发布《复杂性腹腔感染抗菌药物临床试验技术指导原则》（简称《复杂性腹腔感染抗菌药物指导原则》）。

《复杂性腹腔感染抗菌药物指导原则》适用于在细菌感染所致的复杂性腹腔感染患者人群中开展的治疗用抗菌药物临床试验，包括由需氧革兰阴性菌、革兰阳性菌和厌氧菌所致的复杂性腹腔感染，也包括由上述病原菌导致的混合感染；全身给药（口服或静脉给药）的抗菌药物的临床试验，包括作为单药使用的抗菌药物，也包括与其他活性药物联合使用的抗菌药物。《复杂性腹腔感染抗菌药物指导原则》对复杂性腹腔感染抗菌药物临床试验的多项内容进行了详细描述，包括复杂性腹腔感染定义、目标病原菌、目标人群、有效性评估、安全性评估、药代动力学/药效学研究、药物敏感性折点、批准上市后的药物敏感性和耐药性研究等。指导原则对复杂性腹腔感染抗菌药物临床试验方案的多个方面提供精准的技术指导，涉及试验设计、试验人群、推荐下列入选标准和排除标准、临床微生物学评估、特殊人群、药代动力学／药效学评价、研究药物的剂量选择和剂型、对照药的选择、合并用药、有效性评估、安全性评估、试验访视及评价时间、统计学考虑、说明书等。《复杂性腹腔感染抗菌药物指导原则》提示，由于非复杂性腹腔感染以外科手术治疗为主，而复杂性腹腔感染则需要在手术前、中、后给予抗菌药物治疗，开展复杂性腹腔感染抗菌药物临床试验时，需要同时说明外科治疗情况。

3. 消化系统疾病

国家药品监督管理局药品审评中心发布《急性非静脉曲张性上消化道出血治疗药物临床试验技术指导原则》

为进一步规范和指导急性非静脉曲张性上消化道出血治疗药物临床试验，提供可参考的技术规范，国家药品监督管理局药品审评中心 2021 年 8 月 5 日发布《急性非静脉曲张性上消化道出血治疗药物临床试验技术指导原则》（简称《消化道出血治疗药物指导原则》），主要针对用于治疗胃或十二指肠溃疡等引起的上消化道出血，以及其他原因如急性胃粘膜病变等引起的急性非静脉曲张性上消化道出血。

《消化道出血治疗药物指导原则》包括总体考虑、临床药理学研究、探索性临床试验、确证性临床试验和安全性评价等内容。总体要考虑受试者、内镜评价标准、临床评价标准、评价时间点、方法学等因素。在探索性临床试验上，指导原则指出应基于前期药动／药效（PK/PD）评估结果设置多个剂量组，充分评价药物的量效关系，为后续给药方案的选择提供依据。在确证性临床试验上，指导原则从总体设计、受试者、给药剂量和治疗持续时间，以及主要和次要疗效指标方面提出了具体的要求。为确保受试者的安全性，《消化道出血治疗药物指导原则》强调不仅要考虑受试者的年龄、性别、疾病严重程度、Forrest 分级及给药前是否进行内镜止血治疗等，还需要考虑排除血流动力学不稳定者、内镜治疗失败需要手术者、伴有重要器官疾病者等严重情况。

4. 病毒感染性疾病

（1）国家药品监督管理局药品审评中心发布《抗 HIV 感染药物临床试验技术指导原则》

为进一步指导和规范抗 HIV 新药的临床试验，促进 HIV 创新药物的研发，国家药品监督管理局药品审评中心 2021 年 10 月 13 日发布《抗 HIV 感染药物临床试验技术指导原则》（简称《抗 HIV 感染药指导原则》），旨在为抗 HIV 感染新药临床试验的设计、实施和评价提供技术指导和参考。《抗 HIV 感染药指导原则》主要适用于国内外均未上市的抗 HIV 感染的药物，包括化学药物和治疗用生物制品，不适用于抗 HIV 感染的辅助治疗药物和预防用药。

《抗 HIV 感染药指导原则》介绍了抗 HIV 药物开发非临床药效学研究、早期临床研究、剂量探索研究、确证性研究、统计学注意事项及其他注意事项等内容。在早期临床研究方面，指导原则建议在健康成年人中进行首次人体试验，以避免由于药物接触而产生耐药性，并且尽量在上市前开展特殊人群如肝损伤和肾损伤患者的药代动力学研究。在 HIV 感染者中进行的早期药效学试验（首次概念验证试验）可以是单剂量或多剂量的试验，具体取决于该化合物的药理特性。耐药屏障较低的药物不适合进行单药治疗研究。在剂量探索研究方面，指导原则指出剂量探索试验的主要目的是进行与其他抗反转录病毒药物联合使用，探索完整治疗方案下的新药剂量选择和给药方案，获得不同给药方案的疗效和安全性特征，为疗效确证性研究治疗方案的选择提供支持。指导原则强调确证性研究的目的是通过设计良好的随机对照临床试验，确证新药的有效性和安全性，为上市注册提供充分证据。指导原则还对在 HIV 临床试验过程中统计学、复方制剂、耐药分析、儿童患者研究、合并感染乙型或丙型肝炎患者研究等方面进行了注意事项的提示。

（2）国家药品监督管理局药品审评中心发布《流行性感冒治疗和预防药物临床试验技术指导原则》

为指导流行性感冒治疗和预防药物科学研发和评价，提供可供参考的技术标准，国家药品监督管理局药品审评中心 2021 年 2 月 1 日发布《流行性感冒治疗和预防药物临床试验技术指导原则》（简称《流行性感冒治疗和预防药物指导原则》），针对甲型（A 型）和乙型（B 型）流感病毒所致疾病（包括季节性和大流行性流感，以及无并发症的单纯性流感和重症流感），协助药物研发者和临床研究者进行治疗和预防用抗病毒药物的临床研发，不适用于丙型（C 型）流感治疗和预防药物，以及流感疫苗或疫苗佐剂的临床研发。

《流行性感冒治疗和预防药物指导原则》从临床试验的总体设计、进入临床试验的条件、早期临床试验、探索性临床试验、确证性临床试验等多个方面进行意见指导及提出相关规范。指导原则指出，流感防治药物的临床试验一般是在自然发生的流感疾病传播情况下进行，以评价流感药物的疗效和安全性。需要注意的是，对治疗季节性流感有效的药物可能对大流行性流感无效或同样有效。因此，应通过从非临床研究产生的数据及疾病流行时所收集到的临床数据，探索药物对不同病毒株或病毒亚型的潜在反应差异（包括从人感染中分离出的禽类毒株）。由于流行性和大流行性流感均牵涉到公共卫生的问题，因此，疾病的多变性、有限的治疗选择和研发新药面临的挑战，以及研发新的给药途径都令人关注。申办方在制定新药的研发策略时，应考虑到在研发过程中如若出现公共卫生突发事件，如何为尽快满足临床治疗需求提供支持性信息。同时，指导原则建议在相应新药研发过程中提前制定转变为流行和大流行情况下进一步探索和证实药物疗效的方案。此外，因为感染人群的广泛多样性，患者的合并疾病可与流感疾病本身和治疗相互作用，所以在合适人群中进行充分盲态、严格对照的试验来产生可靠的安全性数据非常重要。指导原则强调，申请者应该提供临床试验的毒性分级方案。

5. 体重管理

国家药品监督管理局药品审评中心发布《体重控制药物临床试验技术指导原则》

近年来，中国超重和肥胖患者数量显著增加，对于超重和肥胖患者的体重控制成为迫切的临床需求。为鼓励和推动体重控制药物研发，规范临床研究设计和相关技术要求，国家药品监督管理局药品审评中心 2021 年 12 月 8 日发布《体重控制药物临床试验技术指导原则》（简称《体重控制药物指导原则》），主要适用于在中国研发的控制体重的创新药，且仅针对单纯性肥胖（原发性肥胖），着重对确证性临床试验设计的考虑要点提出建议，供企业和临床研究单位参考。

《体重控制药物指导原则》从超重和肥胖的判定标准和药物治疗指征、临床试验设计要点、安全性、特殊人群等多个方面进行了详细的描述。指导原则指出，体重指数（Body Mass Index，BMI）和腰围是判定超重和肥胖的常用指标，与欧美相比，中国人群在相对低的 BMI 和腰围时即有较高的代谢性、心血管等疾病风险，故国内对超重和肥胖的判定标准与国际不同。在确证性临床试验方面，调整生活方式（包括控制饮食和运动等）可以对体重有显著影响，故为了尽量消除上述因素对研究结果潜在的不平衡影响，《体重控制药物指导原则》提出应该采用随机、双盲和安慰剂对照的试验设计，以更客观地评价药物干预的疗效。在临床试验过程中，仍需对受试者进行健康生活方式（包括运动和饮食）的指导。超重和肥胖患者应接受对合并症（包括高血压、血脂异常和高血糖等药物）的标准化治疗，同时应考虑以上治疗对体重可能产生的影响。《体重控制药物指导原则》强调，超重和肥胖是慢性代谢性疾病，长期的药物干预需重点考察对肝、肾、心血管等系统的影响。近年来，相继撤市的多种减肥药物暴露出可导致成瘾性、依赖性、增加心血管安全性风险、增加自杀倾向和对患者身心健康的影响等，需对这些特征性潜在不良反应、安全性药理学及非临床研究的关键毒理学进行全面评估。

6. 其他疾病

（1）国家药品监督管理局药品审评中心发布《溶瘤病毒类药物临床试验设计指导原则（试行）》

在肿瘤治疗过程中，溶瘤病毒的多功能特性使其具有与其他药物联用增效的潜力，目前已进入临床试验阶段的治疗手段包括放疗、化疗、免疫检查点抑制剂等。尽管如此，溶瘤病毒类药物的研发仍存在许多对监管方面的挑战，包括但不限于临床试验设计方面的挑战。为指导和规范溶瘤病毒类药物临床试验设计，国家药品监督管理局药品审评中心 2021 年 2 月 9 日发布《溶瘤病毒类药物临床试验设计指导原则（试行）》（简称《溶瘤病毒类药物指导原则》），主要适用于治疗恶性肿瘤的溶瘤病毒类药物的单用或联用的临床试验设计，包括探索性临床试验及确证性临床试验。

《溶瘤病毒类药物指导原则》指出，类似其他抗肿瘤药物，溶瘤病毒的临床试验过程通常也分为：探索性临床试验及确证性临床试验。探索性临床试验是对药物的耐受性、安全性、免疫原性、药代动力学等进行初步研究，并对给药剂量、给药方案、瘤种有效性等进行初步探索，为后期试验方案的设计提供数据支持。确证性临床试验是在探索性临床试验基础上在某一或某几个特定瘤种进一步确证受试者临床获益和安全 / 耐受性，为获得上市许可提供足够证据。一般情况下确证性临床试验中采用随机对照设计，如果随机对照研究不可行，应说明理由并解释拟采用的试验设计的合理性。在产品立项阶段，《溶瘤病毒类药物指导原则》提出应考虑所选病毒株的合理性，充分调研亲本毒株的流行分布、生物学特性、宿主媒介、感染和致病机制等，包括毒株回复突变可能的生物安全危害和对环境的影响，以及是否适合临床应用。《溶瘤病毒类药物指导原则》强调，在考虑溶瘤病毒临床试验设计时，需要重点考虑受试人群，给药方案，药代动力学、免疫原性等其他探索性研究，疗效评价，安全性评价和随访等问题。

（2）国家药品监督管理局药品审评中心发布《注意缺陷多动障碍（ADHD）药物临床试验技术指导原则（试行）》

注意缺陷多动障碍（Attention Deficit Hyperactivity Disorder，ADHD）是一种常见的慢性神经发育障碍，起病于童年期，影响可延续至成年，其主要特征是与发育水平不相称的注意缺陷和（或）多动冲动。ADHD 属于儿童常见精神障碍，但目前临床可用于 ADHD 的药物十分有限。为鼓励和推动 ADHD 药物研发，规范临床研究设计，国家药品监督管理局药品审评中心 2021 年 9 月 13 日发布《注意缺陷多动障碍（ADHD）药物临床试验技术指导原则（试行）》（简称《注意缺陷多动障碍药物指导原则》），着重对确证性临床试验设计的考虑要点提出建议，供企业和临床研究单位参考。需要开展确证性临床试验的 ADHD 改良型新药，以及需要开展验证性临床试验的仿制药，也可以参考该指导原则中技术标准进行试验方案设计的考量或优化。

《注意缺陷多动障碍药物指导原则》涉及儿童 ADHD 患者为受试者的确证性试验设计考虑要点，包括受试者选择、试验设计、评估指标和特殊考虑等重要内容，对每项内容要求均进行了分项详述。《注意缺陷多动障碍药物指导原则》指出，在获得充分的健康成人药代动力学和耐受性研究结果之后，尽早进入儿童直接参与的研究阶段，在儿童 ADHD 患者中完成药代动力学研究和全面的剂量探索与疗效确证研究，安全性证据也应从儿童 ADHD 患者中直接获得。在 ADHD 药物的临床研究中，将症状改善纳入主要疗效终点分析的同时，功能改善的评估应作为关键次要终点进行观察，特别是在维持疗效研究中。

（3）国家药品监督管理局药品审评中心发布《治疗绝经后骨质疏松症创新药临床试验技术指导原则》

为了进一步规范和指导治疗绝经后骨质疏松症创新药的临床研发，提供可参考的技术要求，在《治疗绝经后妇女骨质疏松症药物临床试验的考虑要点》的基础上，国家药品监督管理局药品审评中心 2021 年 1 月 18 日发布《治疗绝经后骨质疏松症创新药临床试验技术指导原则》（简称《治疗绝经后骨质疏松症指导原则》），阐述了治疗绝经后骨质疏松症的创新药物在临床试验设计中的重点关注问题。

《治疗绝经后骨质疏松症指导原则》提出，用于治疗绝经后骨质疏松症的创新药物应根据其作用机制的特点，通过非临床安全性数据及药效学数据，初步明确其临床定位，为后续研究人群选择提供依据。同时需结合临床需求，考虑药物剂型、给药方式、给药频率等在拟定研究人群中的合理性。临床试验通常包括临床药理学研究、探索性临床试验及确证性临床试验。通过临床试验证实药物可显著降低新发骨折的风险，已成为目前全球监管机构评价绝经后骨质疏松症治疗药物有效性的共识。在安全性方面，《治疗绝经后骨质疏松症指导原则》强调，除在不同临床试验阶段尽量全面收集安全性信息外，还应根据药物作用机制及前期非临床暴露风险，并参考同类作用机制药物临床试验数据等相关信息，在临床试验阶段设置相应的安全性考察指标。如研发药物与境内、外已上市的治疗绝经后骨质疏松症药物的作用靶点、作用机制相同，计划采用如适应性设计等创新型临床试验设计方法时，申请人可与药品审评中心进行沟通交流。在确证性临床试验设计方面，《治疗绝经后骨质疏松症指导原则》要求，在开展绝经后骨质疏松症确证性试验前，应全面评估前期临床试验数据，为确证性临床试验人群的选择、试验药物的用法和用量，以及对照药的遴选等关键临床试验设计提供合理依据。确证性临床试验通常采用随机、双盲、安慰剂对照、平行分组的多中心优效设计，可根据研发情况增设临床认可的阳性药作对照组。建议在方案中对生活方式，以及钙、维生素 D 补充剂的摄入方法和摄入量等相关内容进行规范。

（三）产品／技术研发相关的临床研究政策与法规

本小节梳理了中国管理机构针对特定医药产品和技术制定的临床研究相关指导原则，主要涉及医疗器械、基因与细胞治疗产品、抗体药物、药理与病理学研究等方向和领域。

1. 医疗器械

国家药品监督管理局发布 5 项医疗器械临床评价技术指导原则

为加强医疗器械产品注册工作的监督和指导，进一步提高注册审查质量，国家药品监督管理局 2021 年 9 月 28 日发布 5 项医疗器械临床评价技术指导原则，分别为《医疗器械临床评价技术指导原则》《决策是否开展医疗器械临床试验技术指导原则》《医疗器械临床评价等同性论证技术指导原则》《医疗器械注册申报临床评价报告技术指导原则》《列入免于临床评价医疗器械目录产品对比说明技术指导原则》。5 项指导原则明确规定不适用于按医疗器械管理的体外诊断试剂，其中后 4 项指导原则明确规定适用范围为第二类、第三类医疗器械产品。

《医疗器械临床评价技术指导原则》分为3个部分：第一部分主要介绍临床评价和临床证据等相关概念，阐述临床试验、临床数据、临床评价及临床证据之间的关系；第二部分包括临床评价的基本原则、临床数据的识别、临床数据的评估和汇总、临床评价文件化；第三部分包括在何时需开展医疗器械临床试验以论证产品对相关安全和性能基本原则的符合性，以及医疗器械临床试验的一般原则等方面提供指导。医疗器械临床评价通用指导原则体系的一部分，与《医疗器械临床评价等同性论证技术指导原则》《决策是否开展医疗器械临床试验技术指导原则》《医疗器械临床试验设计指导原则》《接受医疗器械境外临床试验数据技术指导原则》《医疗器械注册申报临床评价报告技术指导原则》等文件相互引用。

《决策是否开展医疗器械临床试验技术指导原则》旨在为注册申请人和审查人员判断拟申请注册的产品是否需要开展临床试验提供技术指导，不涉及注册审批等行政事项，亦不作为法规强制执行，如有能够满足法规要求的其他方法，也可以采用，但应提供详细的研究资料和验证资料。该指导原则鼓励注册申请人采用最有效的方式获取证明符合医疗器械安全和性能基本原则所需的最少量信息，消除或减轻不必要的负担，可使患者能够及早并持续获得安全有效的医疗器械。该指导原则提出，临床试验的必要性应全面考虑医疗器械的适用范围、技术特征、生物学特性、风险程度、与现有医疗器械或现有诊疗方法的差异等方面，如果非临床研究的结果和（或）现有临床数据不足以证明产品对医疗器械安全和性能的基本原则的符合性，则可能需要开展临床试验。基于良好设计和规范实施的临床试验能够提供科学、可靠的医疗器械安全有效性数据。

《医疗器械临床评价等同性论证技术指导原则》旨在为注册申请人进行等同性论证及药品监督管理部门对等同性论证资料进行技术审评时提供技术指导。在医疗器械临床评价等同性论证的基本要求方面，该指导原则指出，需要评价申报产品与对比器械是否具有相同的适用范围、相同或相似的技术特征、生物学特性。在临床评价报告中等同性论证相关内容的编写方面，该指导原则建议注册申请人按照报告中附件所述的步骤并结合正文相应内容进行等同性论证，若已建立申报产品和对比产品的等同性，可使用等同器械的临床数据进行临床评价，并按照《医疗器械注册申报临床评价报告技术指导原则》要求完成临床评价报告中等同性论证相关内容的编写。

《医疗器械注册申报临床评价报告技术指导原则》主要针对上市前临床评价，阐明用于医疗器械注册申报的临床评价报告需包含的主要内容并细化相应要求，为注册人编写上市前临床评价报告及药品监督管理部门审评上市前临床评价报告提供技术指导。该指导原则指出，当通过临床试验生成申报产品的临床证据时，在中国境内开展临床试验的，需符合《医疗器械临床试验质量管理规范》的相应要求；在境外开展临床试验的，需符合《接受医疗器械境外临床试验数据技术指导原则》的相应要求。注册申请人需提交临床试验方案，临床试验方案的修改及修改理由，伦理委员会意见、知情同意书样稿、临床试验批件（如适用）、相关沟通交流记录（如适用），临床试验报告。此外，还需要提交临床试验的设计依据，包括临床试验背景、临床试验的具体目的、试验设计类型、主要 / 次要评价指标、对照（如适用）、样本量、随访时间等临床试验设计要素的选择和设定依据。

《列入免于临床评价医疗器械目录产品对比说明技术指导原则》适用于列入《免于临床评价医疗器械目录》的第二类、第三类医疗器械注册时的对比说明，不适用于按医疗器械管理的体外诊断试剂。对比说明指开展申报产品与《免于临床评价医疗器械目录》所述产品等同性论证的过程。

2. 基因和细胞治疗产品

（1）国家药品监督管理局药品审评中心发布《基因治疗产品长期随访临床研究技术指导原则（试行）》

基因治疗通过引起人体的永久或长期的变化达到治疗效果，这些变化在体内长期存在，可能增加不可预测的风险如迟发性不良反应等。为了评估和降低迟发性不良反应等风险，并了解治疗效果随时间延长的变化，有必要对接受基因治疗临床试验的受试者开展长期随访。国家药品监督管理局药品审评中心 2021 年 12 月 3 日发布《基因治疗产品长期随访临床研究技术指导原则（试行）》（简称《基因治疗产品长期随访指导原则》），旨在为基因治疗产品开展长期随访临床研究提供技术指导，确保及时收集迟发性不良反应的信号，识别并降低这类风险，同时获取这类产品长期安全性和有效性的信息。

《基因治疗产品长期随访指导原则》重点讨论了基因治疗产品长期随访临床研究设计需要考虑的内容，包括长期随访的观察目的、长期随访观察的考虑要素、长期随访的设计实施、不同基因治疗产品的特殊考虑等。指导原则指出，在评估基因治疗产品的风险因素时，申请人应考虑基因治疗产品的特性，同时参考该产品的非临床和临床数据及类似产品的已知数据。对于新型基因治疗产品，可参考数据有限，申请人应尽可能在非临床研究中获得用于评估迟发性不良反应风险的数据。申办方应于研发期间定期在安全性更新报告中总结上一个报告期内长期随访的研究结果，并按照相关法规要求及时报告临床试验期间出现的不良事件。在上市后长期监测计划方面，指导原则建议申办方在递交新药上市申请（NDA）之前与药品审评部门沟通是否需要开展基因治疗产品的上市后长期随访临床研究，以持续评估产品的安全性和有效性。如需要开展，建议在 NDA 申报时提供上市后研究或临床试验的方案，包括研究目的、研究人群、观察内容和持续时间等。此外，上市后风险管理计划有助于评估和控制基因治疗产品的安全性风险，建议申办方在 NDA 审评过程中与药品审评部门沟通上市后风险管理计划的具体内容。

（2）国家药品监督管理局药品审评中心发布《免疫细胞治疗产品临床试验技术指导原则（试行）》

免疫细胞治疗是利用患者自身或供者来源的免疫细胞，经过体外培养扩增、活化或基因修饰、基因编辑等操作，再回输到患者体内，激发或增强机体的免疫功能，从而达到控制疾病的治疗方法，包括过继性细胞治疗、治疗性疫苗等。国家药品监督管理局药品审评中心 2021 年 2 月 10 日发布《免疫细胞治疗产品临床试验技术指导原则（试行）》（简称《免疫细胞治疗产品指导原则》），旨在为免疫细胞治疗产品开展临床试验的总体规划、试验方案设计、试验实施和数据分析等方面提供必要的技术指导，以最大限度地保障受试者参加临床试验的安全和合法权益，并规范对免疫细胞治疗产品的安全性和有效性的评价方法。

免疫细胞治疗产品的作用方式与其他类型药品有明显差异，因此，设计临床试验时需考虑这类产品的特点，并结合既往临床经验和国内外临床研究进展，及时完善试验设计和风险控制方案。《免疫细胞治疗产品指导原则》重点讨论了免疫细胞治疗产品的临床试验设计原则，包括一般考虑、探索性临床试验、确证性临床试验和临床试验后研究等内容。该指导原则指出，在免疫细胞治疗产品的早期临床试验中，可依据作用机制、临床前研究数据及既往人体研究和应用经验等估计潜在获益和风险，临床前研究选择的动物模型应可以向人体进行可借鉴的、可预测的外推。与其他药物一样，免疫细胞治疗产品的确证性研究（或关键研究）的目的是确认探索性研究中初步提示的疗效和安全性，为注册提供关键的获益/风险评估证据。确证性研究的目标人群、主要和次要终点的选择、研究持续时间、样本量估计和统计学设计等应符合具体治疗领域的一般指南要求。

3. 治疗性蛋白药

国家药品监督管理局药品审评中心发布《治疗性蛋白药物临床药代动力学研究技术指导原则》

治疗性蛋白药物是一类以分子量不同的多肽到蛋白质为基本构成的生物制品。由于治疗性蛋白药物的特性，与传统小分子相比，在药代动力学研究设计时应予特别考虑。国家药品监督管理局药品审评中心 2021 年 2 月 7 日发布《治疗性蛋白药物临床药代动力学研究技术指导原则》（简称《治疗性蛋白药物指导原则》），旨在关注治疗性蛋白药物与传统小分子药物之间药代动力学特征的差异，阐明治疗性蛋白药物临床药代动力学评估时需考虑的要点，对治疗性蛋白药物药代动力学的研究方案提出建议，主要适用于治疗性蛋白药物的临床研发。

《治疗性蛋白药物指导原则》包括治疗性蛋白药物临床药代动力学研究内容和生物分析等内容。在研究内容方面，指导原则介绍了治疗性蛋白药物在临床药代动力学研究过程中需要考虑的关键问题，涉及药代动力学特征、特殊人群、药动 / 药效（PK/PD）模型关系、相互作用研究等因素。该指导原则强调，治疗性蛋白药物的药代动力学研究应贯穿临床试验的各阶段，逐步收集数据以充分描述产生药物效应（药效及临床安全性事件相关）的物质基础的特征。在生物分析方面，指导原则提出分析方法除需具备在复杂生物基质中检出和监测（追踪）被分析物（母体药物和 / 或代谢物）的能力外，同时还应满足特异性、灵敏度、准确度和精密度及适当的定量范围等要求。选择分析方法的一个重要指标是能够区分外源性给予蛋白及其内源性产生的对应物。

《治疗性蛋白药物指导原则》是国内首部针对治疗性蛋白药物临床药代动力学研究技术指导原则，弥补了中国对治疗性蛋白药物临床试验在法规层面和技术层面的空白。

4. 生物类似药

国家药品监督管理局药品审评中心发布 3 项生物类似药临床试验指导原则

为鼓励生物类似药临床研发，进一步规范和指导生物类似药的临床试验设计，提供可参照的技术规范，国家药品监督管理局药品审评中心 2021 年 2 月 4 日发布《注射用奥马珠单抗生物类似药临床试验指导原则（试行）》（简称《注射用奥马珠单抗指导原则》），并于 2021 年 4 月 22 日发布《托珠单抗注射液生物类似药临床试验指导原则》（简称《托珠单抗指导原则》）和《帕妥珠单抗注射液生物类似药临床试验指导原则》（简称《帕妥珠单抗指导原则》），分别对注射用奥马珠单抗、托珠单抗和帕妥珠单抗等生物类似药的临床试验研究设计要点进行探讨，以期为生物类似药的研发相关人员提供参考。

注射用奥马珠单抗是一种重组的人源化抗 IgE 单克隆抗体，是全球首个批准治疗 IgE 介导的中至重度过敏性哮喘的靶向生物制剂。注射用奥马珠单抗的活性成分专利分别于 2016 年和 2018 年在中国和美国到期，已有多家企业申请按照生物类似药路径进行研发。《注射用奥马珠单抗指导原则》提出，注射用奥马珠单抗生物类似药应依据逐步递进的原则，分阶段进行药学、非临床、临床比对研究，通过前期药学和非临床的全面比对试验证明候选药与参照药相似，在此基础上方可按照生物类似药的路径开展药代动力学比对试验和临床安全有效性比对试验。原则上，临床有效性比对试验需要进行一项与参照药"头对头"比较的临床等效性研究，临床有效性比对试验可以采用以哮喘急性发作为主要终点指标的临床等效性研究，同时以血清游离 IgE 为药效学指标检测体内药效学过程的等效性。

托珠单抗注射液由罗氏公司生产，采用哺乳动物细胞表达的人源化抗人白介素 6 受体单克隆抗体制剂。目前，托珠单抗在中国获批的适应证包括成人类风湿关节炎和全身型幼年特发性关节炎。托珠单抗注射液原研产品分子保护的专利已到期，国内外众多制药企业纷纷加入其生物类似药的研发过程中。《托珠单抗指导原则》指出，原则上，药代动力学比对试验需要进行 1 项健康受试者单次给药药代动力学比对研究，验证候选药与参照药 PK 特征的相似性。临床比对研究建议选择原研进口获批成人类风湿关节炎适应证人群，与参照药进行 1 项"头对头"比较的临床等效性研究以支持其按生物类似药注册上市。在临床试验设计考虑要点方面，主要包括健康受试者药代动力学比对研究和患者临床有效性比对研究，涉及试验设计、研究人群、给药方案 / 剂量、研究终点、等效性界值和样本量等内容。《托珠单抗指导原则》针对上述内容提出了标准操作建议。

帕妥珠单抗是由罗氏公司原研的一种重组人源化单克隆抗体，含人 IgG1 亚型框架，靶向人表皮生长因子受体 2 蛋白的细胞外二聚化结构域（子域 II），从而阻断 HER2 与 HER2 之间及 HER2 与其他 HER 家族成员之间的配体之间的二聚化作用，阻断细胞周期并诱导凋亡。帕妥珠单抗在欧盟的专利将于 2023 年 5 月到期，美国专利将于 2024 年 6 月到期。目前已有多家国内外制药企业加入其生物类似药的研发中，尚无生物类似药上市。《帕妥珠单抗指导原则》对帕妥珠单抗注射液生物类似药的临床试验设计、终点选择和等效性界值提出建议。指导原则指出，生物类似药研发总体思路是以比对试验证明其与参照药的相似性为基础，支持其安全、有效和质量可控。基于前期药学和药理毒理比对试验结果，开展帕妥珠单抗生物类似药的临床研发，药学和药理毒理试验证明候选药与参照药相似，申请人继续按照生物类似药的路径开展药代动力学比对试验和临床安全有效性比对试验。在临床试验设计要点方面，研究设计应当以证明候选药与参照药的相似性为目的，进行科学合理的研究设计。当前帕妥珠单抗生物类似药的临床研发多为一项药代动力学比对研究和一项临床安全有效性比对研究，临床试验用参照药应符合《关于生物类似药临床研究用原研参照药进口有关事宜的公告》（2019 年第 44 号）。鼓励企业在研发过程中尽早就生物类似药产品的开发策略和研究设计与药品监管部门开展沟通交流，以在关键性问题上达成共识，提高研发效率。

5. 化学药

（1）国家药品监督管理局药品审评中心发布《创新药（化学药）临床试验期间药学变更技术指导原则（试行）》

考虑到创新药药学研究的阶段性、药学变更的多样性和复杂性，国家药品监督管理局药品审评中心 2021 年 3 月 12 日发布《创新药（化学药）临床试验期间药学变更技术指导原则（试行）》（简称《创新药药学变更指导原则》），主要阐述了创新药药学变更评估和研究的一般原则，仅对部分常见的重大变更和一般变更进行了举例，并简述了该类变更下的研究思路和研究内容。

《创新药药学变更指导原则》指出，由于创新药不同研究阶段的药学研究目标不同，决定了研究进程中必然伴随着大量药学变更。药学变更可能会在临床样品中引入质量风险，进而可能对受试者安全性和（或）临床试验结果的科学性造成影响，故需全面审慎地评估变更引入的质量风险并开展相关研究，以支持这些变更应用于临床样品的制备。指导原则强调，创新药临床试验期间发生药学变更时，申请人应当遵循风险评估原则，结合变更拟发生的临床研究阶段、受试人群、品种特点、对药物已有认知及针对变更的初步研究等，科学地评估变更可能产生的影响。对于原料药变更，需结合其对相应制剂质量的影响开展评估和研究，重点从变更对于原料药关键理化特性和杂质行为等的影响展开。对于制剂变更，需重点从变更对于药物的制剂性能、安全性相关指标的影响来展开评估和研究。

（2）国家药品监督管理局药品审评发布《化学药创新药临床单次和多次给药剂量递增药代动力学研究技术指导原则》

临床单次和多次给药剂量递增药代动力学研究是创新药早期临床研究的重要内容，为支持药物临床安全有效剂量探索、确定给药方案等提供重要依据。为满足当前创新药研发的需要，国家药品监督管理局药品审评中心 2021 年 12 月 29 日发布《化学药创新药临床单次和多次给药剂量递增药代动力学研究技术指导原则》（简称《化学药创新药药代动力学指导原则》），旨在对化学药创新药临床研发起始阶段的以经典药代动力学方法开展的单次和多次给药剂量递增药代动力学研究给出建议。

《化学药创新药药代动力学指导原则》阐明了单次给药剂量递增、多次给药剂量递增药代动力学研究及药物代谢产物药代动力学的总体考虑原则。在研究设计方面，该指导原则指出，单次和多次给药剂量递增药代动力学研究设计应能实现信息获取的最优化，尽量减少将受试者暴露于无意义的研究剂量下，同时还应基于受试者安全保护考虑优化研究设计，避免不必要的风险暴露。研究设计应基于已有非临床和同类药物的安全性、有效性信息等，重点考虑以下内容：受试人群；给药途径；起始剂量、最大剂量/暴露量、剂量递增方式；最长给药持续时间、给药速度/频率；同一个剂量组中受试者给药间隔时间；风险控制计划；进入下一个剂量组或下一项研究前需要评估的内容；每个剂量组的样本量；多次给药的蓄积情况；采样设计；安全性和（或）药效作用的评估指标、评估方法和评估频率等。

6. 其他

（1）国家药品监督管理局药品审评中心发布《药物相互作用研究技术指导原则（试行）》

在临床应用中患者经常会同时使用多种药物，这些药物可能会产生药物相互作用，有可能导致严重不良反应或改变治疗效果。因此，有必要对药物相互作用发生的可能性、严重性及其影响程度进行科学评估，依据评估结果调整给药方案，并在说明书中对临床用药给出建议。国家药品监督管理局药品审评中心 2021 年 1 月 26 日发布《药物相互作用研究技术指导原则（试行）》，主要为基于药代动力学的药物相互作用研究提供一般研究方法、常见评价指标和研究结果解读的通用指导。

药物相互作用整体研究一般包括体外试验和临床试验 2 个部分。《药物相互作用研究技术指导原则（试行）》指出，体外试验可用于评估药物药代动力学相互作用的可能机制及影响程度，也有助于构建模型对潜在的药物相互作用进行预测，以支持药物相互作用临床研究设计及整体研究策略的制定。药物相互作用临床试验是为了确认体内是否会发生药物相互作用及其严重程度。如果在研药物的开发旨在与其他药物合用（如复方制剂、联合用药等），原则上应开展拟合用药物的药物相互作用研究。指导原则强调，在研药物说明书应当总结安全有效用药所需的关键药物相互作用信息，包括来源于前瞻性药物相互作用临床研究（如独立的药物相互作用研究、嵌套型药物相互作用研究）的数据及结果、群体药代动力学分析、生理药物动力学（Physiologically-Based Pharmacokinetics，PBPK）分析、上市后报告或者根据其他信息推断的数据。对药物相互作用的描述也应包括对作用机制（在已知的情况下）进行简要讨论。禁忌证或警告与注意事项部分所描述的药物相互作用必须在药物相互作用项下进行更详细的讨论。

（2）国家药品监督管理局药品审评中心发布《儿童用化学药品改良型新药临床试验技术指导原则（试行）》

在已知活性成分药品基础上优化出具有明显儿童临床优势的改良型新药是拓展儿童应用的常见选择。国家药品监督管理局药品审评中心 2021 年 9 月 13 日发布《儿童用化学药品改良型新药临床试验技术指导原则（试行）》（简称《儿童用化学药品改良型新药指导原则》），主要阐述了儿童用化学药品目前常见的改良情形、相应的临床研究设计考虑，并提出需关注的问题。

《儿童用化学药品改良型新药指导原则》对开发、扩展儿童应用和改良儿童制剂等儿童用化学药品目前常见的改良情形进行了阐述，并列举了多个案例以说明各种改良情形。在临床研究设计考虑方面，指导原则提出，对于儿童用改良型新药，在临床研究设计中，尽可能利用已有研究证据，减少在儿童中开展不必要的重复研究，不应在儿童中开展明显缺乏治疗获益或安全性风险难以预期的临床研究，不提倡在儿童中进行研究目的不明确的剂量探索研究，鼓励在改良型新药开发中合理应用临床药理学 / 定量药理学研究方法。指导原则对儿童用化学药品改良型新药临床试验需关注的问题进行了讨论，包括改良制剂的临床优势评价、多目标同时优化制剂特征、新复方的开发、特殊或复杂剂型的考虑、鼓励沟通交流等。

《儿童用化学药品改良型新药指导原则》是在《化学药品改良型新药临床试验技术指导原则》基础上，针对儿童用改良型新药的临床研究提出建议。增加儿童用规格等的补充申请，也可参考该指导原则中的建议。

（3）国家药品监督管理局药品审评中心发布《低分子量肝素类仿制药免疫原性研究指导原则（试行）》

低分子量肝素是以符合药典标准的肝素（主要为猪肠黏膜来源）为原料，采用不同的解聚方法制得的，未被完全定性的一系列复杂的寡糖混合物。低分子量肝素是临床上重要的抗凝药物，它主要通过抑制凝血因子 FXa 发挥预防和治疗血栓的作用。临床使用中，肝素和低分子量肝素均存在发生肝素诱导的血小板减少症的风险。为规范低分子量肝素类产品的研究和开发，促进化学仿制药品注射剂的研究和评价工作，国家药品监督管理局药品审评中心 2021 年 8 月 6 日发布《低分子量肝素类仿制药免疫原性研究指导原则（试行）》，旨在为低分子量肝素仿制产品的开发研究，以及可能影响该类产品免疫原性的上市后变更研究提供技术参考，促进现阶段仿制产品研究和评价工作的开展。

《低分子量肝素类仿制药免疫原性研究指导原则（试行）》，重点讨论低分子量肝素免疫原性评估需要考虑的主要内容，并推荐一些研究方法。在临床试验方面，该指导原则强调，如果经评估，认定仿制品的性质、所含杂质和赋形剂的性质与参比制剂相似，并且开展了适当的非临床免疫原性探索性研究，也未发现免疫原性风险，可在人体药效学研究中观察免疫原性相关风险，如无进一步风险提示，可不再开展单独的安全性 / 免疫原性临床研究。否则，应在上市前提供患者免疫原性比较研究的数据。

（4）国家药品监督管理局药品审评中心发布《已上市化学药品和生物制品临床变更技术指导原则》

国家药品监督管理局药品审评中心 2021 年 2 月 10 日发布《已上市化学药品和生物制品临床变更技术指导原则》，明确了药品在中国获准上市后的临床变更事项，并基于变更大小及其对药品临床安全有效使用可能产生的影响及风险程度进行了分类，细化了不同分类对应的申报程序及技术要求等，旨在为药品上市许可持有人开展药品上市后临床变更研究，药品监督管理部门进行变更分类管理等提供有益的技术指导和参考。

《已上市化学药品和生物制品临床变更技术指导原则》指出，对于已上市药品的临床变更，药品上市许可持有人应根据变更的事项确定变更分类，并按相应程序进行申报、备案或年度报告，申请时应在申请表中明确变更分类和主要变更事项。在临床变更技术要求方面，指导原则强调，药品上市许可持有人在申请药品上市后临床变更前，应首先评估变更对药品安全性、有效性、临床安全有效使用等各方面的潜在影响。对于存在潜在影响的，应针对性开展相关研究，在获得研究数据并经评估认为可支持相关变更的前提下，提出申请并递交支持性技术资料。对于存在潜在影响但系参照国家药品监督管理局公告或批准信息进行变更的，可直接备案，并递交相关支持性资料。对于不存在影响的，可进行年度报告，并递交相关支持性资料。

（5）国家药品监督管理局药品审评中心发布《创新药临床药理学研究技术指导原则》

随着国内创新药研发的日益增多，为引导新药研发企业充分理解创新药临床药理学研究内容，进一步指导创新药临床药理学研究和评价，国家药品监督管理局药品审评中心 2021 年 12 月 20 日发布《创新药临床药理学研究技术指导原则》，旨在为创新药研发过程中临床药理学研究的研究内容、研究时机、总体设计等关键问题提出建议。

《创新药临床药理学研究技术指导原则》主要围绕创新药上市前临床药理学研究相关问题进行阐述，包含化学药创新药和生物制品创新药，其中细胞治疗产品、基因治疗产品等可视情况参考。指导原则强调，创新药临床药理学研究应基于药物特性、适应证特点、临床需求等综合评估需开展的研究内容，如可能影响药物人体 PK 特征的内在因素方面，除了儿科人群和肝 / 肾功能不全患者研究之外，还需考虑开展老年人、妊娠、哺乳期、其他器官功能不全等人群研究，有时需考虑开展遗传药理学研究。指导原则提出，临床药理学研究结果作为指导临床用药的科学依据时，通常需结合暴露 - 效应关系分析进行综合判断，如是否需根据食物影响研究结果进而设定服药和进餐的关系，不仅与食物对药物体内暴露影响的程度有关，更重要的是需结合暴露 - 效应关系分析判断该程度的影响是否具有临床意义，即是否对临床用药安全有效性产生影响。指导原则建议汇总临床研发阶段各项研究中收集的 PK 数据，综合分析影响药物 PK 特征的内在因素和外在因素，包括但不限于年龄、性别、体重、种族、药物相互作用等。

（6）国家药品监督管理局食品药品审核查验中心发布《药品注册核查要点与判定原则（药理毒理学研究）（试行）》

为保证药品注册核查质量，统一核查范围和判定标准，国家药品监督管理局食品药品审核查验中心 2021 年 12 月 20 日发布《药品注册核查要点与判定原则（药理毒理学研究）（试行）》，适用于由国家药品监督管理局药品审评中心启动、由国家药品监督管理局食品药品审核查验中心组织实施的药品注册研制现场核查中的药理毒理学研究现场核查。

《药品注册核查要点与判定原则（药理毒理学研究）（试行）》阐明了药理毒理学研究现场核查的目的，主要是通过对药理毒理学研究的原始资料进行数据可靠性的核实和 / 或实地确证，检查药理毒理学研究的合规性，核实相关申报资料的真实性、一致性。药理毒理学研究现场核查内容包括药理毒理学的研究条件、方案执行情况、数据记录和结果报告等方面。基于注册需要和风险原则，可仅对部分药理毒理学试验项目的部分内容进行核查。指导原则指出，对研究过程中原始记录和数据进行核实、实地确认，经核查确认发现以下情形之一的，核查认定为"不通过"：①编造或者无合理解释地修改实验系统信息及试验数据、试验记录、受试物和对照品信息；②使用虚假受试物、对照品；③隐瞒试验数据，无合理解释地弃用试验数据或以其他方式违反试验方案选择性使用试验数据；④故意损毁、隐匿试验数据或者数据存储介质；⑤关键研究活动、数据无法溯源；⑥申报资料与原始记录不一致且影响结果评价；⑦其他严重数据可靠性问题；⑧拒绝、不配合核查，导致无法继续进行现场核查；⑨法律法规规定的其他不应当通过的情形。

（四）新冠肺炎相关的政策文件

国家药品监督管理局药品审评中心发布 3 项抗新冠病毒药物技术指导原则

为指导新冠肺炎药物研发，国家药品监督管理局药品审评中心 2021 年 12 月 7 日发布《抗新冠病毒化学药物非临床药效学研究与评价技术指导原则（试行）》《抗新冠病毒肺炎炎症药物非临床药效学研究与评价技术指导原则（试行）》《新型冠状病毒中和抗体类药物非临床研究技术指导原则（试行）》等 3 项技术指导原则。

《抗新冠病毒化学药物非临床药效学研究与评价技术指导原则（试行）》适用于拟通过直接抗病毒作用治疗新冠病毒感染的化学药物。该指导原则指出，理想的候选药物应为作用机制和靶点明确，在体外试验中具有显著的抑制病毒复制的能力，并能在感染动物模型上验证其抗病毒作用。该指导原则建议采用动物感染模型评价药物的体内抗病毒活性，对病毒株、受试物的要求与体外抗病毒试验相同。体外、体内抗病毒试验应设置合适的对照，如空白对照、溶媒对照和阳性药物或其他抗病毒药物对照，用于验证试验系统的可靠性，以预测药物的临床治疗价值。

《抗新冠病毒肺炎炎症药物非临床药效学研究与评价技术指导原则（试行）》适用于具有抗炎作用、机制明确、拟用于治疗新冠肺炎炎症的化学药品或生物制品。该指导原则指出，抗炎症药物的非临床有效性评价要点包括：作用机制清晰，理论和临床靶点依据充分；能有效抑制与新冠肺炎相关的高炎症应答；可明显改善高炎症应答引起的肺部病理损伤。该指导原则表示，新冠肺炎是一种多因素、多步骤、连续反应导致的复杂、渐进性炎症，临床上对其发病机制和病理病程的研究和认知在不断深入。不同抗炎症药物的作用靶点也不同。研究者应根据抗炎症药物的作用机制和特点，选择与临床相关的体外体内模型和评价指标开展非临床药效学研究，以支持药物进入临床试验。

《新型冠状病毒中和抗体类药物非临床研究技术指导原则（试行）》适用于新冠病毒中和抗体类药物。该指导原则指出，在新冠中和抗体的非临床研究中，应阐明并验证中和抗体的设计理念，表征其可能的作用机制。目前尚不清楚抗体可结晶段（Fc 段）介导的功能效应在预防和治疗 COVID-19 中的作用及抗体依赖增强（Antibody Dependent Enhancement，ADE）风险。因此，指导原则强调应评估新冠中和抗体潜在的 ADE 风险。在中和抗体的非临床安全性方面，该指导原则建议，可考虑在一种合适的动物种属中进行短期安全性试验，同时结合组织交叉反应等试验来综合评估。在疾病动物模型的药效学试验中纳入安全性评价指标，对评估安全性也有一定的参考价值。

第三章 2021 年中国临床医学研究重要成果选编

　　近年来，中国持续加强常见多发病防控、医药技术与产品研发等方面的科技攻关，不断完善临床医学研究机构建设，提升临床研究规模与质量，提高中国临床医学研究能力，临床医学研究成果不断涌现。为了解中国临床医学研究进展，本章选编了 2021 年中国临床医学研究的部分代表性进展和成果，从重要科学发现、新技术新方法、临床转化与产品、临床标准规范与推广、学术奖励等 5 个方面进行介绍。

　　入选成果至少满足下列 1 条遴选标准：

　　①发表在 *New England Journal of Medicine*（*NEJM*）、*The Lancet*、*Journal of the American Medical Association*（*JAMA*）、*British Medical Journal*（*BMJ*）等综合医学期刊及其系列期刊，*Nature*、*Cell*、*Science* 及其系列期刊，以及医学、生物学或疾病专科等学科领域 1 区（参考期刊引证报告 JCR 分区）期刊的临床医学研究论文。

　　②具有重要国际/国内影响力，或者具有较高临床应用价值和潜力的发明专利、候选药物分子、医疗技术、医疗器械等。

　　③促进和推动创新药（1 类新药）和首仿药（3.1 类新药）上市的相关研究。

　　④改写或被收入国际临床指南、国际疾病诊疗规范的研究。

　　⑤技术创新性突出，推动行业科学技术进步，获得国家科学技术进步奖。

　　⑥其他具有重要临床价值的新发现、新技术、新产品；能够改变临床诊疗模式或大幅提高诊疗效率的管理方法等。

　　编写组通过 Web of Science、PubMed 等数据库检索、医药卫生领域权威媒体报道、第三方机构评述、医疗机构推荐等方式进行成果初筛，经专家组评定，遴选了 78 项代表性进展与成果，并与研究单位进行了核定。由于时间和水平有限，部分临床医学研究的代表性进展可能会有所遗漏，敬请谅解。

一、重要科学发现

2021 年，中国临床医学研究面向疾病防控需求，以医药机构为主体，以协同网络为支撑，不断推进从病因、发病机制到临床治疗的全链条创新突破，在肿瘤、心血管疾病、神经系统疾病、代谢系统疾病等领域取得多项重要科学发现，提出了一系列疾病发生与转归新理论，验证了一批疾病特异性分子通路和生物标志物，为提升医学技术和临床诊治水平做出了重要贡献。

1. 中国老年高血压患者降压靶目标研究取得突破

高血压是全球心血管疾病死亡的常见危险因素。随着人口老龄化，确定老年高血压患者收缩压的治疗目标已成为研究热点。

中国医学科学院阜外医院研究团队牵头开展的中国老年高血压患者降压靶目标干预策略研究（Strategy of Blood Pressure Intervention In the Elderly Hypertensive Patients，STEP），首次证实在中国老年高血压人群中，强化降压（收缩压靶目标 110 ～ 130 mmHg）与标准降压（收缩压靶目标 130 ～ 150 mmHg）相比，可明显降低患者心脑血管风险（约 26%）。同时，还发现家庭血压监测在长期血压管理中的重要意义——相较于诊室血压，家庭血压监测能更加准确地反映血压的长期波动。相关研究成果于 2021 年 9 月发表在 *New England Journal of Medicine*[1]，该杂志同期配发述评文章[2]。

2. 研究证实脑血管病精准医疗方案（CHANCE-2）可进一步降低卒中复发风险

脑血管病是全球第二致死和第一致残的重大慢性病，中国每年新发急性高危非致残性缺血性脑血管病（High-Risk Non-Disabling Ischemic Cerebrovascular Events，HR-NICE）患者约 300 万，其高复发特点是导致死亡和残疾的关键因素。

首都医科大学附属北京天坛医院于 2013 年提出了阿司匹林叠加氯吡格雷的短程双通道双效应联合治疗方案（CHANCE 方案），突破了非致残性脑血管病领域无法使用联合抗血小板治疗来降低复发的局限性。在 CHANCE 研究基础上，研究人员

---

① ZHANG W，ZHANG S，DENG Y，et al. Trial of intensive blood-pressure control in older patients with hypertension[J]. New England journal of medicine，2021，385（14）：1268-1279.

② NELSON M R. Moving the goalposts for blood pressure-time to act[J]. New England journal of medicine，2021，385（14）：1328-1329.

继续探索，系统开展了 HR-NICE 患者抗血小板联合治疗药物基因组学研究，发现关键基因 ABCB1、CYP2C19 和 F2R 均显著影响 CHANCE 方案疗效。此外，针对 CYP2C19 基因功能缺失这一临床问题，研究人员提出"绕行基因"的替代治疗方案（CHANCE-2 方案），并证实了对于携带 CYP2C19 功能缺失等位基因的 HR-NICE 患者，替格瑞洛联合阿司匹林双抗治疗较氯吡格雷联合阿司匹林双抗治疗，可相对降低 23% 的 90 天卒中复发风险。相关研究成果于 2021 年 10 月发表在 *New England Journal of Medicine*[①]。

3. 开展大样本队列研究系统评估新冠肺炎的长期健康影响

新冠肺炎的持续传播仍然是国际关注的突发公共卫生事件，导致全球巨大的疾病负担。大多数患者在康复以后的随访期间身体和功能恢复良好，然而一些患者的后遗症症状、肺弥散障碍和影像学异常仍持续较长时间，尤其是住院期间病情危重的患者。

首都医科大学、中国医学科学院、中日友好医院和武汉市金银潭医院的研究人员进行了迄今为止样本量最大的关于出院新冠患者 1 年随访的纵向队列研究。研究招募了 1276 名武汉市金银潭医院出院的新冠肺炎患者，患者的中位年龄为 59 岁，男性占比 53%（681 名）。结果显示：①至少存在一种后遗症症状的人群比例从 6 个月时的 68%（831/1227）下降到 12 个月时的 49%（620/1272）。其中，疲劳或肌肉无力是 2 次随访时最常报告的症状，但该比例从 6 个月时的 52%（636/1230）降至 12 个月时的 20%（255/1272）。②在整个队列和所有 3 个亚组中，疲劳或肌无力、睡眠障碍、脱发、嗅觉味觉障碍等症状随着时间的推移明显缓解。与非新冠肺炎患者相比，新冠肺炎康复者在 1 年时仍有更多的行动问题，如疼痛不适、焦虑抑郁，部分新冠肺炎康复者未能完全恢复至健康状态。③与男性相比，女性康复者无论是出院后半年还是一年都更容易出现焦虑抑郁、疲劳或肌肉无力及肺弥散功能障碍。例如，疲劳或肌肉无力的女性比例是男性的 1.43 倍，焦虑或抑郁的比例是男性的 2 倍，弥散障碍的比例是男性的 2.97 倍。

该研究是国际上第一项关于新冠肺炎康复者的多阶段随访研究，随访时间长、样本量大、评估项目齐全，采用国际公认的问卷和评估策略，对全球新冠肺炎随

① WANG Y J，MENG X，WANG A X，et al. Ticagrelor versus clopidogrel in CYP2C19 loss-of-function carriers with stroke or TIA[J]. New England journal of medicine，2021，385（27）：2520–2530.

访研究起到了示范作用，并被 WHO 引用来定义新冠肺炎急性期过后的健康状况，即 "post COVID-19 condition"。相关研究成果于 2021 年 1 月及 8 月发表在 *The Lancet*[1][2]。

4. 首次揭示散发性孤立性胸主动脉瘤基因突变的全景观

胸主动脉瘤（Thoracic Aortic Aneurysm，TAA）是由于各种原因造成的胸主动脉一处或多处向外膨出，部分异常扩张、变形，呈瘤样突出的一种疾病。TAA 是一种高度遗传的疾病，可大致分为综合征性 TAA（sTAA）、家族型孤立性 TAA（iTAA）和散发性 iTAA 3 类。

首都医科大学附属北京安贞医院研究团队招募了 556 名散发性 iTAA 患者和 1092 名对照进行全外显子测序，并开展了体内、体外验证试验，通过 TesY249H 基因敲入小鼠和 Tes 基因敲除小鼠模型，在体内证明 Tes 基因的功能及其在主动脉瘤发生中的作用。研究发现，TesY249H 基因敲入小鼠和 Tes 基因敲除小鼠的血管功能存在异常，Tes 基因的过表达可增加从 Tes 基因敲除小鼠中分离的平滑肌细胞收缩功能。该研究首次揭示了散发性 iTAA 基因突变的全景观，提出了一类新的 TAA 致病基因，加深了对 TAA 遗传机制的理解。相关研究成果于 2021 年 2 月发表在 *Circulation Research*[3]。

5. 开展多中心临床研究阐明中国五大癌症分期分布情况

癌症已成为中国主要的重大公共卫生问题之一。分期是影响癌症患者预后和治疗决策的关键因素，早期癌症患者往往有更多机会接受根治性治疗，生存率远高于晚期患者。明确中国主要癌症的分期分布及其影响因素，将为中国癌症早期诊断水平、癌症生存率的提高提供科学依据。

中国医学科学院肿瘤医院研究团队开展的全国多中心研究，收集来自华北、东北、华东、西北、华中和华南六大区 12 个省（区、市）23 家医院的数据，纳入

---

① HUANG C L，HUANG L X，WANG Y M，et al. 6-Month consequences of COVID-19 in patients discharged from hospital：a cohort study[J]. The lancet，2021，397（10270）：220−232.

② HUANG L X，YAO Q，GU X Y，et al. 1-Year outcomes in hospital survivors with COVID-19：a longitudinal cohort study[J]. The lancet，2021，398（10302）：747−758.

③ LI Y，GAO S J，HAN Y C，et al. Variants of focal adhesion scaffold genes cause thoracic aortic aneurysm[J]. Circulation research，2021，128（1）：8−23.

52 103 例中国常见五大癌症患者，包含城市和农村地区人群，其中 80% 病例有明确诊断分期信息。该研究采用标准化通用数据采集、质控与分析体系，获取患者年龄、性别、吸烟史、饮酒史、癌症家族史、疾病分期及首次治疗等信息。研究结果显示，中国常见五大癌症患者中有超过一半的患者被诊断为Ⅲ/Ⅳ期。中国目前已经在全国 31 个省（区、市）开展了癌症筛查及早诊早治项目，但国家筛查项目人群覆盖面不足全国人口的 1%。研究强调，未来需进一步提高中国人群防癌意识、推进癌症早诊早治工作、提高癌症早期诊断能力和水平。相关研究成果于 2021 年 12 月发表在 *The Lancet Public Health*[①]。

6. 阐明术后辅助放疗对纵隔淋巴结转移 pⅢ A-N2 期非小细胞肺癌的影响

pⅢ A-N2 期的非小细胞肺癌（Non-Small Cell Lung Cancer，NSCLC）患者是否需要接受术后辅助放疗一直存在较大争议。目前全球有 3 项前瞻性临床研究，即 CALGB-9734 研究（北美）、LungART 研究（欧洲）及中国医学科学院肿瘤医院的 PORT-C 研究（中国）都在探索这一问题。

中国医学科学院肿瘤医院的 PORT-C 研究从 2009 年开始入组，于 2017 年完成，是一项单中心、随机对照研究，旨在探索完全性手术切除且接受 4 周期含铂双药化疗之后，接受三维适形或调强放疗的疗效及安全性。总计 364 例患者符合入组标准，其中放疗组有 23.9% 的患者拒绝接受放疗，观察组有 5.6% 的患者接受了调强放疗（Intensity Modulated Radiation Therapy，IMRT），共有 310 例患者完成研究方案。结果发现，术后辅助放疗提高了 3 年无病生存（Disease-Free Survival，DFS）率及局部无复发生存时间，总生存期（OS）率未提高，3 年 OS 率分别为 82.6% 和 83.1%。术后放疗耐受性良好，1～2 度放射性食管炎及放射性肺炎的发生率分别为 36.6% 和 13.3%，只有 1 例患者出现 3 度放射性肺炎，无 3 度及以上放射性食管炎出现。研究结果表明，对于接受完全切除且接受 4 周期含铂双药辅助化疗的 pⅢ A-N2 期 NSCLC 患者，术后辅助放疗未能改善 OS，还需要进一步探索可能的获益人群。相

---

① ZENG H M，RAN X H，AN L，et al. Disparities in stage at diagnosis for five common cancers in China：a multicentre，hospital-based，observational study[J]. The lancet public health，2021，6（12）：e877-e887.

关研究成果于 2021 年 8 月发表在 *JAMA Oncology*[①]。

7. 揭示免疫治疗联合化疗在三阴性乳腺癌中的作用机制

乳腺癌居女性恶性肿瘤之首，其中三阴性乳腺癌（Triple-Negative Breast Cancer，TNBC）是复发率和死亡率最高的乳腺癌亚型。目前以传统化疗为主要治疗手段，但效果不甚理想。探索用药前后的肿瘤微环境变化是理解当前免疫治疗和化疗药物的作用机制、提高 TNBC 整体治疗效果的关键。

中国医学科学院肿瘤医院通过整合单细胞转录组测序、T 细胞受体序列测序和染色质可及性测序，构建了 TNBC 患者肿瘤微环境和外周血来源免疫细胞的高分辨率转录组和表观组动态图谱，系统比较了响应患者和非响应患者的肿瘤微环境及外周血免疫特征，阐明了免疫细胞在不同治疗方案下的动态变化，揭示了 anti-PD-L1 免疫治疗联合紫杉醇化疗在 TNBC 中的作用机制。相关研究成果于 2021 年 10 月发表在 *Cancer Cell*[②]。

8. 揭示新冠肺炎感染者血清抗体动态变化规律

了解病毒宿主免疫应答规律，可以为优化检测方法、研究疫苗保护力、制定防控策略和措施提供科学依据。

中日友好医院牵头开展的血清流行病学追踪调查，揭示了新冠肺炎感染者血清抗体动态变化规律。该研究是在武汉开展的第一项长期血清流行病学追踪调查，通过多阶段整群随机抽样方法对 3556 个家庭 9542 名居民的代表性样本进行新冠病毒抗体检测。其中，532 人新冠病毒抗体呈阳性，经校正后，人群抗体阳性率为 6.9%，说明仅有小比例人群受染。此外，抗体阳性者中 82.1% 未曾出现任何新冠相关临床症状，说明新冠病毒感染者大部分为无症状感染者。相关研究成果于 2021 年 3 月发

① HUI Z G，MEN Y，HU C，et al. Effect of postoperative radiotherapy for patients with pIIIA-N2 non–small cell lung cancer after complete resection and adjuvant chemotherapy：the phase 3 PORT-C randomized clinical trial[J]. JAMA oncology，2021，7（8）：1178−1185.

② ZHAGN Y Y，CHEN H Y，MO H N，et al. Single-cell analyses reveal key immune cell subsets associated with response to PD-L1 blockade in triple-negative breast cancer[J]. Cancer cell，2021，39（12）：1578−1593.

表在 *The Lancet*[①]。

9. 首次报道中国成人抑郁障碍流行病学数据

抑郁障碍是导致疾病负担的重要原因之一，在中国仍缺少有全国代表性的抑郁障碍流行病学和可供精神卫生利用的数据。

北京大学第六医院牵头全国 43 家单位，在中国 31 个省（区、市）的 157 个县区抽取社区居民 32 552 人，完成了首次全国成人精神障碍流行病学调查。调查发现，中国抑郁障碍终生患病率为 6.8%，其中抑郁症为 3.4%，心境恶劣障碍为 1.4%，非特定型抑郁障碍为 3.2%。此外，抑郁障碍近 12 个月的患病率为 3.6%，其中抑郁症为 2.1%，心境恶劣障碍为 1.0%，非特定型抑郁障碍为 1.4%。该研究首次提供了中国成人抑郁障碍流行病学患病率及其分布特征、社会功能损害程度、获得各类治疗状况的全国数据，对于制定精神卫生政策具有重要的参考价值，是精神障碍流行病学研究的首创性成果，具有里程碑意义。相关研究成果于 2021 年 9 月发表在 *The Lancet Psychiatry*[②]。

10. 汉族男性人群性取向的遗传学机制研究获得新突破

人类的性行为复杂而多变，性行为和性身份的形成是生物学、心理学和环境因素共同影响的结果。

北京大学第六医院与浙江大学医学院附属第一医院的研究团队通过对汉族男性同性恋者和异性恋者的全基因组关联研究（Genome-Wide Association Studies，GWAS），发现了两个与汉族男性同性恋相关的遗传多态性位点——*FMR1NB* 基因 rs17320865 位点和 *ZNF536* 基因 rs7259428 位点，并通过人体和动物实验验证了这两个位点与性取向的关联。该研究纳入了中国汉族的 3313 名男性异性恋者和 1478 名男性同性恋者，分析验证了两个基因位点与男性被试者的性取向显著关联。*FMR1NB* 基因敲除小鼠对同性小鼠的性偏好增加，外周血转录学分析显示，*FMR1NB* 基因敲除小鼠和 C57 对照小鼠差异表达基因主要涉及 5-羟色胺、多巴胺

① HE Z Y，REN L L，YANG J T，et al. Seroprevalence and humoral immune durability of anti-SARS-CoV-2 antibodies in Wuhan，China：a longitudinal，population-level，cross-sectional study[J]. The lancet，2021，397（10279）：1075-1084.

② LU J，XU X，HUANG Y，et al. Prevalence of depressive disorders and treatment in China：a cross-sectional epidemiological study[J]. The lancet psychiatry，2021，8（11）：981-990.

和炎症等多个既往报道可能与性取向相关的生物通路。研究为在更广泛人群范围内进一步阐明男性受试者的性取向遗传基础提供了新证据。相关研究成果于 2021 年 10 月发表在 *Cell Discovery*[①]。

11. 建立基于磁控胶囊胃镜技术评估抗血小板治疗对消化道损伤的监测方法

双联抗血小板治疗（Dual Anti-platelet Therapy，DAPT）是冠心病血栓预防的重要手段。强化抗血小板治疗导致出血风险升高，已成为冠心病抗栓治疗获益最大的"拦路虎"，在急性冠脉综合征 DAPT 合并出血的部位中，最常见的是消化道（占比 48.7%）。准确评估接受 DAPT 的患者消化道受损情况对于预防消化道出血至关重要。磁控胶囊胃镜诊断准确性达 93.4%，具有安全性高、检查范围广、检查前无须停用抗血小板药物等特点，是准确评估抗血小板药物引起消化道损伤情况的理想检查手段。

中国人民解放军海军军医大学第一附属医院牵头国内 28 家中心开展了一项前瞻性、多中心、双盲、随机、安慰剂对照试验，对比了新一代冠状动脉支架植入术后 6 或 12 个月双联抗血小板药物与单联抗血小板药物治疗对胃肠道黏膜损伤的影响。结果表明，在接受至少一次消化内镜检查的患者中，胃肠道溃疡发生率为 39.7%（408/1028），在所有经磁控胶囊胃镜检查无溃疡的患者中，1 年内新发溃疡的发生率为 22.0%（172/783）；6 ~ 12 个月单药抗血小板治疗（阿司匹林或氯吡格雷）对消化道黏膜的损伤较双抗减轻。相关研究成果于 2021 年 11 月发表在 *Journal of the American College of Cardiology*[②]。

12. 揭示皮肤成纤维细胞在白癜风发病机制中的作用

白癜风是一种后天获得性的自身免疫病，表现为局限性或泛发性皮肤黏膜色素完全脱失。

北京医院和北京生命科学研究所的研究人员通过单细胞转录组测序、小鼠模型和一系列遗传学实验方法，揭示了皮肤成纤维细胞在白癜风发病机制中的重要作

---

① HU S H，LI H，YU H，et al. Discovery of new genetic loci for male sexual orientation in Han population[J]. Cell discovery，2021，7（1）：1−14.

② HAN Y，LIAO Z，LI Y，et al. Magnetically controlled capsule endoscopy for assessment of antiplatelet therapy-induced gastrointestinal injury[J]. Journal of the American college of cardiology，2022，79（2）：116−128.

用：成纤维细胞是在招募和激活自体活性 CD8[+] T 细胞过程中所必需的皮肤细胞；不同部位成纤维细胞对 IFN-γ 的响应能力决定其招募 CD8[+] T 细胞的能力，并决定白癜风的发病位置偏好。该研究对白癜风的发病机制提出了新的见解，对其他器官自身免疫性疾病的发病机制研究具有重要参考意义。相关研究成果于 2021 年 12 月发表在 *Nature*[①]。

13. 发现中性粒细胞铁死亡在系统性红斑狼疮发生中的作用

系统性红斑狼疮（Systemic Lupus Erythematosis，SLE）是一种可致多组织器官损伤的自身免疫病，有较高的致残和致死率，给患者、家庭和社会带来重大负担。目前，尚无法根治 SLE，且固有免疫在 SLE 发病及进展中的作用机制还缺乏深入研究。

北京医院研究团队以涵盖亚洲人种、高加索人种和美洲非裔人种的狼疮队列为研究对象，借助体内体外实验、敲除基因模型和转录组学等手段，发现干预中性粒细胞铁死亡可以诱发小鼠狼疮样表现，并进一步解析新型死亡方式的调控机制。同时，证实固有免疫细胞异常在系统性自身免疫中具有关键性作用，颠覆了传统观念认为 SLE 主要是由适应性免疫异常所致的认知。该研究首次发现并提出了中性粒细胞铁死亡在狼疮发生发展中的关键作用，为系统性红斑狼疮治疗提供了新的靶点。相关研究成果于 2021 年 8 月发表在 *Nature Immunology*[②]。

14. 发现 IL-2 的修饰后补产物对自身免疫病具有更好临床应用前景

白细胞介素 -2（Interleukin-2，IL-2）是一种可作用于多种淋巴细胞的关键细胞因子。低剂量注射 IL-2 可以通过偏向激活调节 T 性细胞（Treg）来抑制病理性免疫应答，从而达到治疗自身免疫病的效果。然而，由于 IL-2 分子量小、半衰期短，以及免疫原性的限制，需要频繁注射给药以维持有效浓度，限制了相关药物的进一步使用。

北京医院与北京大学联合研究团队利用基因密码子扩展技术，选择 IL-2 上的特定位点对其进行定点聚乙二醇修饰，从根本上改变了药物性质，用于研发新一代

① XU Z，CHEN D，HU Y，et al. Anatomically distinct fibroblast subsets determine skin autoimmune patterns[J]. Nature，2022，601（7891）：118−124.

② LI P，JIANG M，LI K，et al. Glutathione peroxidase 4−regulated neutrophil ferroptosis induces systemic autoimmunity[J]. Nature immunology，2021，22（9）：1107−1117.

自身免疫病治疗药物。研究从细胞水平到动物体内水平，证明了相较于未修饰的 IL-2，后补产物在包括红斑狼疮、胶原诱导关节炎、移植物抗宿主疾病在内的动物模型上有着更理想的治疗效果和安全性。此外，研究证实了此后补产物在抑制免疫的同时，不影响机体的抗病毒活性，且具有低免疫原性，是理想的自身免疫病长期使用药物，具有极大的临床转化意义。相关研究成果于 2021 年 11 月发表在 *Nature Biomedical Engineering*[①]。

15. 阐明脐带间充质干细胞治疗重型新冠肺炎的安全性与有效性

新冠肺炎流行以来，提高重型新冠肺炎患者的生存率、降低病死率始终是重大的临床问题。间充质干细胞基于其组织再生、免疫调节等能力，在众多疑难及危重疾病中展现了良好的治疗前景。

中国人民解放军总医院第五医学中心率先提出并开展了间充质干细胞治疗重型新冠肺炎临床研究，通过 I 期及 II 期（随机、双盲、安慰剂对照、多中心）临床试验证实：干细胞治疗重型新冠肺炎患者后，可在短期内促进肺部病变的恢复、提高患者活动耐力。在长达 1 年的随访中，治疗组肺部病变的恢复仍快于安慰剂组，活动耐力恢复更明显。对于"Long COVID-19"问题，干细胞治疗仍然会在睡眠、疼痛、抑郁等长期的新冠肺炎后遗症方面使重型患者受益。相关研究成果于 2021 年 2 月发表在 *Signal Transduction and Targeted Therapy*[②]，并于 2022 年 1 月发表在 *EBioMedicine*[③]。

16. 证实奥马珠单抗对儿童和青少年慢性荨麻疹的安全性和有效性

慢性荨麻疹（Chronic Urticaria，CU）是皮肤科的常见病，通常需要长期用药治疗。北京大学第一医院研究团队通过一项回顾性、观察性真实世界研究，探究奥马

---

① ZHANG B，SUN J，WANG Y，et al. Site-specific PEGylation of interleukin-2 enhances immunosuppression via the sustained activation of regulatory T cells[J]. Nature biomedical engineering，2021，5（11）：1288−1305.

② SHI L，HUANG H，LU X，et al. Effect of human umbilical cord-derived mesenchymal stem cells on lung damage in severe COVID-19 patients：a randomized，double-blind，placebo-controlled phase 2 trial[J]. Signal transduction and targeted therapy，2021，6（1）：1−9.

③ SHI L，YUAN X，YAO W，et al. Human mesenchymal stem cells treatment for severe COVID-19：1-year follow-up results of a randomized，double-blind，placebo-controlled trial[J]. EbioMedicine，2022，75：103789.

珠单抗治疗中国儿童和青少年抗组胺抵抗的 CU 的安全性和有效性。该研究是关于奥马珠单抗治疗儿童和青少年 CU 的首个真实世界研究。研究结果表明，奥马珠单抗对于抗组胺药物难治性儿童和青少年 CU 患者，是一种很有希望的治疗选择，为国内外荨麻疹指南制定及临床治疗提供了参考。相关研究成果于 2021 年 4 月发表在 *Journal of Allergy and Clinical Immunology*[①]。

17. 改良儿童急性淋巴细胞白血病维持治疗方案

为探讨儿童急性淋巴细胞白血病（Acute Lymphoblastic Leukemia，ALL）维持治疗期间减少长春新碱联合地塞米松脉冲治疗的疗效及安全性，中国医学科学院血液学研究所联合国内 19 家机构完成国际上首个多中心、开放、随机、Ⅲ期非劣效性 CCCG-ALL-2015 多中心临床研究。结果显示，低危儿童 ALL 维持治疗期间减少 7 次的长春新碱联合地塞米松治疗并不增加复发率。

该研究同时证实改良方案可减少重症肺炎及周围神经病变等并发症，为推动儿童 ALL 减低化疗剂量、缩短住院时间、减轻家庭和社会经济负担做出了有益探索。相关研究成果于 2021 年 7 月发表在 *The Lancet Oncology*[②]。

18. 首次鉴定出艾滋病髓系病毒储存库标志物 LAPTM5

艾滋病（Acquired Immure Deficiency Syndrome，AIDS）至今无有效的治愈策略，患者需终身服药，一旦停药，艾滋病病毒（Human Immunodeficiency Virus，HIV）将迅速从储存库反弹，导致患者体内的病毒载量快速回到治疗前水平。目前没有理想的储存库标志物，无法指导艾滋病患者的临床治疗，限制了艾滋病功能性治愈的相关研究。

中国医科大学附属第一医院围绕临床上 HIV 储存库无法检测且难以清除等问题开展深入研究，克服国际上以外周血 CD4[+] T 细胞为研究对象的缺陷，开创性地对淋巴组织 T 细胞及组织巨噬细胞进行多维度立体研究，取得了一系列原创性的研究成

---

① SONG X，MAURER M，CHEN Y，et al. Omalizumab in children and adolescents with chronic urticaria：a 16 week real-world study[J]. Journal of allergy and clinical immunology，2021，147（2）：AB26.

② YANG W，CAI J，SHEN S，et al. Pulse therapy with vincristine and dexamethasone for childhood acute lymphoblastic leukaemia（CCCG-ALL-2015）：an open-label，multicentre，randomised，phase 3，non-inferiority trial[J]. The lancet oncology，2021，22（9）：1322−1332.

果：国际上首次鉴定出病毒储存库标志物溶酶体相关跨膜蛋白 5（LAPTM5），不仅解析了患者体内病毒储存库形成和长期存在的机制，还突破了临床上无 HIV 储存库检测方法的技术瓶颈；以此为基础建立的储存库临床检测方法，可指导患者试验性停药，并有助于减轻经济负担，提高患者生存质量，解决临床患者依从性不足等问题。相关研究成果于 2021 年 6 月发表在 *Nature Communications*[①]。

19. 揭示中国成人居民肥胖与身体质量指数 15 年变化趋势

超重与肥胖是慢性病的重要危险因素，身体质量指数（Body Mass Index，BMI）也是归因死亡的重要风险因素之一，遏制肥胖增长是中国乃至全球慢性病防控的优先策略。

中国疾病预防控制中心慢性非传染性疾病预防控制中心承担"重大慢病流行病学监测大数据平台构建和关键技术研究"项目（项目编号：2018YFC1311700）的研究团队，利用项目产出的慢病多源数据及 2004—2018 年在中国 31 个省（区、市）开展的 6 次具有全国代表性调查的慢性病及危险因素监测数据，获取了累计约 65 万人的身高和体重，分析身体质量指数（BMI）、超重和肥胖率，并按性别、年龄、受教育年限、城乡分布、地理区域和社会经济状况比较变化趋势。该研究为中国制定慢性病和肥胖预防控制策略和措施提供了大数据支撑。相关研究成果于 2021 年 7 月发表在 *The Lancet*[②]。

20. 微量细胞测序技术揭示人体正常组织体细胞突变规律

研究正常组织中体细胞突变积累的过程及突变克隆的扩张及演化，对于更好地理解癌症的早期发生具有重要的意义。中国医学科学院肿瘤医院联合北京大学团队开展单细胞测序研究，首先实现单细胞低起始量（600 细胞）深度全基因组 / 外显子组测序，使得捕获正常组织中的少量体细胞突变成为可能。

该研究发现，不同正常组织器官的体细胞均存在大量的突变积累，而体细胞突变负荷及等位基因突变频率呈现出明显的器官差异性。进一步研究揭示了跨器官

① ZHAO L，WANG S，XU M，et al. Vpr counteracts the restriction of LAPTM5 to promote HIV-1 infection in macrophages[J]. Nature communications，2021，12：3691.

② WANG L，ZHOU B，ZHAO Z，et al. Body-mass index and obesity in urban and rural China：findings from consecutive nationally representative surveys during 2004–18[J]. The lancet，2021，398（10294）：53–63.

不同正常组织中体细胞基因突变积累和变异克隆演化规律，解析了不同正常组织积累大量体细胞突变的潜在驱动力，分析了来源于同一正常个体多个器官的正常组织中体细胞突变图谱，揭示了相同种系背景及生活史下人体正常组织中体细胞突变积累及克隆演化规律，为理解癌症发生发展及细胞衰老等相关过程的机制奠定重要基础。相关研究结果于 2021 年 8 月发表在 *Nature*[①]。

21. 揭示辐射诱导的"旁观者"效应对人 HSC 损伤机制及干预策略

造血干细胞（Hematopoietic Stem Cell，HSC）移植是治疗各种恶性血液系统疾病及免疫功能障碍的重要手段。临床上在进行 HSC 移植时，需要对患者进行大剂量的放疗或化疗预处理。而大剂量放疗预处理在清髓的同时，会对植入的 HSC 产生"旁观者"效应（RIBE）损伤。

中国医学科学院血液学研究所采用体内外研究模型揭示了辐射损伤受体环境对于供体移植 HSC 有负性作用的"旁观者"效应。首次证明 RIBE 通过活性氧对人 HSC 产生 DNA 损伤作用，使移植进入的 HSC 长期造血重建能力、自我更新能力及造血祖细胞的体外克隆形成能力下降，并解析了其发生的分子机制。采用体内和体外抗氧化药物（包括 NAC、Sulforaphane、Resveratrol）干预均能不同程度地降低 RIBE 对人 HSC 的损伤。该项工作填补了 RIBE 损伤人 HSC 功能研究的空白，为给临床上需要放疗预处理的骨髓移植患者制定有效的治疗方案提供了一定理论基础。相关研究成果于 2021 年 6 月发表在 *Blood*[②]。

22. 研究表明卡瑞利珠单抗联合化疗可显著延长食管癌患者生存时间

目前，对晚期食管鳞癌的一线标准治疗是双药化疗，但是单纯化疗疗效欠佳，有效率在 30% 左右，中位生存时间不足一年。有研究表明，PD-1 抑制剂联合化疗在其他癌种中有可能进一步提高疗效，但在食管鳞癌中尚缺乏相应证据。

中山大学联合四川省肿瘤医院、哈尔滨医科大学附属肿瘤医院等 60 家单位进行了一项随机、双盲、安慰剂对照的 III 期临床研究（ESCORT-1st），以评估 PD-1 单克隆抗体卡瑞利珠单抗（Camrelizumab）联合紫杉醇和顺铂对比安慰剂联合紫杉醇

① LI R，DI L，LI J，et al. A body map of somatic mutagenesis in morphologically normal human tissues[J]. Nature，2021，597（7876）：398−403.

② HU L，YIN X，ZHANG Y，et al. Radiation-induced bystander effects impair transplanted human hematopoietic stem cells via oxidative DNA damage[J]. Blood，2021，137（24）：3339−3350.

和顺铂对晚期食管癌一线治疗的有效性和安全性。结果显示，与安慰剂联合化疗组相比，PD-1 抗体联合化疗可显著延长晚期食管鳞癌患者的中位生存期（15.3 个月 vs 12.0 个月）和中位无进展生存期（6.9 个月 vs 5.6 个月），改善客观缓解率（72.1% vs 62.1%）和中位缓解持续时间（7.0 个月 vs 4.6 个月），并且具有良好的安全性。该结果表明，相较于标准一线化疗，PD-1 抗体联合紫杉醇和顺铂一线治疗晚期食管癌患者，可显著延长患者的无进展生存期和总生存期。相关研究成果于 2021 年 9 月发表在 *JAMA*[①]。

23. 证实卡培他滨可改善晚期鼻咽癌辅助治疗效果

局部晚期鼻咽癌患者有很高的复发风险，尽管在接受标准治疗后达到完全临床缓解的患者比例很高，但仍然需要额外的辅助治疗来进一步降低复发和死亡风险。然而，鼻咽癌辅助化疗的益处仍存在争议。

中山大学研究人员设计了一项多中心、随机对照的Ⅲ期临床试验。该研究筛查了 675 名患者，其中 406 名入组并随机分配到卡培他滨节拍（Metronomic Capecitabine）辅助治疗组（*n*=204）或标准治疗组（*n*=202）。在中位随访 38 个月后（IQR：33 ～ 42），卡培他滨组有 29 例（14%）复发或死亡事件，标准治疗组有 53 例（26%）复发或死亡事件。卡培他滨组（85.3%，95%CI 为 80.4% ～ 90.6%）3 年无失败生存率显著高于标准治疗组（75.7%，95%CI 为 69.9% ～ 81.9%），分层危险比为 0.50（95%CI 为 0.32 ～ 0.79；*P*=0.0023）。该研究发现在放化疗中加入卡培他滨节拍辅助治疗显著提高了高危局部晚期鼻咽癌患者的无失败生存率，并且具有安全可控性，支持了节拍式化疗作为鼻咽癌辅助治疗的潜在作用。相关研究成果于 2021 年 7 月发表在 *The Lancet*[②]。

24. 揭示 SARS-CoV-2 逃逸抗病毒药物机制

新冠病毒的一系列转录复制酶组装成"转录复制复合体"超分子机器，负责病

① LUO H，LU J，BAI Y，et al. Effect of camrelizumab vs placebo added to chemotherapy on survival and progression-free survival in patients with advanced or metastatic esophageal squamous cell carcinoma：the ESCORT-1st randomized clinical trial[J]. JAMA，2021，326（10）：916−925.

② CHEN Y P，LIU X，ZHOU Q，et al. Metronomic capecitabine as adjuvant therapy in locoregionally advanced nasopharyngeal carcinoma：a multicentre，open-label，parallel-group，randomised，controlled，phase 3 trial[J]. The lancet，2021，398（10297）：303−313.

毒转录复制的全过程，且在各型突变株中高度保守，是开发广谱抗病毒药物的核心靶点。

清华大学与上海科技大学研究团队针对新冠病毒转录复制机制开展深入研究，取得系列成果：解析了聚合酶 nsp12、引物酶 nsp8 和辅因子 nsp7 组成的"核心转录复制复合体"（C-RTC），以及 C-RTC 与核酸和瑞德西韦复合物的三维结构，为认识病毒的生命过程、发展高效抗病毒药物提供了关键信息；解析了"延伸转录复制复合体"（E-RTC）和"加帽中间态转录复制复合体"[cap（-1）'-RTC] 的高分辨率三维结构，阐明了新冠病毒转录复制的关键结构信息，发现了聚合酶 nsp12 在 mRNA 合成中的独特机制，为发展高效抗病毒药物提供了重要信息；揭示了病毒 mRNA 加帽、基因组复制矫正、逃逸核苷类抗病毒药物的分子机制，为进一步优化和发展新型核苷类抗病毒药物提供关键的结构基础。相关研究成果于 2021 年 5 月发表在 *Cell*[①]。系列成果"揭示 SARS-CoV-2 逃逸抗病毒药物机制"入选 2021 年度中国科学十大进展。

25. 应邀在 *The Lancet* 发布《中国女性生殖、孕产妇、新生儿、儿童和青少年健康报告》

妇女儿童健康是保障人口安全和高质量发展的重要基石，是"十四五"规划纲要的重要内容。

北京大学第三医院等联合研究团队与来自美国、英国、澳大利亚、加拿大等国家的 31 位专家学者历时 3 年，研究并发布了《中国女性生殖、孕产妇、新生儿、儿童和青少年健康报告》。报告回顾了中华人民共和国成立 70 年以来妇女儿童健康领域的发展改革成效与经验，收集并分析了相关高质量数据。报告对标"健康中国 2030"和"联合国可持续发展目标"等战略规划，从多个角度综合分析了妇女儿童健康领域面临的挑战和存在的差距，提出未来 10 年促进中国妇幼健康高质量发展的行动策略和具体建议。相关研究成果于 2021 年 5 月发表在 *The Lancet*[②]。

① YAN L，YANG Y，LI M，et al. Coupling of N7-methyltransferase and 3′-5′ exoribonuclease with SARS-CoV-2 polymerase reveals mechanisms for capping and proofreading[J]. Cell，2021，184（13）：3474-3485.

② QIAO J，WANG Y，LI X，et al. A Lancet Commission on 70 years of women's reproductive，maternal，newborn，child，and adolescent health in China[J]. The lancet，2021，397（10293）：2497-2536.

二、新技术新方法

2021 年，中国临床医学研究取得了一批突破性临床诊疗新技术、新方法，造血干细胞移植、液体活检、基因检测等新技术不断取得新突破，多方位提升了疾病防治水平。

1. 开发细胞增殖示踪新技术并发现成体肝细胞来源

目前，检测细胞增殖的两种方法——基于细胞增殖标记物的组织化学染色和核苷酸类似物的掺入均存在一定的局限性。因此，开发一种有效检测体内细胞增殖的新技术，实现长时间不间断、组织特异性地标记细胞增殖尤为重要。中国科学院分子细胞科学卓越创新中心的研究人员开发出能够长时程示踪体内细胞增殖的新技术，利用该技术研究人员发现了成体肝细胞的来源，为肝脏再生及疾病临床治疗研究提供了新思路。

研究人员建立了一种检测细胞增殖的新技术——ProTracer（Proliferation Tracer），该技术具有长时间不间断检测细胞增殖的能力，并且实现了体内细胞增殖的活体检测，可以广泛应用于不同组织器官细胞增殖的检测。研究人员利用该技术追踪体内肝细胞的增殖，首次发现新生肝细胞主要位于肝小叶的中间区域，揭示了成体肝脏中新生肝细胞的来源，为肝脏损伤修复再生研究开辟了新思路，为肝脏疾病的治疗提供了新的理论基础。此外，新开发的 ProTracer 技术具有长时间不间断检测细胞增殖的能力，可以广泛应用于不同组织器官细胞增殖的检测，为发育生物学、肿瘤学、神经科学和再生医学等众多领域的研究提供技术支撑。相关研究成果于 2021 年 2 月发表在 *Science*[①]，并获得了 *Science* 杂志的专题评论[②]。

2. 建立单细胞基因组单分子测序 SMOOTH-seq 技术

单细胞全基因组测序技术（Single-Cell Whole-Genome Sequencing，scWGS）可以有效揭示生物样品中不同细胞之间的异质性，并系统鉴定单个细胞基因组中发生的遗传变化，如拷贝数变异（Copy Number Variation，CNV）和单核苷酸变异（Single Nucleotide Variants，SNV）等。针对基于二代测序平台的单细胞基因组测序技术难

---

① HE L J，PU W J，LIU X X，et al. Proliferation tracing reveals regional hepatocyte generation in liver homeostasis and repair[J]. Science，2021，371（6532）：4346.

② ANDERSSON E R. In the zone for liver proliferation[J]. Science，2021，371（6532）：887-888.

以高效鉴定单个细胞中结构变异这一难题，北京大学研究团队开发了一种基于第三代测序（Third Generation Sequencing，TGS）平台的单细胞基因组测序方法——SMOOTH-seq（通过转座子插入扩增的长片段的单分子实时测序）。

目前，转座酶 Tn5 已被广泛应用于构建下一代测序（Next-Generation Sequencing，NGS）的鸟枪片段文库。研究团队将商业化的 Tn5 转座酶嵌入一个 adapter（高通量测序中的接头）序列，通过转位 -PCR 恢复所有的原始 DNA 片段，并且确定了合适的反应条件，包括接头连接转座、转座缓冲液和 DNA 聚合酶的浓度，从而在单个人类细胞中实现高效的长片段捕获和扩增。这些扩增的长片段适合在 TGS 平台上直接测序，如 SMRT DNA 测序平台。相关研究成果于 2021 年 6 月发表在 *Genome Biology*[①]。

3. 研发异基因造血干细胞移植后复发的急性髓系白血病免疫治疗新疗法

异基因造血干细胞移植（Allogeneic Hematopoietic Stem Cell Transplantation，allo-HSCT）是急性髓系白血病（Acute Myeloid Leukemia，AML）的潜在治愈手段。大部分患者在移植后出现复发，且预后极差，缺乏理想的治疗靶抗原是复发性 AML 患者治疗的关键挑战。CD38 抗原表达在大部分 AML 和骨髓瘤细胞表面，为复发性 AML 的潜在治疗靶点。

苏州大学附属第一医院等研究团队构建了 CD38 CAR-T，通过前瞻性临床研究评估了靶向 CD38 CAR-T 的临床治疗安全性和有效性。该研究纳入 6 例移植后复发的 AML 患者。CAR-T 治疗前，患者的骨髓原始细胞中 CD38 阳性的细胞中位值为 95%（92%～99%）。首次输注 CD38 CAR-T 后 4 周，4/6（66.7%）的患者获得完全缓解（CR）或 CR 伴不完全血液学恢复（CRi），且中位 CR 或 CRi 时间是 191 天（117～261 天）。6 个月时的累积复发率为 50%，中位总体生存时间（OS）和无白血病生存时间（LFS）分别为 7.9 个月和 6.4 个月。其中，1 例患者在首次输注后 117 天复发，在二次输注后再次获得缓解。所有入组临床试验的 6 例患者均能耐受相关临床副反应。此外，多参数流式（FCM）检测揭示，CD38 CAR-T 可消除 CD38 阳性的恶性细胞，且对单核细胞和淋巴细胞不产生脱靶效应。虽然这项前瞻性临床研究病例数较少、随访时间较短，但初步的研究数据突出了 CD38 CAR-T 细胞疗法

---

① FAN X，YANG C，LI W，et al. SMOOTH-seq：single-cell genome sequencing of human cells on a third-generation sequencing platform[J]. Genome biology，2021，22（1）：195.

在治疗 allo-HSCT 后复发 AML 患者中的临床有效性和安全性。这是国际上首个探讨 CD38 CAR-T 治疗 allo-HSCT 后复发 AML 的临床研究，相关研究成果于 2021 年 5 月发表在 *Journal of Hematology & Oncology*[①]。

4. 中国原创冠脉功能学诊断技术研究取得新进展

冠状动脉血管造影是诊断冠心病的常规方法。但大量临床证据证明，基于造影的形态学评估，不能准确识别患者缺血严重程度。基于压力导丝的冠脉血流储备分数（Fractional Flow Reserve，FFR）评估是诊断血流限制性病变的金标准。由于 FFR 存在操作复杂、有创、费用昂贵等局限性，临床使用率严重不足。定量血流分数（Quantitative Flow Ratio，QFR）是由中国自主研发、拥有自主知识产权的计算冠脉生理学评估技术，无须使用压力导丝或血管扩张药物，即可准确评估心肌缺血严重程度，指导介入干预治疗策略。

中国医学科学院阜外医院研究团队牵头开展了全球首个定量血流分数（QFR）的精准指导与传统造影指导冠心病介入治疗的随机对照临床研究——FAVOR Ⅲ China 研究，为计算冠脉生理学技术临床应用提供了循证医学证据。研究证明，QFR 检查指导冠心病介入治疗，可显著改善患者临床预后，在合理控制医疗费用的前提下给冠心病患者带来切实利益。相关研究成果于 2021 年 12 月发表在 *The Lancet*[②]，杂志同期配发述评[③]。此外，*The New England Journal of Medicine* 也配发了述评[④]。

5. 建立卡瑞利珠单抗联合阿帕替尼治疗高危耐药 / 复发妊娠滋养细胞肿瘤的新方案

高危耐药 / 复发妊娠滋养细胞肿瘤（Gestational Trophoblastic Neopla-sia，GTN）

① CUI Q Y，QIAN C S，XU N，et al. CD38-directed CAR-T cell therapy：a novel immunotherapy strategy for relapsed acute myeloid leukemia after allogeneic hematopoietic stem cell transplantation[J]. Journal of hematology & oncology，2021，14（1）：82.

② XU B，TU S X，SONG L，et al. Angiographic quantitative flow ratio-guided coronary intervention（FAVOR Ⅲ China）：a multicentre，randomised，sham-controlled trial[J]. The lancet，2021，398（10317）：2149–2159.

③ BYRNE R A，MCGOVERN L. Angiography-derived quantitative flow ratio guidance of coronary intervention：measure twice，cut once[J]. The lancet，2021，398（10317）：2130–2131.

④ HERRMANN H C. Is quantitative flow ratio guidance the future of PCI？ [EB/OL].（2021–12–01）[2022–05–01]. https：//www.jwatch.org/na54281/2021/12/01/quantitative-flow-ratio-guidance-future-pci.

由胎盘滋养细胞异常增殖发展而来，多发于育龄妇女。与卵巢癌、宫颈癌、子宫内膜癌等常见妇科恶性肿瘤相比，虽然 GTN 相对少见，但 GTN 具有极强的侵袭性，往往很早出现转移，从而导致全身性疾病。目前，GTN 总体治愈率为 90% 以上，然而，有些患者因初次治疗不规范导致治疗不彻底，还有些患者初次治疗时即为极高危（国际妇产科联合会 FIGO 评分 ≥ 12 分）患者，这些患者出现反复复发及耐药等情况，是 GTN 治疗的瓶颈。

北京协和医院的研究纳入了 20 例至少经过 2 种联合化疗方案治疗失败的 GTN 患者，其中有的患者甚至接受过五线以上的治疗，病程长达 3 ～ 5 年。该研究在全球范围内首次针对耐药 / 复发 GTN 患者创新性采用了 PD-1 抑制剂联合抗血管生成靶向药物治疗方案，基于 20 例患者数据，为卡瑞利珠单抗联合阿帕替尼在中国高危型化疗耐药 / 复发妊娠滋养细胞肿瘤患者中的临床应用提供了证据，为相关治疗提供了新方向。相关研究成果于 2021 年 11 月发表在 *The Lancet Oncology*[①]，并在同期发表评论文章[②]。

6. 基于全基因组筛选开发延缓衰老的"基因疗法"

细胞衰老是器官乃至个体衰老的基础，这一过程受到遗传和环境等多种复杂因素的影响。尽管已有研究报道了一系列细胞衰老相关基因，但仍可能存在未知的衰老调控基因，且其调控衰老的具体分子机制尚不明确。此外，能否针对这些衰老调控基因发展干预个体衰老进程的基因靶向操控手段也缺乏系统研究。

中国科学院动物研究所、北京大学及中国科学院北京基因组研究所联合研究团队首次利用全基因组 CRISPR/Cas9 筛选体系在人间充质干细胞中鉴定出新的衰老调控基因，发现组蛋白乙酰转移酶的编码基因 *KAT7* 是排名最高的候选基因，而敲除 *KAT7* 可有效延缓人类干细胞的衰老，降低衰老小鼠肝脏中衰老细胞的比例，同时改善小鼠的健康状态，使得生理性衰老小鼠和早衰症小鼠的寿命得以延长。据此开发了可以延缓机体衰老的新型"基因疗法"，为延缓衰老、防治衰老相关疾病提供了重要的干预靶标与新的方向。相关研究成果于 2021 年 1 月发表在 *Science Translational*

---

① CHENG H Y, ZONG L J, KONG Y J, et al. Camrelizumab plus apatinib in patients with high-risk chemorefractory or relapsed gestational trophoblastic neoplasia (CAP 01): a single-arm, open-label, phase 2 trial[J]. The lancet oncology, 2021, 22 (11): 1609−1617.

② ELIAS K M, BRAGA A, HOROWITZ N S, et al. A novel alternative to cytotoxic chemotherapy for gestational trophoblastic disease[J]. The lancet oncology, 2021, 22 (11): 1490−1491.

Medicine[①]。

7.开发慢性肾病等疾病的新型智能筛查新系统

为探索慢性病筛查新技术、新方法，澳门科技大学、四川大学、清华大学、中山大学和北京邮电大学等机构开发了慢性肾病等疾病的新型智能筛查新系统。基于深度学习模型，通过眼底图像或结合临床元数据（年龄、性别、身高、体重、体重指数和血压）识别慢性肾病（Chronic Kidney Disease，CKD）和 2 型糖尿病（Diabetes Mellitus Type 2，T2DM）。

该研究基于人群的外部验证队列，通过智能手机捕获的眼底图像开展前瞻性研究，评估了用于识别慢性肾病和 2 型糖尿病的模型，并评估了在纵向队列中预测疾病进展的可行性，进而开发了一种能够分析视网膜眼底图像以检测 CKD 和 T2DM 的 AI 系统，验证了在外部独立患者群体中检测 CKD 和 T2DM 的 AI 算法，并创建了一个基于智能手机的系统，为社区的 CKD 和 T2DM 筛查提供了重要支撑。相关研究成果于 2021 年 6 月发表在 *Nature Biomedical Engineering*[②]。

8.研制出基于 X 线胸片的人工智能新冠肺炎诊断系统

胸片及胸部 CT 是新冠肺炎筛查、诊断及病情评估的重要手段。胸片（Chest X-ray，CXR）简单经济而且普及，是筛查和诊断包括细菌性、病毒性在内的各类肺炎的首选手段，开发基于胸片的 AI 诊断系统能为新冠肺炎提供更加经济且易于快速普及的诊断工具。既往的 AI 模型基于弱监督分类或基于注意力的卷积神经网络用于 CXR 的肺部疾病检测。然而，目前仍缺乏对可变的 CXR 图像条件具有鲁棒性并且能够符合实际临床应用标准的全自动分析流程。

中山大学孙逸仙纪念医院、北京邮电大学和澳门科技大学联合研究团队成功开发了基于 X 线胸片的人工智能诊断系统，用于新冠肺炎的诊断及其他常见的病毒性肺炎和非病毒性肺炎的快速智能诊断，为新冠肺炎的防控增添了有力支持。该研究使用包含 145 202 张 CXR 图像的多中心数据集，以及其他 4 个队列和多个国家的数

① WANG W，ZHENG W X，SUN S H，et al. A genome-wide CRISPR-based screen identifies KAT7 as a driver of cellular senescence[J]. Science translational medicine，2021，13（575）：2655.

② ZHANG K，LIU X，XU J，et al. Deep-learning models for the detection and incidence prediction of chronic kidney disease and type 2 diabetes from retinal fundus images[J]. Nature biomedical engineering，2021，5（6）：533−545.

千张图像进行了回顾性和前瞻性测试，建立了基于CXR的图像标准化、病变可视化和疾病诊断全自动深度学习流程，可用于识别新冠肺炎，并与其他病毒性肺炎及非病毒性肺炎相鉴别，该人工智能系统适用于多种环境，通过在流程中引入解剖学边界自动检测实现CXR图像标准化处理，同时为全自动学习和分析各种肺炎的影像学特征提供指引，不仅具有很强的通用性，还能很好地快速区分病毒性肺炎、其他类型肺炎和无肺炎（AUC=0.88～0.99），严重与不严重新冠肺炎（AUC=0.87），严重/不严重COVID-19肺炎、其他病毒性和非病毒性肺炎（AUC=0.82～0.98）。在独立的440张CXR测试中，该人工智能系统的诊断效能与高级放射科医生相当，并能够显著提高初级放射科医生的诊断水平，在协助放射科医生快速准确诊断大流行性肺炎中具有重大的临床价值。可以在没有分子检测结果或者CT高端影像资源缺乏的情况下，快速准确诊断和评估新冠肺炎及其他病毒性肺炎的严重性，为临床早期干预提供决策支持。相关研究成果于2021年4月发表在 *Nature Biomedical Engineering*[1]。

9. 利用机器学习提高循环肿瘤 DNA 检测灵敏度

细胞游离DNA（cell free DNA，cfDNA）是指血液中降解的DNA片段，大部分来自正常白细胞。在癌症患者中，一部分cfDNA来自肿瘤细胞，称为循环肿瘤DNA（Circulating Tumor DNA，ctDNA），其突变的表征在癌症诊断、预后和监测方面取得了显著成效。目前，基于新一代测序技术（NGS）的DNA甲基化分析技术可分为两类：基于亚硫酸氢盐转化的方法和基于富集的方法。然而，基于亚硫酸氢盐转化的方法会对DNA造成巨大损害，限制其在血液中的应用。转换后的DNA序列多样性普遍较差，容易出现目标富集偏倚等问题，测序误差高，使分析更加复杂。

为了克服这些问题，北京协和医院、上海交通大学附属胸科医院与燃石医学的研究人员合作开发了增强型线性分裂扩增测序（ELSA-seq），改进了cfDNA的使用，减少了甲基化测序产生的人工制品。在甲基化模式的机器学习分类器的帮助下，低频ctDNA检测研究结果表明，ELSA-seq优于其他无活检方法，并有望进入临床应

① WANG G，LIU X，SHEN J，et al. A deep-learning pipeline for the diagnosis and discrimination of viral，non-viral and COVID-19 pneumonia from chest X-ray images[J]. Nature biomedical engineering，2021，5（6）：509-521.

用。相关研究成果于 2021 年 6 月发表在 *Nature Biomedical Engineering*[①]。

10. 提出高效低毒的中晚期鼻咽癌治疗新模式

鼻咽癌是"中国特色"肿瘤，年新发病例占全球 50%。放疗后的全身微小残留肿瘤是其治疗失败的根源，而由于放疗后患者身体状况差，难以耐受既往高强度的传统化疗（完成率仅 40% ~ 50%），成为制约疗效提高的瓶颈。

中山大学肿瘤防治中心的研究人员提出了小剂量、长时间口服细胞毒药物卡培他滨的节拍化疗模式，其可通过抗血管生成、杀伤肿瘤干细胞等机制持续抑制肿瘤，同时提高机体耐受性。研究团队通过一项多中心、前瞻性临床研究发现，在放疗后使用"卡培他滨节拍化疗"可将失败风险显著降低 45%，且严重毒副反应发生率减少了 3/5，完成率达 74%。同时，卡培他滨口服用药方便可及，易于向基层推广。该研究打破了传统化疗的疗效瓶颈，建立了鼻咽癌国际领先、高效低毒且简单易行的治疗新标准。相关研究成果于 2021 年发表在 *The Lancet*[②]，并入选 2021 年度中国生命科学十大进展。

三、临床转化与产品

2021 年，中国临床医学领域产出了一批具备国际影响力的创新产品。在传染病、肿瘤、心血管、呼吸系统、神经和精神性等疾病领域，一批新型医疗器械、药品相继上市，为实现相关疾病的高效、精准诊治创造了条件。

1. 中国多个新冠疫苗获批附条件上市

2021 年 2 月 5 日，国家药品监督管理局附条件批准北京科兴中维生物技术有限公司研制的新冠病毒灭活疫苗克尔来福在国内附条件上市。该疫苗适用于预防新冠肺炎，其基础免疫程序为 2 剂次，间隔 14 ~ 28 天，每一次剂量为 0.5 毫升。

2021 年 2 月 25 日，国药集团中国生物武汉生物制品研究所和中科院武汉病毒

① LIANG N，LI B，JIA Z，et al. Ultrasensitive detection of circulating tumour DNA via deep methylation sequencing aided by machine learning[J]. Nature biomedical engineering，2021，5（6）：586-599.

② CHEN Y P，LIU X，ZHOU Q，et al. Metronomic capecitabine as adjuvant therapy in locoregionally advanced nasopharyngeal carcinoma：a multicentre，open-label，parallel-group，randomised，controlled，phase 3 trial[J]. The lancet，2021，398（10297）：303-313.

研究所共同研发的新冠病毒灭活疫苗正式上市，成为国内第 3 个附条件获批上市的新冠疫苗。完成该疫苗两剂次免疫程序接种后，疫苗接种者均产生高滴度抗体，中和抗体阳转率 99.06%，对已确诊的中重症的保护效力达到 100%，综合保护效力达 72.51%。

2021 年 2 月 25 日，康希诺生物股份公司与军事科学院军事医学研究院生物工程研究所合作研发的重组新冠病毒疫苗（5 型腺病毒载体）（Ad5-nCoV）克威莎™ 附条件上市申请获批。这是中国第一个附条件获批上市的单剂新冠疫苗。克威莎™ 的Ⅲ期临床试验期中分析结果显示，其对所有症状总体保护效力分别为：单针接种 14 天后 68.83%，单针接种 28 天后 65.28%。克威莎™ 对重症的保护效力分别为：单针接种疫苗 14 天后 95.47%；单针接种疫苗 28 天后 90.07%。试验结果表明，单针接种克威莎™ 仅 14 天就可以产生保护效果，实现对人群更快更全面的保护。

2. 中国自主知识产权的单克隆抗体类抗新冠病毒特效药获批上市

清华大学、深圳市第三人民医院和腾盛华创医药技术（北京）有限公司联合研究团队研发了新冠病毒中和抗体联合治疗药物——安巴韦单抗注射液（BRII-196）及罗米司韦单抗注射液（BRII-198），国家药品监督管理局于 2021 年 12 月 9 日应急批准其注册申请，这是中国第一个获批的具有自主知识产权的新冠病毒中和抗体联合治疗药物。安巴韦单抗 / 罗米司韦单抗联合疗法用于治疗轻型和普通型且伴有进展为重型（包括住院或死亡）高风险因素的成人和青少年（12 ～ 17 岁，体重≥ 40 千克）新冠病毒感染者。临床试验结果显示，与安慰剂相比，安巴韦单抗 / 罗米司韦单抗联合疗法能降低高风险新冠门诊患者住院和死亡风险 80%（中期结果为78%）。试验数据表明，该药物对阿尔法、贝塔、德尔塔、拉姆达等变异株均保持中和活性。初步研究结果表明，该药物对于奥密克戎变异株也有一定作用。

3. 中国自主研发的创新抗体偶联药物维迪西妥单抗获批上市

2021 年 6 月 9 日，国家药品监督管理局通过优先审评审批程序附条件批准荣昌生物制药（烟台）股份有限公司申报的注射用维迪西妥单抗（商品名：爱地希）上市。该药品为中国自主研发的创新抗体偶联药物（ADC），适用于至少接受过 2 种系统化疗的人表皮生长因子受体 −2（HER2）过表达的局部晚期或转移性胃癌（包括胃食管结合部腺癌）患者。注射用维迪西妥单抗是一种抗体偶联药物，包含 HER2 抗体部分、连接子和细胞毒药物单甲基澳瑞他汀 E（MMAE）。该药的上市为局部晚期或转移性胃癌患者提供了新的治疗选择。

4. 自主研发 1.1 类麻醉新药"注射用磷丙泊酚二钠"获批上市

自 1999 年起，四川大学华西医院针对中国麻醉研究与临床实践需求积极开展创新性麻醉新药（包括全身麻醉药、镇静催眠药、麻醉性镇痛药、骨骼肌松弛药等）研究，近年来取得突破性进展。

研究团队深入研究全麻药物的离子通道机制，首次证明了超极化激活的阳离子通道（HCN1 离子通道）、电压门控钠离子通道（Nav）中枢亚型、漏钠离子通道（NALCN）3 种离子通道是全麻药物产生相关药理作用的分子靶点，进而建立了全麻药物离子通道作用机制的理论体系。此外，研究团队及所在第一完成单位支撑了中国超过 80% 的 I 类、II 类全麻新药品种的 I～III 期临床试验，其中注射用磷丙泊酚二钠已于 2021 年 5 月 24 日获得国家药品监督管理局核准签发的药品注册证书，为中国具有自主知识产权麻醉新药的研发提供了坚实基础。

5. 首款含左旋乳酸－乙二醇共聚物微球的透明质酸钠凝胶获批上市

颌面软组织修复材料目前仍存在体内降解时间短、抗唾液腺酶活性不高等问题，爱美客技术发展股份有限公司采用多成分双交联技术成功研发出含左旋乳酸－乙二醇共聚物微球的透明质酸钠凝胶，实现了颌面软组织修复产品国产化，性能已达到市售同类进口产品水平，具有抗唾液腺酶活性、诱导上皮细胞生长、迁移及肌细胞再生功能，满足再生组织修复或替代缺损组织的降解时间要求。该产品已完成 249 例面部软组织缺损的个性化设计和临床试验。结果显示，医用含修饰聚左旋乳酸微球的透明质酸钠凝胶生物相容性好，注射填充于真皮深层至皮下深层，起到良好的物理填充作用，对于纠正中、重度鼻唇沟皱纹的效果明显，安全性高，临床观察 1 年有效率达到 80%，1 年半有效率在 50% 以上。2021 年 6 月 24 日，国家药品监督管理局批准该产品作为三类医疗器械产品上市，成为国际上首款含左旋乳酸－乙二醇共聚物微球的透明质酸钠凝胶的颌面软组织修复产品。

6. 基于猪小肠黏膜下层生物材料处理技术的可吸收生物膜获批上市

制备用于组织修复的动物源性生物材料存在如何完全去除免疫原性物质的技术难题，以及批量生产的安全性与功能性等问题。

北京大清生物技术股份有限公司科研团队突破了以猪小肠黏膜下层（SIS）等动

物源性材料制备具有良好引导组织再生功能的功能性敷料和软组织再生产品技术难题，解决了动物源性材料批量生产的安全性与功能性问题，研发出用于软组织再生的系列产品，如功能敷料、引导组织再生膜、硬脑（脊）膜补片、阴道补片、尿道补片等。该系列产品可用于多种人体软／硬组织的修复再生，且生物材料最终被人体代谢吸收，在体内无残留，具有良好的生物相容性。该系列产品的国产化具有较好市场竞争力。2021 年 12 月 21 日，国家药品监督管理局批准其中的可吸收生物膜产品作为三类医疗器械产品上市。

7. 首个国产可吸收界面螺钉产品获批上市

膝关节交叉韧带断裂后最有效的治疗手段是采用移植物进行重建。交叉韧带重建的关键是对移植物进行安全有效的固定。界面螺钉固定是移植物胫骨固定端的金标准。目前，可吸收界面螺钉市场长期被 Arthrex、强生、施乐辉等国外巨头公司占据。长春圣博玛生物材料有限公司的可吸收界面螺钉，在国内多家医院对需要进行膝关节交叉韧带断裂重建术的 86 例患者，开展多中心、随机、平行对照试验，产品的有效性和安全性得到了良好的验证。2021 年 9 月 26 日，国家药品监督管理局批准该产品作为三类医疗器械产品上市，成为膝关节交叉韧带断裂重建领域首个完成注册的国产产品。

8. 基于国产 3D 打印技术的多孔型椎体融合器获批上市

复杂骨缺损、颞下颌关节疾病等硬组织的复杂疑难性疾病，因解剖形态复杂及功能需求特殊，标准植入器械无法用于治疗或效果不佳，亟须借助 3D 打印技术研发"量体裁衣"式的个性化硬组织重建植入器械。

上海交通大学联合国内多家单位通过构建 3D 打印个性化硬组织植入器械原材料、专用设备、软件及设计、临床应用的全产业链条自主创新技术集成体系，研发出 3D 打印的多孔型椎体融合器。该产品通过纳入 108 例受试者，开展多中心、随机、阳性平行对照临床试验，结果显示植骨融合情况在试验组融合率为 97.96 %，对照组融合率为 88.00%，疗效达到方案设计要求。2021 年 2 月 10 日，该产品获得国家药品监督管理局批准作为三类医疗器械产品上市，成为国内首个自主设计、利用自主研发的金属选择性熔融激光烧结 3D 打印设备进行制备并获得批准进行临床推广应用的骨科植入器械，实现了关键核心技术的国产化。

9. 全球首个皮下注射 PD-L1 抗体药物获批上市

2021 年 11 月 26 日，四川思路康瑞药业有限公司申报的 PD-L1 单域抗体恩维达®（恩沃利单抗注射液）正式获得国家药品监督管理局批准上市，成为全球首个获准上市的皮下注射 PD-L1 抗体药物。

恩维达适用于不可切除或转移性微卫星高度不稳定（MSI-H）及错配修复基因缺陷型（dMMR）的成人晚期实体瘤患者的治疗，包括既往经过氟尿嘧啶类、奥沙利铂和伊立替康治疗后出现疾病进展的晚期结直肠癌患者，以及既往治疗后出现疾病进展且无满意替代治疗方案的其他晚期实体瘤患者。

10. 首个国产肝癌一线靶向药多纳非尼获批上市

2021 年 6 月 8 日，苏州泽璟生物制药股份有限公司研发的甲苯磺酸多纳非尼片（Donafenib，商品名：泽普生）获国家药品监督管理局批准上市，批准适应证为既往未接受过全身系统性治疗的不可手术的肝细胞癌患者。

甲苯磺酸多纳非尼片是一种新型的多激酶抑制剂。药理研究表明，多纳非尼可以同时抑制 VEGFR、PDGFR 等多种受体酪氨酸激酶的活性，也可直接抑制各种 Raf 激酶，并抑制下游的 Raf/MEK/ERK 信号传导通路，抑制肿瘤细胞增殖和肿瘤血管的形成，发挥双重抑制、多靶点阻断的抗肿瘤作用。多纳非尼是 12 年来晚期肝癌治疗领域第一个在大型III期临床试验中生存期优于索拉非尼的分子靶向药物，临床试验的结果显示，与索拉非尼相比，多纳非尼可改善晚期肝癌患者的生存期，且安全性及耐受性也较好。

11. 抗艾滋病 1 类新药阿兹夫定片获批上市

2021 年 7 月 21 日，国家药品监督管理局通过优先审评审批程序附条件批准河南真实生物科技有限公司研发的 1 类创新药阿兹夫定片（Azvudine）附条件上市。该药用于与核苷反转录酶抑制剂及非核苷反转录酶抑制剂联用，治疗高病毒载量的成年 HIV-1 感染患者。该药物具有低剂量、多靶点、长效口服的优势。其临床研究结果显示，用药 4 天以上 100% 抑制 HIV 病毒复制，用药 5 天后，靶细胞（外周血单核细胞）内有效药物（FNC-TP）的浓度仍高于抑制半数病毒的浓度。

12. 自主研发 1 类新药康替唑胺片获批上市

2021 年 6 月 2 日，上海盟科药业股份有限公司研发的 1 类创新药康替唑胺片

（Contezolid，商品名：优喜泰）通过国家药品监督管理局优先审评审批程序获批上市。该药历经 12 年的自主研发，拥有自主知识产权，用于治疗对康替唑胺敏感的金黄色葡萄球菌（甲氧西林敏感和耐药的菌株）、化脓性链球菌或无乳链球菌引起的复杂性皮肤和软组织感染。

康替唑胺为全合成的新型噁唑烷酮类抗菌药，体外研究显示其通过抑制细菌蛋白质合成过程中所必需的功能性 70S 起始复合体的形成，而达到抑制细菌生长的作用。该药物的上市为复杂性皮肤和软组织感染患者提供了新的治疗选择。

13. 用于改善成人 2 型糖尿病患者血糖控制的 1 类新药脯氨酸恒格列净片获批上市

2021 年 12 月 31 日，国家药品监督管理局批准江苏恒瑞医药股份有限公司研发的 1 类新药脯氨酸恒格列净片（商品名：瑞沁）上市。该药为中国自主研发并拥有自主知识产权的创新药，用于治疗成人 2 型糖尿病患者。

脯氨酸恒格列净是一种钠－葡萄糖协同转运蛋白 2（Sodium-glucose Cotransporter-2，SGLT2）抑制剂，通过抑制 SGLT2，减少肾小管滤过的葡萄糖的重吸收，降低葡萄糖的肾阈值，从而增加尿糖排泄。该药的上市为成人 2 型糖尿病患者提供了新的治疗选择。

14. 用于治疗痛风的中药创新药虎贞清风胶囊获批上市

2021 年 12 月 16 日，国家药品监督管理局批准虎贞清风胶囊上市注册申请。虎贞清风胶囊是暨南大学研究团队研制出的中药创新药，随机、双盲、安慰剂平行对照、多中心临床试验结果显示，虎贞清风胶囊能有效缓解关节疼痛、关节肿胀发热，以及关节活动不便、口渴、烦闷不安等临床症状，可用于轻中度急性痛风性关节炎中医辨证属湿热蕴结证的治疗。

15. 用于治疗轻中度抑郁症的中药创新药解郁除烦胶囊获批上市

2021 年 12 月 16 日，国家药品监督管理局批准石家庄以岭药业股份有限公司研发的解郁除烦胶囊上市。解郁除烦胶囊是在临床经验基础上研制的中药创新药，处方根据中医经典著作《金匮要略》记载的半夏厚朴汤和《伤寒论》记载的栀子厚朴汤化裁而来，随机、双盲、阳性对照药（化学药品）、安慰剂平行对照、多中心临床试验结果显示，解郁除烦胶囊可用于轻中度抑郁症中医辨证属气郁痰阻、郁火内扰证的治疗。

16. 国内首创锚定球囊扩张导管产品获批上市

2021 年 1 月 13 日，国家药品监督管理局批准了湖南埃普特医疗器械有限公司研发的创新产品"锚定球囊扩张导管"上市。该产品是国内首个导引导管内采用球囊锚定方式进行导管交换的创新医疗器械，用于冠状动脉粥样硬化等疾病导致的冠状动脉狭窄介入手术治疗。

目前，经皮冠状动脉成形术中微导管的回撤一般采取压力泵反冲技术、延长导丝技术等，但可能出现操作困难、导丝移位甚至退出病变部位等情况。此次获批的锚定球囊扩张导管采用球囊锚定方式固定导引导管的导丝，使导丝回撤更加便捷，可减少血管并发症，缩短手术时间，提高手术成功率。

17. 单髁膝关节假体获批上市

2021 年 8 月 10 日，国家药品监督管理局批准北京市春立正达医疗器械股份有限公司研发的创新产品"单髁膝关节假体"注册申请。该产品由股骨髁和组配式胫骨平台组成，与骨水泥配合使用，适用于膝关节单侧髁置换。

在治疗单间室骨关节炎方面，单髁膝关节置换术较全膝关节置换术的创伤相对更小、恢复较快，手术并发症较少、术后功能较好。该产品能够有效地治疗膝关节单侧间室疾病，并能够很好地恢复膝关节下肢力线，为临床提供更多治疗选择。

18. 人工角膜产品获批上市

2021 年 12 月 7 日，国家药品监督管理局批准北京米赫医疗器械有限责任公司生产的创新产品"人工角膜"的上市申请。该产品采用人造材料制成，无须供体角膜，有助于缓解中国角膜供体短缺现状。

该产品适用于角膜移植手术难以成功的双眼角膜盲患者，包括角膜移植失败、化学伤、热烧伤、爆炸伤等引起的严重角结膜瘢痕血管化，眼睑闭锁，严重的自身免疫性疾病（如 Stevens-Johnson 综合征和瘢痕性类天疱疮），终末期干眼引起的角膜盲等。产品采用分体式设计及分期植入的手术方式，有助于提高产品的在位率，且在必要时可拆卸或更换镜柱。该产品为传统角膜移植术禁忌证患者临床治疗提供了新的途径。

19. 首个国产内窥镜用超声诊断设备获批上市

2021 年 9 月 1 日，国家药品监督管理局批准了深圳英美达医疗技术有限公司生产的创新产品"内窥镜用超声诊断设备"的注册申请。该产品为首个国产内窥镜超声诊断设备,产品采用自主开发的高频超声硬件、微型成像探头及高性能软件构架和图像处理新技术,可以极大地提升内窥镜下超声影像质量,有助于发现早期消化道肿瘤。

该设备可与上消化道内窥镜联合,用于上消化道的超声诊断检查。在常规内窥镜直接观察消化道黏膜表面的病变基础上,该产品的超声探头可以对病变黏膜下组织进行超声扫描观察,增强常规内镜检查的诊断效果。该设备不仅能得到人体消化道壁的表层图像,还能同时得到周围器官的断层图像,通过一次检查便可获取多元信息,增强常规内镜检查的诊断效果。

20. 持续葡萄糖监测系统设备获批上市

2021 年 11 月 4 日,国家药品监督管理局批准了微泰医疗器械(杭州)股份有限公司生产的创新产品"持续葡萄糖监测系统"的注册申请。该设备可用于糖尿病成年患者(≥ 18 岁)的组织间液葡萄糖水平的连续或定期监测,提供并存储实时葡萄糖值,供用户跟踪葡萄糖浓度变化的趋势。

该设备由一次性葡萄糖探头、葡萄糖信号发射器、葡萄糖信号接收器、血糖管理应用软件及配套附件组成,其核心技术主要包括国内首创的采用抗干扰电极设计和阻抗校正算法的电流/阻抗双模监测技术、高分子葡萄糖渗透膜材料合成技术、单工序传感器电极加工和葡萄糖氧化酶固化工艺,属国内首创,其临床优势为可实现最长 14 天的使用期限内无须指尖血校准。

21. 国内首创口腔种植手术导航定位设备获批上市

2021 年 9 月 14 日,国家药品监督管理局批准了雅客智慧(北京)科技有限公司生产的创新产品"口腔种植手术导航定位设备"的注册申请。该设备为具有自主知识产权的国内首创医疗器械,临床优势主要是保证了种植体植入的精度。

该设备由马达夹持器、种植台车、视觉与显示器台车、手术导航软件组成,与配套附件联合使用可用于成人口腔种植手术过程中种植体的导航定位,保证种植体植入精度。该设备的核心技术包括空间映射、手术路径规划和手术路径定位,具有种牙手术视觉导航的配准方法及电子设备、种植手机夹持装置、口腔种植手术定位装置及手术路径规划方法的发明专利。

四、临床标准规范与推广

2021 年，中国在脑血管疾病、传染病、代谢系统疾病、骨关节疾病等领域发布了若干指南和规范，为指导疾病防控、保障人民生命健康提供了重要支撑。

1. CHANCE 方案被《欧洲卒中组织（ESO）短暂性脑缺血发作管理指南》引用

作为多种脑血管疾病的严重表现形式，脑卒中是全球第二大致死性疾病、中国第一大致死性疾病。2013 年，首都医科大学附属北京天坛医院脑卒中研究团队首创了 21 天短程新治疗方法（简称"CHANCE"）。

2021 年 6 月 2 日，2021 版《欧洲卒中组织（ESO）短暂性脑缺血发作管理指南》[European Stroke Organisation（ESO）Guidelines on Management of Transient Ischaemic Attack] 在 European Stroke Journal 发布[①]，该指南以高证据级别和强推荐级别采用了首都医科大学附属北京天坛医院牵头的 CHANCE 研究成果，并对 CHANCE-2 研究进行了详细介绍，指出 CHANCE-2 旨在探索替格瑞洛联合阿司匹林对比氯吡格雷联合阿司匹林对于携带 CYP2C19 功能缺失基因的 TIA 或卒中患者能否降低 3 个月的卒中风险。此外，欧洲卒中组织同期发布了《轻度卒中后和高危 TIA 患者早期短期双重抗血小板治疗快速建议》（European Stroke Organisation Expedited Recommendation for the Use of Short-Term Dual Antiplatelet Therapy Early After Minor Stroke and High-Risk TIA），建议在 TIA 或缺血性卒中患者中，预防早期复发性缺血性卒中仍是优先选项，针对缺血性卒中和 TIA 提出了快速指导建议，即应早期应用双重抗血小板治疗（CHANCE 方案）。

2. 制定幽门螺杆菌家庭防控国际共识

中国约 40% 的人口感染幽门螺杆菌（Helicobacter pylori，Hp），约 64% 的家庭至少有一位成员有 Hp 感染，家庭感染率高于个人感染率现象表明，中国 Hp 防控任务还很艰巨。目前，Hp 感染管理主要采用针对个人的"检测和治疗"和"筛查和治疗"策略，而家庭成员间 Hp 感染传播等问题日益受到关注。

中国人民解放军海军军医大学第一附属医院发布了首个由中国消化专家牵头制

---

① FONSECA A C，MERWICK A，DENNIS M，et al. European Stroke Organisation（ESO）guidelines on management of transient ischaemic attack[J]. European stroke journal，2021，6（2）：CLXIII-CLXXXVI.

定的幽门螺杆菌家庭防控共识并在消化病学领域顶级期刊发表。该共识不仅对预防幽门螺杆菌在家庭内传播及减轻相关疾病（包括胃癌）的负担起到重要作用，也为世界上其他 Hp 高感染率地区提供了参考。共识引入了 Hp 管理的全新策略："以家庭为单位防控 Hp 感染"，完善了中国 Hp 感染防控框架，填补了 Hp 国际共识领域的空白，是 Hp 和胃癌防控的重要一步。为配合"以家庭为单位防控 Hp 感染"的共识推广，国家消化病临床医学研究中心（上海）于 2021 年开展了"中国幽门螺杆菌万个家庭筛查"（Hp 万家调查）工作，已收集了全国 1 万余个家庭、3 万余例调查对象的 Hp 感染数据，实现了尿素呼气试验入家检测，对今后加强中国 Hp 感染的防控将发挥积极作用。相关研究成果《中国家庭幽门螺杆菌感染的防控和管理共识报告（2021 年版）》于 2021 年 11 月发表在 *Gut*[①]。

3. 牵头制定《新型降糖药物 SGLT-2 抑制剂和 GLP-1 受体激动剂治疗 2 型糖尿病的国际临床实践指南》

糖尿病的血糖控制一直是内分泌疾病的重点研究方向。SGLT-2 抑制剂和 GLP-1 受体激动剂传统上用于二甲双胍治疗后血糖水平升高的人群，其规范、标准治疗对相关糖尿病患者具有重要意义。

四川大学华西医院研究团队联合堪萨斯大学（University of Kansas）、奥斯陆大学（Universitetet of Oslo）等多个机构的专家，共同制定了《新型降糖药物 SGLT-2 抑制剂和 GLP-1 受体激动剂治疗 2 型糖尿病的国际临床实践指南》（*SGLT-2 Inhibitors or GLP-1 Receptor Agonists for Adults with Type 2 Diabetes：A Clinical Practice Guideline*），是首个由中国内地学者牵头制定的国际主流糖尿病循证临床实践指南。该指南将 2 型糖尿病根据其心脏及肾脏并发症风险情况划分为 5 层，并利用最新循证医学证据对不同风险的患者使用或不使用这两种药物的风险和获益分别进行了评估，形成了 9 条推荐意见。研究成果于 2021 年 5 月在 *BMJ*[②] 杂志以封面文章的形式发表，并由佛罗里达大学 Steven M Smith 教授同期撰写述评[③]。

① DING S Z，DU Y Q，LU H，et al. Chinese consensus report on family-based Helicobacter pylori infection control and management（2021 edition）[J]. Gut，2022，71（2）：238-253.

② LI S，VANDVIK P O，LYTVYN L，et al. SGLT-2 inhibitors or GLP-1 receptor agonists for adults with type 2 diabetes：a clinical practice guideline[J]. BMJ，2021，373：n1091.

③ GUO J，SMITH S M. Newer drug treatments for type 2 diabetes[J]. BMJ，2021，373：n1171.

4. 创立乙肝肝衰竭诊断和预后评分新标准

慢加急性肝衰竭（Acute-on-Chronic Liver Failure，ACLF）起病急、进展快、病死率高，早期诊断和预警预后对临床及早救治、降低病死率具有重要意义。

浙江大学医学院附属第一医院基于东西方人群 ACLF 患者的不同临床特征，联合国内 13 家著名三甲医院肝病中心开展了一项多中心、前瞻性、开放性大队列研究，建立了适合乙肝人群的 HBV-ACLF 诊断的中国标准（COSSH-ACLF）1.0 版和预后评分系统（COSSH-ACLFs），被誉为除欧洲标准（CLIF-ACLF）外最具循证医学证据的国际标准。此外，研究团队于 2021 年在上述基础上进一步发现年龄、肝性脑病（HE）、总胆红素（TB）、国际标准化比值（INR）、血尿素（Ur）和中性粒细胞计数（NC）为 HBV-ACLF 患者 28 天预后的独立危险因素，建立了 HBV-ACLF 新预后评分系统：COSSH-ACLF IIs = 1.649 × ln(INR) + 0.457 × HEs + 0.425 × ln(NC) + 0.396 × ln(TB) + 0.576 × ln(Ur) + 0.033 × age。相比 COSSH-ACLF 1.0 版和欧洲 CLIF-ACLF 等常用的预后评分系统，基于临床指标实测值的 COSSH-ACLF 2.0 版极大简化了临床计算与评估，且具有更高的灵敏度和特异性，为临床医生的及时床旁应用提供了极大便利。相关研究成果于 2021 年 11 月发表在 *Journal of Hepatology*[①]。

5. 制定《中国脆性骨折术后规范化抗骨质疏松治疗指南（2021）》

脆性骨折又称骨质疏松性骨折，是骨质疏松症的最严重后果。脆性骨折患者二次骨折发生率显著增高，致死、致残严重。国内针对脆性骨折的治疗缺乏相关指南，存在医生知晓率低、患者治疗率低、治疗不规范、缺乏疗效评价体系等问题。

中国人民解放军总医院于 2021 年在《中华创伤骨科杂志》发布首部《中国脆性骨折术后规范化抗骨质疏松治疗指南（2021）》[②]。研究团队通过文献检索、专家校阅等流程，依据推荐分级的评估、制定与评价（Grading of Recommendations，Assessment，Development and Evaluation，GRADE）标准（将证据群的质量分为高、中、低和极低 4 类），形成 9 条推荐意见，涉及患者健康宣教、基础治疗方案、药物规范化治疗、用药时间和疗效评价五大方面。该指南为国际首部针对脆性骨折术后

① LI J，LIANG X，YOU S，et al. Development and validation of a new prognostic score for hepatitis B virus-related acute-on-chronic liver failure[J]. Journal of hepatology，2021，75（5）：1104-1115.
② 张里程，姜裔恒，吕厚辰. 中国脆性骨折术后规范化抗骨质疏松治疗指南（2021）[J]. 中华创伤骨科杂志，2021，23（2）：93-101.

患者，且集诊断、治疗、监测、评价于一体的规范化、全流程抗骨质疏松的治疗指南。该指南已在"国际指南注册平台"注册并审核通过，将为国际范围内的脆性骨折术后抗骨质疏松治疗提供重要参考。

6. 发布《遗传性耳聋基因筛查规范》

基因筛查是实现疾病群体预防、早诊断、早干预的重要举措。遗传性耳聋基因筛查在中国开展已有 10 余年，在预防耳聋出生缺陷、减少听力言语残疾中发挥了重要作用。

中国人民解放军总医院开展了长期跟踪、遗传性耳聋基因筛查，目前已覆盖中国大部分省份的主要城市，从最初的受检人群为耳聋个体或耳聋高危家庭成员转变为覆盖新生儿、婚前、孕前、产前的大规模人群筛查，技术方法逐步多样化。基于上述研究发表的《遗传性耳聋基因筛查规范》，围绕耳聋基因筛查原则、流程、技术方法、报告解读、遗传咨询等方面进行阐述，旨在为从事此项工作的专业人员提供指导性建议，规范中国的耳聋基因筛查及筛查后的工作流程，使耳聋基因筛查更有效地服务于耳聋的早期诊断、治疗和预防。《遗传性耳聋基因筛查规范》于 2021 年 1 月发表在《中华医学杂志》[①]。

7. 发布《国际血瘀证诊断指南》

血瘀证与活血化瘀研究是中医学和中西医结合医学最为活跃的研究领域。国内已经建立了多个诊断标准，在临床应用中发挥了重要作用，但仍存在更新速度较慢、部分理化检查指标陈旧、标准缺乏临床真实性和可靠性检验等问题。

中国中医科学院西苑医院在文献整理、病例分析及定性访谈的基础上，基于《实用血瘀证诊断标准》进一步完善而形成《国际血瘀证诊断指南》[②]，对于指导以血瘀证为主要证候的全球范围内常见疾病和重大疾病诊疗具有积极意义。该指南于 2021 年 12 月 16 日在世界中医药学会联合会正式发布，这是世界中医药学会联合会发布的首个证候国际标准，也是血瘀证国际化研究的重要里程碑。

————————————

① 中国耳聋基因筛查与诊断临床多中心研究协作组，全国防聋治聋技术指导组.遗传性耳聋基因筛查规范 [J].中华医学杂志，2021，101（2）：97-102.

② 世界中医药学会联合会.国际血瘀证诊断指南（2021-12-16）[J].世界中医药，2022，17（1）：31-36.

8. 针灸临床实践标准《针刺临床实践质量保障规范》在世界卫生组织官网发布

2021 年 5 月，由中国针灸学会、中国中医科学院针灸医院、中国中医科学院中医临床基础医学研究所等机构牵头制定的世界卫生组织（WHO）针灸临床实践标准《针刺临床实践质量保障规范》（*WHO Benchmarks for the Practice of Acupuncture*）在 WHO 官网正式发布。

该标准旨在制定面向全球针灸行业具有普适性的针灸临床实践要求，从治疗过程、设施设备、安全保障等层面，提出针灸治疗管理要求，提供针灸服务的最低基础设施要求，并强调针灸安全实践的关键要素，为针灸政策决策者、管理部门、卫生工作者、教育提供者和公众等不同群体提供可参考依据。该标准是 WHO 首次发布关于针灸临床实践的标准规范文件，是推动中国针灸走向世界的重要成果。

9. 发布首部《姑息治疗与安宁疗护基本用药指南》

姑息治疗与安宁疗护是通过多学科协作模式，有效改善患者痛苦症状、提高生活质量，直至其舒适、有尊严离世的新兴临床学科。合理使用药物是姑息治疗与安宁疗护中最为重要的内容之一。

2021 年，来自全国 13 家专业医疗机构的 24 位权威专家共同编写并发布中国首部《姑息治疗与安宁疗护基本用药指南》。该指南是编制专家组依照国际指南的制定标准，结合国内外相关临床研究，并紧密结合中国临床实践而制定的。该指南围绕各种疾病终末期和临终期患者常见的 33 个全身性和各系统的躯体、精神心理症状及难治性症状，推荐 23 种治疗药物，其中 20 种药物收录于中国现行《国家基本药物目录》。该指南的制定有助于提升各临床学科对临终患者的诊疗服务质量，为医疗机构开展姑息治疗与安宁疗护的用药规范和安全提供了指导。

10. 发布《中国超重 / 肥胖医学营养治疗指南（2021）》

随着经济水平的不断发展，超重与肥胖已经成为全社会普遍的健康问题。2021 年 7 月，中国医疗保健国际交流促进会营养与代谢管理分会、中国营养学会临床营养分会、中华医学会糖尿病学分会、中华医学会肠外肠内营养学分会和中国医师协会营养医师专业委员会共同编写的《中国超重/肥胖医学营养治疗指南（2021）》在《中国医学前沿杂志（电子版）》发布。

该指南由循证医学、公共卫生、营养与代谢研究领域，以及外科、内分泌、心血管、肾脏科、妇产科、儿科等多学科的专家在《中国超重/肥胖医学营养治疗专家共识》（2016 年版）基础上更新而成。核心内容包括"医学减重干预方法"和"特殊人群减重策略推荐"两大部分，全面涵盖了"减重与医学营养"方面临床关注的问题，对中国超重及肥胖医学营养治疗具有重要意义。

11. 发布首部《中国离子治疗指南》

离子治疗是一种前景广阔的放射治疗技术，其治疗的适应证日益增多，但目前尚缺乏适应中国国情和离子治疗发展现状的指南来指导临床实践。

中国科学院近代物理研究所联合中华医学会、中国抗癌协会和中国医师协会等国内相关机构专家，参考国内外最新研究进展，制定了中国首部《中国离子治疗指南》，以指导中国离子治疗的临床实践及促进离子治疗技术的推广应用。相关研究成果于 2021 年 6 月发表在 *Precision Radiation Oncology*[①]。

该指南简要回顾了离子治疗肿瘤的历史和发展，介绍了质子重离子治疗的物理学及生物学特征，总结和评价了离子治疗的适应证，并结合国际上离子治疗的临床应用经验，重点总结了碳离子治疗肿瘤的日本模式和上海模式，提出可供参考的全身各部位肿瘤治疗推荐方案和危及器官剂量限制标准，并对离子治疗的实施流程和随访进行规范，为指导中国医疗机构规范开展离子治疗发挥了积极作用。

12. 牵头编写《结外鼻型 NK/T 细胞淋巴瘤现代放疗指南》

中国医学科学院肿瘤医院在国际淋巴瘤放疗合作组（International Lymphoma Radiation Oncology Group，ILROG）框架下，联合来自 MD Anderson 癌症中心、哈佛大学癌症中心、丹麦哥本哈根大学肿瘤中心、日本东京癌症研究所和韩国首尔大学癌症中心等全球权威专家制定了《结外鼻型 NK/T 细胞淋巴瘤现代放疗指南》（*Modern Radiation Therapy for Extranodal Nasal-Type NK/T-cell Lymphoma：Risk-Adapted Therapy，Target Volume，and Dose Guidelines from the International Lymphoma Radiation Oncology Group*）。该指南于 2021 年 7 月在 *International Journal*

① ZHANG Q，KONG L，LIU R，et al. Ion therapy guideline（Version 2020）[J]. Precision radiation oncology，2021，5（2）：73-83.

of Radiation Oncology Biology Physics[1] 在线发表。

该指南是国内专家首次主持编写的国际淋巴瘤放疗指南，以大量循证医学为证据，在结外鼻型 NK/T 淋巴瘤临床特征异质性、分期和风险分层、风险分层治疗原则、放疗剂量、靶区勾画、危及器官限量及局部复发后的挽救放疗等方面提出诊治建议和推荐。指南系统梳理了从分期到治疗决策及放疗执行的各个环节，为肿瘤内科、血液肿瘤和放疗医生规范化培养提供了依据。

五、学术奖励

2021 年，中国在心血管疾病、糖尿病、代谢性疾病等多个临床医学研究领域的创新成果获得国家科学技术进步奖，为引领相关领域研究发展发挥了重要作用[2]。

1. "缺血性心脏病细胞治疗关键技术创新及临床转化"获 2020 年度国家科学技术进步奖二等奖

缺血性心脏病发病率逐年攀升，已成为中国重大公共卫生问题之一。临床常用的药物治疗、介入支架、外科搭桥等手段仅能改善心肌供血，却不能解决因缺血导致的心肌细胞缺失和继发心室重构造成的终末期心衰。细胞治疗为解决这一难题带来希望，但细胞治疗存在疗效差异大、驻留与存活率低、移植后转归与在体功能检测难等瓶颈，限制了细胞治疗的临床应用。

由苏州大学附属第一医院牵头，中国医学科学院阜外医院、中国科学院上海生命科学研究院、河北医科大学第一医院、中国科学院生物物理研究所共同合作，围绕细胞治疗缺血性心脏病的"临床转化"关键技术进行深入研究，创建了冠脉搭桥术中心脏停搏状态下经桥血管细胞移植关键技术，在国内率先开展细胞移植治疗缺血性心肌病随机对照临床研究，显著提升了缺血性心脏病细胞治疗的临床疗效，并在国内多家单位推广应用，有效地促进了中国干细胞与再生医学转化领域的健康快速发展。相关研究成果"缺血性心脏病细胞治疗关键技术创新及临床转化"获 2020

---

① Qi S N，Li Y X，SPECHT L，et al. Modern radiation therapy for extranodal nasal-type NK/T-cell lymphoma：risk-adapted therapy，target volume，and dose guidelines from the International Lymphoma Radiation Oncology Group[J]. International journal of radiation oncology biology physics，2021，110（4）：1064−1081.

② 学术奖励部分以 2021 年获奖或颁奖为准。

年度国家科学技术进步奖二等奖。

2. "糖尿病免疫诊断与治疗关键技术创新及应用"获 2020 年度国家科学技术进步奖二等奖

近年来，糖尿病发病率高、致残致死率高，严重威胁着人类健康。中南大学湘雅二医院、香港大学和三诺生物传感股份有限公司合作，历经 25 年持续攻关，在糖尿病的免疫诊断、发病机制、治疗策略、血糖监测等方面实现了全链条创新，有力地支撑了《国务院关于实施健康中国行动的意见》中糖尿病防治行动的实施。

该系列研究的主要科技创新包括：①建立了高敏感性的胰岛抗体检测技术，揭示了中国糖尿病各亚型的患病特征与规律，解决了糖尿病精准免疫分型的临床难题。②揭示了糖尿病的免疫发病关键机制，推出反映疾病免疫启动和病情程度的系列新指标。③开辟了保护糖尿病胰岛功能免疫治疗新路径，开发了易于推广普及的血糖监测新产品。研究团队牵头制定首部《中国 1 型糖尿病诊治指南》和"糖尿病诊共识"。相关研究成果共发表 SCI 论文 152 篇，中华系列论文 122 篇；获中国及美国授权发明专利 30 项；成果在全国 4000 余家医院应用，特别是血糖检测和评估产品应用于全球 116 个国家和地区。相关研究成果"糖尿病免疫诊断与治疗关键技术创新及应用"获 2020 年度国家科学技术进步奖二等奖。

3. "颞下颌关节外科技术创新与推广应用"获 2020 年度国家科学技术进步奖二等奖

颞下颌关节是颅颌面唯一的可动关节，主导下颌骨运动，参与语言、咀嚼、呼吸及表情等重要功能。颞下颌关节一旦发生疾病，不仅会影响患者的上述功能，还可继发牙颌面畸形。

上海交通大学医学院附属第九人民医院研究团队成功构建并实践颞下颌关节－颌骨－咬合联合诊治模式，所研发的关节盘复位固定技术及相关器械在国内 36 家、国际 20 家医院推广应用，成功率达 95% 以上，其中关节镜盘复位缝合术被国际知名专家誉为"独一无二享誉全球的 21 世纪里程碑式技术"；创新颞下颌关节－颅底联合重建技术体系，取得关键技术突破，变"不能修复"为"能修复"，解决复杂病例不能同期重建关节的国际难题；开发及建立颞下颌关节外科数字化技术平台，提供精准手术方案设计及数字化导板辅助手术，可有效降低手术风险、提高精确性和

稳定性、减少手术用时。相关研究成果"颞下颌关节外科技术创新与推广应用"获
2020 年度国家科学技术进步奖二等奖。

4. "基于'物质－药代－功效'的中药创新研发理论与关键技术及其应用"获 2020 年度国家科学技术进步奖二等奖

中药创新研发理论和科学模式的缺少，在很大程度上制约了中药的研发水平和
产业化效率。

天津中医药大学第一附属医院牵头完成的"基于'物质－药代－功效'的中
药创新研发理论与关键技术及其应用"项目，建立了以"物质－药代－功效"为
核心的中药研发创新模式。项目所建立的中药评价体系和技术平台，为全国近百家
单位完成了中药新药的临床前研究和评价、国际化注册，提高了中国中药新药研发
水平，为中国中药生产企业提供了巨大的技术支撑，推进了中药现代化和国际化进
程。项目自主研发和产业化的中药新药年销售额过 10 亿元的品种有 2 个，过亿元的
品种有 8 个，近 3 年累计销售额超 300 亿元，辐射全国 24 个省（区、市），对中国
中药产业产品结构调整和产业技术升级起到了巨大的推动作用。项目相关成果共发
表论文 600 余篇，其中 SCI 论文 115 篇，出版中英文专著 20 部，产生了积极的学术
影响。相关研究成果"基于'物质－药代－功效'的中药创新研发理论与关键技术
及其应用"获 2020 年度国家科学技术进步奖二等奖。

5. "肺癌早期精准诊断关键技术的建立与临床应用"获 2020 年度国家科学技术进步奖二等奖

肺癌发病率居高不下，死亡率位居所有恶性肿瘤榜首，早期筛查率低是导致死
亡率高的一个重要原因。

四川大学华西医院提出"建立我国 40 岁以上高危人群进行低剂量螺旋 CT 筛查
肺癌的方案"，为破解早期肺癌漏诊提供了支撑。研究团队开发建立了国内首个大样
本肺癌智能数据库，集成各类数据系统，构建呼吸疾病病种库，采用自然语言处理
和机器视觉算法，对临床、影像、病理、基因等多维数据实现全景信息提取，实现
病种库的可视化、结构化、智能化，为新型影像技术开发提供大数据支撑。并针对
小结节容易漏诊、误诊和性质难以判别，开发了肺结节／肺癌人工智能辅助诊断系
统，对 3 ～ 5 mm 肺小结节检快速检出的准确性达到 98.8%。相关研究成果"肺癌早
期精准诊断关键技术的建立与临床应用"获 2020 年度国家科学技术进步奖二等奖。

6."难治性白血病诊治新策略的建立与临床应用"获 2020 年度国家科学技术进步奖二等奖

白血病是一类严重危害人类生命健康的恶性血液疾病。白血病患者中，有 40% ~ 60% 的人无法被治愈，即难治性白血病。难治性白血病病情凶险、死亡率高，主要治疗手段包括化疗和造血干细胞移植。

中国人民解放军陆军军医大学新桥医院血液病医学中心的研究人员首次揭示了白血病微环境"庇护"和损伤新机制，提出了"微环境重塑"难治性白血病诊治新技术，为探索逆转难治性白血病耐药和提高造血干细胞移植安全的临床诊治新策略奠定基础。该团队基于微环境"庇护"机制，创建难治性白血病精准筛检和逆转耐药新技术，提高难治性白血病的检出率和临床疗效，两年总生存率提高 21.5%，临床治愈 65.1%。立足"微环境损伤"修复，该团队建立了难治性白血病造血干细胞移植并发症防控新技术体系，显著提升了移植安全。相关研究成果"难治性白血病诊治新策略的建立与临床应用"获 2020 年度国家科学技术进步奖二等奖。

7."耳科影像学的关键技术创新和应用"获 2020 年度国家科学技术进步奖二等奖

耳鸣、耳聋、眩晕是耳科疾病的三大主要症状，是影响民生的重大健康问题。耳科疾病的病变解剖位置深、隐匿微小，传统耳科影像学检查结果存在看不清、看不准、看不懂等问题，导致耳科病变影像诊断效能低下，极大制约了影像学检查在临床诊疗中的应用。如何通过影像学精准评估实现耳科疾病个体化精准治疗是亟须解决的难题。

首都医科大学附属北京友谊医院和清华大学合作，从创建耳科影像的规范检查方案和系统评价模式、提升耳科疾病的病生理结构显示能力入手，历经 10 年攻关，在耳科影像学方面取得系列创新：①在国际上率先阐明搏动性耳鸣全链条发生机制，构建致鸣多因素影像评估体系，制定了中国指南并改写国际标准，引领该领域前沿研究。②构建耳科影像检查及诊断新体系，实现低辐射高质量的成像和病变的精准检查，提升了诊断效能。③研制小焦点大功率 X 线发生器，提出小视野数据重建、散射校正、几何标定、运动校正等系列新算法，发明双源 − 双探测器设计的世界首台 10 微米级临床耳科 CT 专用设备，填补国际空白。相关研究成果"耳科影像学的关键技术创新和应用"获 2020 年度国家科学技术进步奖二等奖。

8."中医药循证研究'四证'方法学体系创建及应用"获 2020 年度国家科学技术进步奖二等奖

20 世纪 90 年代，循证医学这一概念被首次获得广泛关注与认可，医疗决策不再单纯依赖医生的经验，而是以临床研究为依据。循证医学引入中医药领域至今已有 20 余年，但已发表的相关研究成果质量普遍不高。

由北京中医药大学牵头，广东省中医院、中国中医科学院临床中医基础医学研究所、兰州大学、香港浸会大学等合作，创建了群体个体证据相融合的中医药循证研究"四证"方法学体系。该体系在建立产证规范技术体系的基础上，结合中医个体精准诊疗特色内核，融合人工智能机器学习等关键算法，创建了循证目标成就评量、中医药单病例随机对照试验设计、中医核心证候指标集、医患共建平行病历等适合评价中医临床疗效的系列方法与关键技术，形成系统并开展实践，有效地促进了循证规范与中医特色之间的融合。从规范产证、精准辨证到高效用证—验证，覆盖了中医药高质量证据从产生到应用的全链条，使优质证据高效转化为"临床生产力"，进一步提升了中医药传承创新能力，推进了中医药国际化进程。相关研究成果"中医药循证研究'四证'方法学体系创建及应用"获 2020 年度国家科学技术进步奖二等奖。

9."血管通路数字诊疗关键技术体系建立及其临床应用"获 2020 年度国家科学技术进步奖二等奖

心脑血管疾病和肿瘤是威胁人类健康的主要疾病，临床上实施救治需建立中心血管通路。而传统血管通路建立存在穿刺难、定位差、并发症多三大挑战。

同济大学附属第十人民医院研究团队历经 10 余年医工交叉与转化研究，创建了新的中心血管通路技术体系，取得系列创新成果：①提出基于彩色超声多普勒血流测定穿刺靶区多参数选择方法，实现对靶血管直径、向心血流速度等生物特性的精准分析，提高穿刺成功率。②研发双头超声换能器和图像空间复合增强显示技术，提高图像清晰度，消除了穿刺视野盲区，实现穿刺全程实时监控。③发明导管尖端的生物电精准导航，减少患者 X 线接触，提高临床定位准确度，降低异位、移位等并发症发生率。相关研究成果"血管通路数字诊疗关键技术体系建立及其临床应用"获 2020 年度国家科学技术进步奖二等奖。

10."发育源性疾病和遗传性出生缺陷的机制研究及临床精准防控"获 2020 年度国家科学技术进步奖二等奖

出生缺陷和慢性疾病严重影响人口质量,但由于发育源性疾病机制不清、无临床预警,遗传性出生缺陷缺乏精准防控技术,且患儿出生后鲜有治愈方法,因此,临床防治存在巨大挑战。

上海交通大学医学院附属国际和平妇幼保健院的研究团队针对慢性疾病高危人群和遗传病家系,创建了发育源性疾病的早期防控和遗传性出生缺陷的临床精准防控两大技术体系。通过辅助生殖技术出生队列和配子 / 胚胎发育机制研究,对发育源性代谢性和心血管等疾病的传代机制进行了开创性研究,并在临床上进行预警和转化应用,提高了出生子代的安全性。该研究团队将疾病的起源从胎儿期前移至配子和胚胎发生阶段,创建的"配子源性成人疾病"学说,为源头防控慢性疾病提供了科学依据。针对遗传性出生缺陷,对孕前携带者筛查、产前基因诊断、胚胎遗传学诊断进行了技术集成创新,共完成 20 000 余名胎儿遗传学诊断,避免了 2000 余个家庭出生遗传缺陷儿,临床诊断成功率和健康新生儿出生符合率达 100%,成果在全国 23 个省(区、市)推广应用。相关研究成果"发育源性疾病和遗传性出生缺陷的机制研究及临床精准防控"获 2020 年度国家科学技术进步奖二等奖。

第四章 2021年临床医学研究热点浅析：抑郁症的发病机制、临床诊疗和药物研发进展

近年来，抑郁症的患病率逐年升高，给国家、社会、家庭和个人都带来了沉重的负担。在所有种类的精神疾病中，抑郁症造成的疾病负担最为严重[①]；同时，抑郁症患者的高自杀率也成为重要的公共卫生问题之一。然而，抑郁症的发病机制目前仍不明确，临床诊疗手段有限，药物疗效不佳等问题仍然未能根本解决，还需要遗传学、生物化学、电生理学、影像学和心理学等多个学科的共同努力。近年来，国内外科学家在抑郁症研究领域取得了一系列重大研究进展，为抑郁症的病因解析和诊疗方法研发提供了新的视角。未来，随着中国科技创新2030—"脑科学与类脑研究"重大项目等一系列科技计划对抑郁症研究的重点部署，必将为其早期预防和早诊优治带来新的发展契机。

一、抑郁症概述

抑郁障碍（Depressive Disorder），通常也称抑郁症，是由多种原因引起的以显著和持久的抑郁症状群为主要临床特征的一类心境障碍。由于各项研究对抑郁症的定义、诊断标准、流行病学调查方法和工具的不同，导致不同国家和地区所报道的患病率差异较大。据世界卫生组织统计，全球约有 3.5 亿例抑郁症患者，平均每 20 人就有 1 人曾患或正在患抑郁症[②]。北京大学第六医院黄悦勤教授等 2019 年报道的最新流行病学调查研究结果显示，中国成年人抑郁症的终身患病率为 6.8%，12 个月

[①] MALHI G S，MANN J J. Depression[J]. The lancet，2018，392（10161）：2299−2312.

[②] World Health Organization. Depression[EB/OL]. [2022−05−01].https://www.who.int/en/news-room/fact-sheets/detail/depression.

患病率（12 个月内抑郁症新发病患者人数在目标人群中的比例）为 3.6%，其中，男性 3.0%、女性 4.2%[1]。

据世界卫生组织统计，抑郁症是全世界主要致残原因之一，也是造成全球疾病总负担的重要原因之一，预测到 2030 年抑郁症将成为全球疾病负担排名第一的疾病[2]。2019 年全球疾病负担（Global Burden of Disease，GBD）项目调查显示，抑郁症所致伤残调整生命年（Disability Adjusted Life Years，DALYs）排在所有疾病的第 13 位；以伤残损失健康生命年（Years Lived with Disability，YLDs）计算更是排在所有疾病的第 2 位，占所有疾病的 5.45%，在所有精神疾病中是负担最重的[3]。中国抑郁症所致 YLDs 占所有疾病的 4.92%，略低于全球平均水平。如果考虑抑郁症造成的自杀与自伤等因素，抑郁症在所有神经精神疾病造成的疾病负担中排名首位。根据世界卫生组织发布的科学简报，在新冠肺炎全球大流行的第一年即 2020 年，全球焦虑和抑郁患病率增加了 25%，重度抑郁症患者增加了 5320 万例[4]。部分原因是疫情导致的社会隔离状态给公众造成了前所未有的压力，使人们在工作、寻求亲人支持及参与社区活动等方面都受到限制。

自杀是抑郁症患者最为严重的后果之一，约 50% 的自杀人群可能有抑郁症状。每年有超过 70 万人死于自杀，它是全球 15 ～ 29 岁人群的第四大死亡原因，而抑郁症患者的自杀率显著高于普通人群[5]。抑郁症患者自杀意念或自杀死亡的风险与年龄、性别、社会环境变化及疾病严重程度密切相关。

① HUANG Y，WANG Y，WANG H，et al. Prevalence of mental disorders in China：a cross-sectional epidemiological study [J]. Lancet psychiatry，2019，6（3）：211–224.

② MALHI G S，MANN J J. Depression[J]. The lancet，2018，392（10161）：2299–2312.

③ GBD 2019 Mental Disorders Collaborators. Global，regional，and national burden of 12 mental disorders in 204 countries and territories，1990–2019：a systematic analysis for the global burden of disease study 2019[J]. The lancet psychiatry，2022，9（2）：137–150.

④ SANTOMAURO D F，MANTILLA HERRERA A M，SHADID J，et al. Global prevalence and burden of depressive and anxiety disorders in 204 countries and territories in 2020 due to the COVID-19 pandemic [J]. The lancet，2021，398（10312）：1700–1712.

⑤ World Health Organization. Suicide prevention[EB/OL].[2022–05–01]. https://www.who.int/health-topics/suicide#tab=tab_2.

二、抑郁症发病机制的国内外研究进展

抑郁症的临床症状涉及行为、认知、情绪和生理等多方面的异常。尽管进行了大量研究，但由于抑郁症的复杂性，该疾病发生发展的确切机制仍未阐明。了解抑郁症的病理生理机制是明确抑郁症诊断、开发有效治疗手段的关键。既往的大量研究发现，多种病理生理机制均可能参与抑郁症的发生发展过程，如遗传学和表观遗传学、神经生化与神经内分泌、神经电生理和脑网络，以及心理与社会因素等。因为涉及多种相互关联的发病机制，找寻抑郁症关键性发病机制是研究的重要难点问题。

（一）遗传学和表观遗传学机制

1. 抑郁症易感基因

近年来，随着高通量基因分型技术的进步，越来越多的研究人员开始使用全基因组关联研究（Genome Wide Association Study，GWAS）来确定疾病的易感基因。现有研究结果表明，抑郁症的发生常伴随着多个基因的改变，其可能是一种多基因疾病。Howard 等开展的抑郁症荟萃研究中收集了 807 553 份受试者的 GWAS 数据，确定了 102 个与抑郁症相关的全基因组位点[1]。Wray 等的荟萃分析比较了 135 438 例抑郁症患者及 344 901 例对照，确定了 44 个独立的基因位点，这些基因主要与突触、神经元形态和分化、神经元投射、离子通道、细胞因子和免疫应答相关[2]。通过对抑郁症患者的死后脑组织进行 RNA 测序分析发现，背外侧前额叶皮层（Dorsolateral Prefrontal Cortex，DLPFC）中与谷氨酸能传递相关的基因表达下调[3]。尽管来自基于家族的遗传研究和 GWAS 的证据都表明遗传风险因素在抑郁症的发病机制中发挥着不可或缺的作用，但它的遗传力估算值（约40%）还是远低于

① HOWARD D M，ADAMS M J，CLARKE T K，et al. Genome-wide meta-analysis of depression identifies 102 independent variants and highlights the importance of the prefrontal brain regions [J]. Nat Neurosci，2019，22（3）：343–352.

② WRAY N R，RIPKE S，MATTHEISEN M，et al. Genome-wide association analyses identify 44 risk variants and refine the genetic architecture of major depression [J]. Nat genet，2018，50（5）：668–681.

③ PANTAZATOS S P，HUANG Y Y，ROSOKLIJA G B，et al. Whole-transcriptome brain expression and exon-usage profiling in major depression and suicide：evidence for altered glial，endothelial and ATPase activity [J]. Mol psychiatry，2017，22（5）：760–773.

其他神经精神疾病，如精神分裂症、双相情感障碍和注意力缺陷多动障碍（大多在75%～80%）。

2. 抑郁症表观遗传学改变

环境因素，特别是压力和不良生活事件，是导致抑郁症的重要原因。有研究发现，童年创伤（尤其是被忽视和情感虐待）与成年期的抑郁症密切相关，被忽视个体的抑郁症发生率为健康个体的 2.78 倍，遭受情感虐待个体的抑郁症发生率为健康个体的 2.75 倍[①]。表观遗传学以往被证明是环境因素引起体内生物学改变的重要机制，其提供了一个整合遗传和环境因素的抑郁症机制框架。表观遗传过程包括 DNA 甲基化、组蛋白修饰和小的非编码 RNA（如 microRNA，即 miRNA）调控等。

抑郁症患者的特定基因座存在 DNA 甲基化的差异，如编码脑源性神经营养因子（Brain-Derived Neurotrophic Factor，BDNF）和血清素转运蛋白溶质载体家族 6 神经递质转运蛋白成员 4（Solute Carrier Family 6 Neurotransmitter Transporter，Member 4，SLC6A4）的基因甲基化水平显著增加[②]。相较于外周组织，研究脑组织中的异常 DNA 甲基化模式对了解抑郁症的分子病理机制更有价值。Aberg 等通过对抑郁症患者的血液和死后大脑组织进行 MWAS 研究，发现了许多重要的抑郁症相关脑区，包括布罗德曼区 10（Brodmann Area 10，BA10）等，其中 BDNF 的甲基化水平与抑郁症相关性最高[③]。Kaut 等在抑郁症患者的前额叶皮层（Prefrontal Cortex，PFC）中发现了 20 个甲基化异常的基因[④]，并且 PFC 中的 DNA 甲基转移酶表达水平也与抑郁症有关[⑤]，提示靶向操控表观遗传相关酶可能是治疗抑郁症的一种新策略。例如，

① MANDELLI L，PETRELLI C，SERRETTI A. The role of specific early trauma in adult depression：a meta-analysis of published literature. Childhood trauma and adult depression[J]. European psychiatry，2015，30（6）：665−680.

② LIN E，TSAI S J. Epigenetics and depression：an update [J]. Psychiatry investig，2019，16（9）：654−661.

③ ABERG K A，DEAN B，SHABALIN A A，et al. Methylome-wide association findings for major depressive disorder overlap in blood and brain and replicate in independent brain samples [J]. Mol psychiatry，2020，25（6）：1344−1354.

④ KAUT O，SCHMITT I，HOFMANN A，et al. Aberrant NMDA receptor DNA methylation detected by epigenome-wide analysis of hippocampus and prefrontal cortex in major depression [J]. Eur Arch Psychiatry Clin Neurosci，2015，265（4）：331−341.

⑤ DUAN Z，LU J. DNA methyltransferases in depression：an update [J]. Front psychiatry，2020，11：538683.

在抑郁症大鼠模型中，抗抑郁药丙咪嗪治疗可以通过逆转升高的 DNA 甲基化产生抗抑郁效果[1]。

尽管组蛋白存在各种修饰，但大多数研究都集中于组蛋白乙酰化。组蛋白乙酰化由组蛋白乙酰转移酶（Histone Acetyltransferase，HAT）和组蛋白去乙酰转移酶（Histone Deacetylase，HDAC）所介导，通常与转录激活有关。在抑郁症患者的 PFC 脑区，突触蛋白 1（Synapsin-1，SYN1）启动子中组蛋白 H3 赖氨酸 K4（histone H3 lysines K4，H3K4）的三甲基化水平增加。研究发现，急性抑郁发作患者的外周组织中 HDAC2 和 HDAC5 水平升高，并且在抑郁症状缓解后，HDAC2 和 HDAC5 能够恢复到和健康人群一样的水平[2]。动物研究也发现，抑郁症模型小鼠中海马脑区组蛋白 H3K4 和 H3K27 乙酰化水平下降[3]，HDAC5 mRNA 水平升高[4]，伏隔核脑区的 HDAC7 水平下降[5]。

miRNA 是一种非编码 RNA，参与转录后基因表达调控，在发育和细胞分化中发挥了重要作用。miRNA 在早期生活压力所诱导的应激易感性中发挥着重要作用[6]，急性束缚应激会导致特定脑区 miRNA 表达快速变化，改变突触效能，具有抑郁易感性大鼠前额叶皮层的 miRNA 反应减弱，这表明 miRNA 的异常表达可能是抑郁症易感性的重要原因之一[7]。Yuan 等评估了 23 篇研究论文中抑郁症患者外周组织中 miRNA 的表达水平，发现了 178 种表达水平异常的 miRNA[8]。其中，miRNA-132

---

① SALES A J，JOCA S R L. Antidepressant administration modulates stress-induced DNA methylation and DNA methyltransferase expression in rat prefrontal cortex and hippocampus [J]. Behav Brain Res，2018，343：8−15.

② ABE N，UCHIDA S，OTSUKI K，et al. Altered sirtuin deacetylase gene expression in patients with a mood disorder [J]. J Psychiatr Res，2011，45（8）：1106−1112.

③ SEO M K，CHOI A J，SEOG D H，et al. Early enriched environment prevents epigenetic p11 gene changes induced by adulthood stress in mice [J]. Int J Mol Sci，2021，22（4）：1928.

④ 同③。

⑤ QIAN W，YU C，WANG S，et al. Depressive-like behaviors induced by chronic social defeat stress are associated with HDAC7 reduction in the nucleus accumbens [J]. Front psychiatry，2020，11：586904.

⑥ ALLEN L，DWIVEDI Y. MicroRNA mediators of early life stress vulnerability to depression and suicidal behavior [J]. Mol psychiatry，2020，25（2）：308−320.

⑦ DWIVEDI Y. microRNA-124：a putative therapeutic target and biomarker for major depression [J]. Expert Opin Ther Targets，2017，21（7）：653−656.

⑧ YUAN H，MISCHOULON D，FAVA M，et al. Circulating microRNAs as biomarkers for depression：many candidates，few finalists [J]. J Affect Disord，2018，233：68−78.

在多项独立研究中均表现出一致的表达变化。Roy 等的研究发现，在应激大鼠及重度抑郁症患者中皆观察到 miRNA-124-3p 的表达显著失调，进行抗抑郁药氟西汀治疗后，该 miRNA 表达降低[1]。

（二）神经生化与神经内分泌机制

1. 单胺类神经递质系统

人类大脑内主要有三大单胺类神经递质系统，即去甲肾上腺素（Noradrenaline，NE）、多巴胺（Dopamine，DA）和 5-羟色胺（5-Hydroxytryptamine，5-HT）能神经递质系统，均被发现与抑郁症的发病有着重要联系。抑郁症不仅与体内神经递质的水平异常有关，也与相应受体功能的改变有关，即长期神经递质的异常，引发受体功能产生适应性改变，包括受体本身数量和密度的改变，还会影响受体后信号转导功能，甚至改变基因转录过程。

通常认为，抑郁症的发生与 5-HT 和 NE 能神经递质系统功能活性降低有关，现有抑郁症和焦虑症的治疗药物很多是通过增强 5-HT 信号传递过程来发挥作用的，如临床常用的选择性 5- 羟色胺再摄取抑制剂（Serotonin-Selective Reuptake Inhibitors，SSRIs）和 5- 羟色胺 - 去甲肾上腺素再摄取抑制剂（Serotonin and Norepinephrine Reuptake Inhibitors，SNRIs）。有研究通过高架迷宫和强迫游泳实验，发现激活中缝背核中向杏仁核投射的 5-HT 神经元会增加焦虑行为，向眶额皮层投射的 5-HT 神经元会减少抑郁样行为[2]。

多巴胺是介导奖赏系统的关键神经递质，抑郁症的核心症状——快感缺失、兴趣减退可能与其有关。Hare 等通过光遗传学研究表明，激活表达多巴胺 1 型受体（Dopamine D1 Receptor，D1R）的 PFC 锥体神经元会产生快速和持久的抗抑郁、抗焦虑反应，而降低 D1R 活性会阻碍氯胺酮的快速抗抑郁作用[3]。不同刺激形式对于多巴胺神经元的作用不同，轻度应激源和厌恶刺激会减少腹侧被盖区（Ventral

① ROY B，DUNBAR M，SHELTON R C，et al. Identification of microRNA-124-3p as a putative epigenetic signature of major depressive disorder [J]. Neuropsychopharmacology，2017，42（4）：864-875.
② REN J，FRIEDMANN D，XIONG J，et al. Anatomically defined and functionally distinct dorsal raphe serotonin sub-systems[J]. Cell，2018，175（2）：472-487.
③ HARE B D，SHINOHARA R，LIU R J，et al. Optogenetic stimulation of medial prefrontal cortex Drd1 neurons produces rapid and long-lasting antidepressant effects [J]. Nat Commun，2019，10（1）：223.

Tegmental Area，VTA）中的 DA 能神经元放电，而严重的应激则会导致这些神经元过度活跃[1]。慢性社交失败应激（Chronic Social Defeat Stress，CSDS）易感小鼠的 VTA 中 DA 能神经元阶段性放电升高，通过光遗传学操作可以诱导出 CSDS 模型或者其他慢性应激模型的易感性，让其表现出抑郁样行为[2]。

2. 神经内分泌系统

生长激素 – 下丘脑 – 垂体 – 肾上腺轴（Hypothalamic–Pituitary–Adrenal axis，HPA axis）和甲状腺激素等神经内分泌水平的异常是抑郁症发病的关键因素[3]。在抑郁症患者中，已发现存在生长激素释放减少[4]、糖皮质激素机制功能紊乱和皮质类固醇受体信号传导受损等现象。抑郁症患者脑脊液中促肾上腺皮质激素释放因子（Corticotrophin-Releasing Factor，CRF）水平升高，CRF 水平持续升高是导致高皮质醇分泌的主要原因，现有证据表明，皮质醇分泌水平升高与抑郁症患者的临床症状显著相关，如体重减轻、睡眠不安、精神运动迟缓等[5]。甲状腺能通过激活垂体中的促甲状腺激素（Thyroid-Stimulating Hormone，TSH）产生两种活性形式的激素（三碘甲状腺原氨酸 T3 和四碘甲状腺原氨酸 T4）[6]。甲状腺功能的异常可导致抑郁症患者出现睡眠障碍、体重减轻和精神运动迟缓等症状[7]。

南方医科大学团队发现，星形胶质细胞 ATP 释放减少是抑郁症发病的重要机制，提出了抑郁症发病的胶质细胞学说，并据此发现了一系列抗抑郁治疗的新靶点，包括 P2X2R、P2Y1R 等。该团队还发现刺激内源性 ATP 分泌及间歇性低氧分

---

① MUIR J，LOPEZ J，BAGOT R C. Wiring the depressed brain：optogenetic and chemogenetic circuit interrogation in animal models of depression [J]. Neuropsychopharmacology，2019，44（6）：1013–1026.

② CHAUDHURY D，WALSH J J，FRIEDMAN A K，et al. Rapid regulation of depression-related behaviours by control of midbrain dopamine neurons [J]. Nature，2013，493（7433）：532–536.

③ LIU M，HE E，FU X，et al. Cerebral blood flow self-regulation in depression [J]. J Affect Disord，2022，302：324–331.

④ RAJKUMAR R P. Gut hormones as potential therapeutic targets or biomarkers of response in depression：the case of Motilin [J]. Life（Basel），2021，11（9）：892.

⑤ KAGEYAMA K，IWASAKI Y，DAIMON M. Hypothalamic regulation of corticotropin-releasing factor under stress and stress resilience [J]. Int J Mol Sci，2021，22（22）：12242.

⑥ BRENT G A. Mechanisms of thyroid hormone action[J]. J Clin Invest，2012，122（9）：3035–3043.

⑦ JURADO-FLORES M，WARDA F，MOORADIAN A. Pathophysiology and clinical features of neuropsychiatric manifestations of thyroid disease [J]. J Endocr Soc，2022，6（2）：bvab194.

别具有快速和长效的抗抑郁作用[①]。进一步研究发现，星形胶质细胞还可通过 HPA 轴的糖皮质激素受体调控抑郁样行为[②]。

3. 细胞因子和神经免疫系统

20 世纪 90 年代以来，越来越多的证据表明，免疫功能失调可能是抑郁症发病的一个因素。在抑郁症患者中，对抗原的快速和非特异性反应的先天免疫系统，以及较缓慢的、产生抗体的特异性反应的适应性免疫系统都处于失调状态[③]，其中，先天免疫系统的激活会诱导快感丧失和疲劳的抑郁症状[④]。抑郁症主要涉及白介素、C− 反应蛋白、干扰素、肿瘤坏死因子和血清淀粉样蛋白等细胞因子的改变，这些细胞因子的变化与人体正常的免疫功能密不可分[⑤]。白介素 6、肿瘤坏死因子 −α 和 C− 反应蛋白等在抑郁症患者中普遍升高[⑥]。通过注射内源性细胞因子干扰素 −α 或纯化内毒素或接种疫苗的方式将天然免疫系统激活后，30% ～ 50% 的内科患者出现了抑郁症状[⑦]。提高免疫功能可显著改善患者的抑郁症状，表明细胞因子在抑郁症中发挥重要作用。

4. 谷氨酸能系统

抑郁症患者外周血、脑脊液和大脑中谷氨酸水平升高，阻断谷氨酸受体——N− 甲基 −D− 天冬氨酸受体（N-Methyl-D-Aspartate Receptor，NMDARs）的功能具有抗抑郁作用。既往研究发现，未经治疗的抑郁症患者血浆中谷氨酸水平明显升

① CAO X，LI LP，WANG Q，et al. Astrocyte-derived ATP modulates depressive-like behaviors[J]. Nat Med，2013，19（6）：773−777.

② LU C L，REN J，MO J W，et al. Glucocorticoid receptor-dependent astrocytes mediate stress vulnerability [J]. Biol psychiatry，2022，92（3）：204−215.

③ IRWIN M R，MILLER A H. Depressive disorders and immunity：20 years of progress and discovery [J]. Brain Behav Immun，2007，21（4）：374−383.

④ DANTZER R，O'CONNOR J C，FREUND G G，et al. From inflammation to sickness and depression：when the immune system subjugates the brain [J]. Nat Rev Neurosci，2008，9（1）：46−56.

⑤ NG A，TAM W W，ZHANG M W，et al. IL-1β，IL-6，TNF-α and CRP in elderly patients with depression or alzheimer's disease：systematic review and meta-analysis[J]. Sci Rep，2018，8（1）：12050.

⑥ DOWLATI Y，HERRMANN N，SWARDFAGER W，et al. A meta-analysis of cytokines in major depression [J]. Biol psychiatry，2010，67（5）：446−457.

⑦ UDINA M，CASTELLVí P，MORENO-ESPAñA J，et al. Interferon-induced depression in chronic hepatitis C：a systematic review and meta-analysis [J]. J clin psychiatry，2012，73（8）：9260.

高，同时在严重抑郁、住院的抑郁症患者和未经治疗老年抑郁症患者脑脊液中也有报告谷氨酸浓度升高[①]。体内质子磁共振波谱成像研究的荟萃分析表明，经过治疗的抑郁症患者内侧额叶皮层中谷氨酸 / 谷氨酰胺浓度降低[②]。临床试验已证实，NMDAR 拮抗剂氯胺酮可对难治性抑郁症（Treatment Resistant Depression，TRD）患者产生快速的抗抑郁作用[③]。在抑郁症患者中，氯胺酮给药增加 PFC 中的谷氨酸 / 谷氨酰胺循环[④]。在啮齿动物中，低剂量的氯胺酮可以增加谷氨酸释放和谷氨酸循环[⑤]。电生理记录同样表明氯胺酮可提高小鼠 PFC 锥体神经元中兴奋性突触后电流（Excitatory Post-Synaptic Current，EPSC）的频率。在 mPFC 锥体神经元中敲除 NMDAR 的 GluN2B 亚基也会产生抗抑郁样作用，同时可以避免氯胺酮对哺乳动物雷帕霉素靶蛋白（Mammalian Target of Rapamycin，mTOR）信号通路的作用[⑥]。慢性应激会导致前额叶皮层的细胞外谷氨酸蓄积并溢出到突触外，从而激活突触外含 GluN2B 亚基的 NMDA 受体，特异性阻断 DAPK1 与 GluN2B 亚基结合能产生快速而持久的抗抑郁作用，NMDA 受体 GluN2B 亚基的选择性拮抗剂艾芬地尔也能产生快速抗抑郁作用，且没有成瘾性[⑦]。氯胺酮诱导 PFC 谷氨酸释放进而导致

---

① LUTTENBACHER I，PHILLIPS A，KAZEMI R，et al. Transdiagnostic role of glutamate and white matter damage in neuropsychiatric disorders：a systematic review [J]. J Psychiatr Res，2022，147：324–348.

② MORIGUCHI S，TAKAMIYA A，NODA Y，et al. Glutamatergic neurometabolite levels in major depressive disorder：a systematic review and meta-analysis of proton magnetic resonance spectroscopy studies [J]. Mol psychiatry，2019，24（7）：952–964.

③ ABDALLAH C G，SANACORA G，DUMAN R S，et al. Ketamine and rapid-acting antidepressants：a window into a new neurobiology for mood disorder therapeutics [J]. Annu Rev Med，2015，66：509–523.

④ ABDALLAH C G，DEFEYTER H M，AVERILL L A，et al. The effects of ketamine on prefrontal glutamate neurotransmission in healthy and depressed subjects [J]. Neuropsychopharmacology，2018，43（10）：2154–2160.

⑤ CHOWDHURY G M，ZHANG J，THOMAS M，et al. Transiently increased glutamate cycling in rat PFC is associated with rapid onset of antidepressant-like effects [J]. Mol psychiatry，2017，22（1）：120–126.

⑥ MILLER O H，YANG L，WANG C C，et al. GluN2B-containing NMDA receptors regulate depression-like behavior and are critical for the rapid antidepressant actions of ketamine [J]. Elife，2014，3：e03581.

⑦ LI S X，HAN Y，XU L Z，et al. Uncoupling DAPK1 from NMDA receptor GluN2B subunit exerts rapid antidepressant-like effects [J]. Mol psychiatry，2018，23（3）：597–608.

α- 氨基 -3- 羟基 -5- 甲基 -4- 异唑受体（α-Amino-3-Hydroxy-5-Methyl-4-Isox-Azolepropionic Acid Receptor，AMPAR）激活也是氯胺酮抗抑郁作用的重要机制。预先给予 AMPAR 受体拮抗剂 NBQX 可阻断氯胺酮对小鼠的抗抑郁作用，NBQX 治疗还可以阻断氯胺酮对 mTOR 信号传导的激动作用[①]。

5. GABA 能系统

抑郁症患者 PFC 组织的微阵列分析发现 γ- 氨基丁酸（γ-Aminobutyric Acid，GABA）能信号传导相关的基因表达下调。此外，在抑郁症患者的 PFC 中，GABA 合成酶——谷氨酸脱羧酶表达水平显著降低，正电子发射断层扫描成像研究也显示 GABA 浓度水平较低[②]。自杀死亡个体的脑组织 RNA 测序也揭示了 DLPFC 的 GABAAR γ2 亚基下调[③]。啮齿类动物研究显示携带 GABAAR γ2 亚基杂合缺陷的小鼠表现出抑郁症样行为，且 mPFC 中 NMDA 和 AMPA 受体亚基的表达水平显著降低，这表明抑郁症患者 PFC 内 GABA 能损伤也能影响谷氨酸能信号传导[④]。

6. "微生物 – 肠 – 脑" 轴

肠道菌群失调在抑郁症的发生机制中发挥着重要作用。近年来，有大量研究报道抑郁症与 "微生物 – 肠 – 脑" 轴密切相关[⑤]。"微生物 – 肠 – 脑" 轴的双向信息交流主要是通过神经元通路、免疫和代谢，如迷走神经、HPA 轴、免疫系统诱导的细胞因子及短链脂肪酸的代谢等来实现。抑郁症可以影响肠道菌群的组成和代谢活动，肠道菌群也能通过肠道菌群 – 肠 – 脑轴影响宿主的行为和情绪，诱发抑郁

① ZHOU W，WANG N，YANG C，et al. Ketamine-induced antidepressant effects are associated with AMPA receptors-mediated upregulation of mTOR and BDNF in rat hippocampus and prefrontal cortex [J]. Eur psychiatry，2014，29（7）：419–423.

② FOGAÇA M V，DUMAN R S. Cortical GABA ergic dysfunction in stress and depression：new insights for therapeutic interventions [J]. Front Cell Neurosci，2019，13：87.

③ YIN H，PANTAZATOS S P，GALFALVY H，et al. A pilot integrative genomics study of GABA and glutamate neurotransmitter systems in suicide，suicidal behavior，and major depressive disorder [J]. Am J Med Genet B Neuropsychiatr Genet，2016，171B（3）：414–426.

④ REN Z，PRIBIAG H，JEFFERSON S J，et al. Bidirectional homeostatic regulation of a depression-related brain state by gamma-aminobutyric acidergic deficits and ketamine treatment [J]. Biol psychiatry，2016，80（6）：457–468.

⑤ CRYAN J F，O'RIORDAN K J，COWAN C S M，et al. The microbiota-gut-brain axis [J]. Physiol Rev，2019，99（4）：1877–2013.

症状。2019 年，Valles-Colomer 等发现粪球菌在抑郁症患者中显著下调，粪杆菌属（*Faecalibacterium*）和粪球菌属（*Corprococcus*）与生活质量显著正相关，肠道菌群同时与神经活性密切相关[①]。2021 年，一项荟萃分析结果显示，包括抑郁症在内的精神障碍患者肠道菌群紊乱具有类似表现，即具有抗炎作用的产丁酸盐菌群减少和促炎菌群增加[②]。此外，Chevalier 等发现内源性大麻素通过"微生物－肠－脑"轴调控慢性不可预见性应激模型小鼠抑郁样行为[③]。重庆医科大学附属第一医院团队在成年食蟹猴抑郁模型中发现，肠道菌群可以通过"肠－脑"轴甘油凝脂代谢途径调控抑郁特定情感相关脑区功能[④]，在青幼期食蟹猴抑郁模型中发现肠道微生物可能参与碳水化合物和能量代谢进而调控抑郁样行为[⑤]。

通过恢复肠道微生物群的组成可以改善抑郁模型小鼠和抑郁症患者的抑郁症状，主要干预措施包括益生元、益生菌和粪菌移植等。Karakula 和 Kazemi 的研究显示，补充益生菌可以改变肠道菌群分布和调节肠道通透性，从而抑制抑郁症过程中的免疫炎症级联反应，并改善抑郁症患者的相关症状[⑥⑦]。江南大学团队通过临床试验发现联合益生菌疗法可以改善重度抑郁症症状和伴随的胃肠道综合征，在抑郁样

————————

① VALLES-COLOMER M，FALONY G，DARZI Y，et al. The neuroactive potential of the human gut microbiota in quality of life and depression [J]. Nat Microbiol，2019，4（4）：623–632.

② NIKOLOVA V L，Hall M R B，Hall L J，et al. Perturbations in gut microbiota composition in psychiatric disorders：a review and meta-analysis [J]. JAMA psychiatry，2021，78（12）：1343–1354.

③ CHEVALIER G，SIOPI E，GUENIN-MACE L，et al. Effect of gut microbiota on depressive-like behaviors in mice is mediated by the endocannabinoid system [J]. Nat Commun，2020，11（1）：6363.

④ ZHENG P，WU J，ZHANG H，et al. The gut microbiome modulates gut-brain axis glycerophospholipid metabolism in a region-specific manner in a nonhuman primate model of depression [J]. Mol psychiatry，2021，26（6）：2380–2392.

⑤ TENG T，CLARKE G，MAES M，et al. Biogeography of the large intestinal mucosal and luminal microbiome in cynomolgus macaques with depressive-like behavior [J]. Mol psychiatry，2022，27（2）：1059–1067.

⑥ KARAKULA-JUCHNOWICZ H，ROGJ，JUCHNOWICZ D，et al. The study evaluating the effect of probiotic supplementation on the mental status，inflammation，and intestinal barrier in major depressive disorder patients using gluten-free or gluten-containing diet（SANGUT study）：a 12-week，randomized，double-blind，and placebo-controlled clinical study protocol [J]. Nutr J，2019，18（1）：50.

⑦ KAZEMI A，NOORBALA AA，AZAM K，et al. Effect of probiotic and prebiotic vs placebo on psychological outcomes in patients with major depressive disorder：a randomized clinical trial [J]. Clin Nutr，2019，38（2）：522–528.

小鼠中也观察到了相似的效应[①]。

抑郁症的发病机制是复杂的，除了这些机制以外，其他一些系统或途径也参与了抑郁症的病理生理过程，如 BDNF、mTOR 信号通路、氧化应激反应、线粒体功能和昼夜节律相关基因等，也都是近些年关于抑郁症发病机制的研究热点。

（三）脑结构和脑网络机制

1. 前额叶皮层

PFC 是位于额叶前部的皮质区域。人脑 PFC 在功能、形态和进化上被划分为不同的区域，如腹内侧前额叶皮层（Ventromedial Prefrontal Cortex，vmPFC）和 DLPFC 等。大量证据表明，整个内侧前额叶皮层（Medial Prefrontal Cortex，mPFC）功能障碍是抑郁症发病的最关键机制之一。抑郁症患者的背内侧 mPFC、vmPFC 和前扣带皮层（Anterior Cingulate Cortex，ACC）的体积显著下降[②]。中国科学技术大学团队发现，从束旁丘脑核 [PF（Glu）] 到 ACC 含 GABA 神经元，再到谷氨酸能神经元 [ACC（GABA → Glu）] 的通路介导了与抑郁样症状相关的异常疼痛[③]。通过结合抑郁症患者及疾病动物模型，华中科技大学团队发现了 PFC 脑区螺旋－环－螺旋转录因子 Twist1 通过影响树突形态从而在抑郁症发病中发挥关键的调控作用，过表达 Twist1 增加应激易感性，而敲除 Twist1 可以防止内侧前额叶皮质 Ⅱ／Ⅲ 层锥体神经元树突形态发生缺陷，减轻抑郁样行为[④]。同时，PFC 也是目前抑郁症治疗的靶点，Perera 等采用重复经颅磁刺激（Repetitive Transcranial Magnetic Stimulation，rTMS）对左侧 PFC 进行治疗，发现能够有效缓解抑郁症状[⑤]。在抑郁症患者的 PFC

---

① TIAN P，ZOU R，WANG L，et al. Multi-Probiotics ameliorate Major depressive disorder and accompanying gastrointestinal syndromes via serotonergic system regulation [J]. J Adv Res，2022. DOI：10.1016/j.jare.2022.05.003.

② BELLEAU E L，TREADWAY M T，PIZZAGALLI D A. The impact of stress and major depressive disorder on hippocampal and medial prefrontal cortex morphology[J]. Biol psychiatry，2019，85（6）：443−453.

③ ZHU X，TANG H D，DONG W Y，et al. Distinct thalamocortical circuits underlie allodynia induced by tissue injury and by depression-like states [J]. Nat Neurosci，2021，24（4）：542−553.

④ HE J G，ZHOU H Y，XUE S G，et al. Transcription factor TWIST1 integrates dendritic remodeling and chronic stress to promote depressive-like behaviors[J]. Biol psychiatry，2021，89（6）：615−626.

⑤ PERERA T，GEORGE M S，GRAMMER G，et al. The Clinical TMS society consensus review and treatment recommendations for tms therapy for major depressive disorder [J]. Brain Stimul，2016，9（3）：336−346.

中，谷氨酸能和 GABA 能受体的表达减少，同时伴随着树突棘密度的降低。氯胺酮治疗通过促进 PFC 中的瞬时谷氨酸释放以激活 AMPA 受体来发挥其治疗作用，其作用机制主要是通过激活下游 mTOR 信号通路，促进 BDNF 表达，进而导致突触发生和谷氨酸能传递升高[1]。

2. 海马脑区

海马脑区是大脑中负责学习记忆的关键脑区，既往研究显示海马脑区与抑郁症发病和抗抑郁药的作用也密切相关。它与情绪相关的大脑区域如杏仁核和 ACC 有密切的纤维联系[2]。在抑郁症患者中，海马灰质体积减小的程度与抑郁症状持续的时间密切相关，海马体积与抑郁评分也呈正相关[3]。在有童年负性经历但并未患有精神疾病且死于自然原因的健康受试者中，海马脑区存在更多的颗粒神经元和更大的齿状回（Dentategyrus，DG）脑区体积[4]。DG 脑区是大脑中神经发生的重要区域，海马神经发生的减少也可能是抑郁症的重要发病机制。在啮齿动物研究中，缺乏神经发生也会引发抑郁样症状[5]。事实上，神经发生缺乏的动物更容易受到慢性压力的影响，并随后发展为抑郁表型[6]。这可能是因为新生神经元可以抑制应激反应型成熟颗粒神经元，从而介导了对应激的恢复能力[7]。在未服药的抑郁症患者脑组织中，与非精神病性猝死对照组相比，DG 前部神经祖细胞和成熟的颗粒神经元减少，

① ZHOU W，WANG N，YANG C，et al. Ketamine-induced antidepressant effects are associated with AMPA receptors-mediated upregulation of mTOR and BDNF in rat hippocampus and prefrontal cortex [J]. Eur Psychiatry，2014，29（7）：419−423.

② SCHUMACHER A，VILLARUEL F R，USSLING A，et al. Ventral hippocampal CA1 and CA3 differentially mediate learned approach-avoidance conflict processing [J]. Current biology，2018，28（8）：1318−1324.

③ RODDY D W，FARRELL C，DOOLIN K，et al. The hippocampus in depression：more than the sum of its parts？advanced hippocampal substructure segmentation in depression [J]. Biol psychiatry，2019，85（6）：487−497.

④ BOLDRINI M，GALFALVY H，DWORK A J，et al. Resilience is associated with larger dentate gyrus，while suicide decedents with major depressive disorder have fewer granule neurons [J]. Biol Psychiatry，2019，85（10）：850−862.

⑤ WANG H，WARNER-SCHMIDT J，VARELA S，et al. Norbin ablation results in defective adult hippocampal neurogenesis and depressive-like behavior in mice [J]. Proc Natl Acad Sci U S A，2015，112（31）：9745−9750.

⑥ NIKLISON-CHIROU M V，AGOSTINI M，AMELIO I，et al. Regulation of adult neurogenesis in mammalian brain [J]. Int J Mol Sci，2020，21（14）：4869.

⑦ ANACKER C，LUNA V M，STEVENS G S，et al. Hippocampal neurogenesis confers stress resilience by inhibiting the ventral dentate gyrus [J]. Nature，2018，559（7712）：98−102.

表明抑郁症患者的神经发生能力显著减弱①。

3. 杏仁核

杏仁核主要与调节情绪反应有关，是情感相关环路的枢纽，与大脑中多个核团都存在投射连接，如海马、内侧前额叶、下丘脑和脑干区域等。研究显示，抑郁症患者的杏仁核体积增大，神经可塑性增加②。激活的杏仁核有助于调节抑郁症所导致的交感神经和 HPA 轴系统的过度活跃③。杏仁核和海马体之间的连接可能介导了陈述性记忆和情感相关记忆之间的联系。研究发现，与健康对照组相比，未服药的抑郁症青少年在静息状态下海马体和杏仁核之间的功能连接性显著降低，并且这种海马体和杏仁核之间的低连通性与抑郁症的严重程度相关④。情绪认知任务实验显示，海马体→杏仁核这条环路受环境刺激和个人情绪状态的影响。杏仁核－海马体网络的改变会导致情绪记忆受损，从而产生抑郁相关的症状⑤。杏仁核内部不同脑区间也存在连接，啮齿动物的脑成像研究发现，使用多模态 MRI 测量经历过单次或重复性轻度脑损伤后大鼠的脑区连通性，发现杏仁核中央核（Central Amygdala，CeA）的连通性发生了显著变化，且与情感行为障碍相对应⑥。有研究探索了两条投射到 CeA 的神经环路，结果发现采用光遗传激活臂旁核（Parabrachial Nucleus，PBN）→CeA 环路能够诱导一系列抑郁样行为的发生，而基底外侧杏仁核（Basolateral Amygdala, BLA）→CeA 的急性激活则诱导了相反的行为效应⑦。浙江大学团队发现了在杏仁核投射至伏隔核的环路中大麻素受体表达降低是抑郁症的重要致病机制，给

① BOLDRINI M，GALFALVY H，DWORK AJ，et al. Resilience is associated with larger dentate gyrus，while suicide decedents with major depressive disorder have fewer granule neurons [J]. Biol Psychiatry，2019，85（10）：850-862.

② PRICE R B，DUMAN R. Neuroplasticity in cognitive and psychological mechanisms of depression：an integrative model [J]. Mol psychiatry，2020，25（3）：530-543.

③ GOLD P W. The organization of the stress system and its dysregulation in depressive illness [J]. Molecular psychiatry，2015，20（1）：32-47.

④ CULLEN K R，WESTLUND M K，KLIMES-DOUGAN B，et al. Abnormal amygdala resting-state functional connectivity in adolescent depression [J]. JAMA psychiatry，2014，71（10）：1138-1147.

⑤ LEAL S L，NOCHE J A，MURRAY E A，et al. Disruption of amygdala-entorhinal-hippocampal network in late-life depression [J]. Hippocampus，2017，27（4）：464-476.

⑥ KULKARNI P，MORRISON T R，CAI X，et al. Neuroradiological changes following single or repetitive mild TBI [J]. Front Syst Neurosci，2019，13：34.

⑦ CAI Y Q，WANG W，PAULUCCI-HOLTHAUZEN A，et al. Brain circuits mediating opposing effects on emotion and pain [J]. J Neurosci，2018，38（28）：6340-6349.

予人工合成的大麻可以有效逆转抑郁样行为[1]。

4. 伏隔核

伏隔核（Nucleus Accumbens，NAc）可分为核心区、外侧壳区和内侧壳区。NAc 一直被认为是介导机体行为决策、动机、情绪及大脑奖赏环路的关键结构，与抑郁症、强迫症等多种神经精神疾病有关[2]。近年来，研究发现应激诱导的小鼠抑郁样行为与 NAc 细胞功能的改变有关[3]。NAc 中大部分神经元为 GABA 能中棘神经元，NAc 壳层神经元在调节抑郁和奖赏过程中发挥重要作用[4]。研究证实，NAc 侧壳中表达速激肽前体 1（Tachykinin Precursor 1，Tac1）神经元的离散环路主要投射到腹侧苍白球，同时可以导致应激诱导的小鼠出现快感缺失行为；而选择性抑制和激活 Tac1 NAc 神经元能够双向调节小鼠的应激易感性[5]。同时，胆碱能中间神经元（Cholinergic Interneurons，ChIs）作为 NAc 中乙酰胆碱的主要来源，对 NAc 的活性和功能起主导调控作用。通过基于遗传模型和应激诱导的抑郁小鼠模型来评估 NAc 核区和壳内 ChIs 的紧张性活动变化，发现通过调节 ChIs 活性可以双向调节动物的情感状态[6]，表明 NAc ChIs 在控制奖赏反应和社交能力方面起主导作用。这些发现与之前的研究一致，即 NAc 中 D1 中棘神经元的突触修饰选择性地与快感缺失相关[7]。

5. 缰核

缰核是由位于丘脑后背内侧的一对小核组成，可以分为内侧缰核（Medial

① SHEN C J，ZHENG D，LI K X，et al. Cannabinoid CB1 receptors in the amygdalar cholecystokinin glutamatergic afferents to nucleus accumbens modulate depressive-like behavior [J]. Nat Med，2019，25（2）：337−349.

② KRISHNAN V，NESTLER E J. The molecular neurobiology of depression [J]. Nature，2008，455（7215）：894−902.

③ CHAUDHURY D，WALSH J J，FRIEDMAN A K，et al. Rapid regulation of depression-related behaviours by control of midbrain dopamine neurons [J]. Nature，2013，493（7433）：532−536.

④ BAGOT R C，PARISE E M，PENA C J，et al. Ventral hippocampal afferents to the nucleus accumbens regulate susceptibility to depression [J]. Nat commun，2015，6：7062.

⑤ HE Z X，YIN Y Y，XI K，et al. Nucleus accumbens Tac1-expressing neurons mediate stress-induced anhedonia-like behavior in mice [J]. Cell Rep，2020，33（5）：108343.

⑥ CHENG J，UMSCHWEIF G，LEUNG J，et al. HCN2 channels in cholinergic interneurons of nucleus accumbens shell regulate depressive behaviors [J]. Neuron，2019，101（4）：662−672.

⑦ LIM B K，HUANG K W，GRUETER B A，et al. Anhedonia requires MC4R-mediated synaptic adaptations in nucleus accumbens [J]. Nature，2012，487（7406）：183−189.

Habenula，MHb）和外侧缰核（Lateral Habenula，LHb）。近年来，LHb 日渐受到关注，它是大脑内少数几个具有反奖赏作用的脑区之一，可以调控 VTA 和 DRN 等核团，这些核团被证明参与了抑郁症的调控[①]。外侧下丘脑（Lateral Hypothalamus，LH）作为 LHb 最重要的上游输入脑区，可以整合压力信息，以特定的放电方式驱动 LHb 的突触后电位累积，从而引起簇状放电（EPSP-Burst Pairing），LH-LHb 的突触增强可能是应激性抑郁的决定因素[②]。利用光遗传技术激活 LHb 可以诱发簇状放电，引起典型的抑郁样行为。利用高通量蛋白质组学筛选和 RNA 干扰或显性失活，在 LHb 特异性降低星形胶质细胞 Kir4.1 离子通道的表达水平可阻断其功能，能有效缓解抑郁症状[③]。在氯胺酮对抑郁症治疗作用的机制研究方面，氯胺酮可以显著降低抑郁动物 LHb 中增加的 theta 波活动，通过阻断 LHb 神经元的 NMDA 受体活性可抑制下游单胺类奖励环路脑区，从而快速提升情绪[④]。

尽管人类缰核的体积很小，但随着技术进步已经可以对其进行功能成像研究，并揭示其在抑郁症中的作用。此外，有学者提出脑深部电刺激（Deep Brain Stimulation，DBS）也可选用 LHb 作为靶点，通过抑制 LHb 活性尝试治疗抑郁症。临床案例表明，DBS 治疗可缓解重度抑郁患者的症状，表明 LHb 功能障碍与某些抑郁症状之间有潜在的联系[⑤]。这些研究解释了 LHb 和抑郁症之间的神经生理联系，并为未来开发新药、探索新的治疗手段奠定了基础[⑥]。

不仅是脑结构，抑郁症还通常伴随着脑区间功能连接的异常，中国科学院心理研究所团队分析抑郁症患者脑影像大数据样本，发现了抑郁症患者的脑功能网络全

① TYE K M，MIRZABEKOV J J，WARDEN M R，et al. Dopamine neurons modulate neural encoding and expression of depression-related behavior [J]. Nature，2013，493（7433）：537–541.

② ZHENG Z，GUO C，LI M，et al. Hypothalamus-habenula potentiation encodes chronic stress experience and drives depression onset [J]. Neuron，2022，110（8）：1400–1415.

③ CUI Y，YANG Y，NI Z，et al. Astroglial Kir4.1 in the lateral habenula drives neuronal bursts in depression [J]. Nature，2018，554（7692）：323–327.

④ YANG Y，CUI Y，SANG K，et al. Ketamine blocks bursting in the lateral habenula to rapidly relieve depression [J]. Nature，2018，554（7692）：317–322.

⑤ DANDEKAR M P，FENOY A J，CARVALHO A F，et al. Deep brain stimulation for treatment-resistant depression：an integrative review of preclinical and clinical findings and translational implications [J]. Mol psychiatry，2018，23（5）：1094–1112.

⑥ HU H，CUI Y，YANG Y. Circuits and functions of the lateral habenula in health and in disease [J]. Nat Rev Neurosci，2020，21（5）：277–295.

局效率和局部效率相较于健康对照组显著降低，其中感觉运动网络、背侧注意网络所包含脑区的节点效率等指标显著降低[①]。分子改变与影像结构改变间也存在相关性，电子科技大学研究团队利用来自两个独立队列的神经影像学数据和公开的转录组数据集，研究重度抑郁症患者脑内基因表达和形态变化之间的联系，发现小胶质细胞和神经元特异性转录变化是重度抑郁症（Major Depressive Disorder，MDD）患者皮层结构差异的主要原因[②]。

（四）心理社会因素

抑郁症的首次发作通常是由于发生了一些严重的应激事件，如失业、债务或婚姻问题等[③]。研究发现，负性生活事件并不一定会导致抑郁症的再次发作，但那些经历过重大负性生活事件的患者的复发率或复发风险更高[④]。Li 等的研究结果显示，有童年虐待史的个体成年期患重度抑郁症和焦虑症的可能性是没有遭受过童年虐待个体的两倍[⑤]。一些特殊的重大社会事件，如流行病的大肆传播，会导致人们同时经历多种负性生活事件，如重病、丧亲之痛、失业和严重的财务问题，甚至部分人群遭受言语、身体的攻击或其他形式的暴力[⑥]，从而使抑郁症发病率大大升高。例如，来自 2003 年严重急性呼吸系统综合征（Severe Acute Respiratory Syndrome，SARS）大流行幸存者的研究报告表明，在出院后长达 12 个月内患者持续存在抑郁症状[⑦]。COVID-19 大流行后，人群的抑郁症状和临床上的抑郁症显著增多。从生物

① YANG H，CHEN X，CHEN Z B，et al. Disrupted intrinsic functional brain topology in patients with major depressive disorder [J]. Mol psychiatry，2021，26（12）：7363−7371.

② LI J，SEIDLITZ J，SUCKLING J，et al. Cortical structural differences in major depressive disorder correlate with cell type-specific transcriptional signatures [J]. Nat commun，2021，12（1）：1647.

③ HAMMEN C. Risk factors for depression：an autobiographical review [J]. Annu Rev Clin Psychol，2018，14：1−28.

④ MONROE S M，ANDERSON S F，HARKNESS K L. Life stress and major depression：the mysteries of recurrences [J]. Psychol Rev，2019，126（6）：791−816.

⑤ LI M，D'ARCY C，MENG X. Maltreatment in childhood substantially increases the risk of adult depression and anxiety in prospective cohort studies：systematic review，meta-analysis，and proportional attributable fractions [J]. Psychol Med，2016，46（4）：717−730.

⑥ GUNNELL D，APPLEBY L，ARENSMAN E，et al. Suicide risk and prevention during the COVID-19 pandemic [J]. Lancet psychiatry，2020，7（6）：468−471.

⑦ LIU D，BAUMEISTER R F，ZHOU Y. Mental health outcomes of coronavirus infection survivors：a rapid meta-analysis [J]. J Psychiatr Res，2021，137：542−553.

学的角度来看，诸如早期虐待之类的创伤性经历会改变生理平衡甚至大脑的结构，包括调节压力反应的神经网络的长期变化[1][2]。其中，对威胁的反应以不同程度的交感神经和副交感神经系统激活为特征，具体情况因人而异。这些负性经历可能增加HPA轴及其他参与应激反应的生理系统易感性，从而使对任何环境触发因素或压力源过度反应[3]。

通过对抑郁症等情感障碍的遗传学和表观遗传学、神经生化与神经内分泌、神经电生理和脑网络，以及心理社会因素机制的探索，为抗抑郁药物和干预方法提供了潜在的靶点，逐渐兴起的大数据分析和机器学习也为未来指出了新的研究方向。

三、抑郁症诊疗和药物研发的国内外进展

抑郁症作为最常见的心理疾病之一，开发有效的治疗和干预方法也受到越来越多的重视。抑郁症的诊断治疗大多依赖于行为症状，目前可用的治疗方法，包括抗抑郁药，仍对至少 1/3 的抑郁症患者无效。Lu 等 2021 年发布的流行病学研究发现，在过去 12 个月里被诊断为抑郁症的患者中，仅有 9.5% 的患者曾经接受过医疗机构的治疗，而其中仅有 3.6% 的患者寻求过专业精神卫生科医生的治疗[4]。近几年来，国内外学者将目光聚焦在抑郁症热点研究领域，在抑郁症诊断工具、药物研发，以及心理治疗和物理治疗等方面取得了许多重要的进展。

（一）抑郁症诊断

为了明确抑郁症的诊断，必须对患者进行心理、社会和生物学的全面评估，了解患者是否存在其他精神症状和躯体问题，最终明确疾病诊断并制定合理的治疗方

① CECIL C A M，ZHANG Y，NOLTE T. Childhood maltreatment and DNA methylation：a systematic review [J]. Neurosci Biobehav Rev，2020，112：392−409.

② HOLMES L，SHUTMAN E，CHINAKA C，et al. Aberrant epigenomic modulation of glucocorticoid receptor gene（NR3C1）in early life stress and major depressive disorder correlation：systematic review and quantitative evidence synthesis [J]. Int J Environ Res Public Health，2019，16（21）：4280.

③ WADJI D L，TANDON T，KETCHA WANDA G J M，et al. Child maltreatment and NR3C1 exon 1（F）methylation，link with deregulated hypothalamus-pituitary-adrenal axis and psychopathology：a systematic review [J]. Child Abuse Negl，2021，122：105304.

④ LU J，XU X，HUANG Y，et al. Prevalence of depressive disorders and treatment in China：a cross-sectional epidemiological study [J]. Lancet psychiatry，2021，8（11）：981−990.

案。目前，临床上对抑郁症的诊断主要基于量表，同时结合精神科医生通过观察、交谈等对患者症状表现的判断，现有疾病诊断分类系统 DSM-5 和 ICD-11 对抑郁症的诊断也是基于对临床症状群的归纳区分而建立的，躯体检查及神经系统检查仅用于辅助诊断。然而，这种方式存在许多弊端，如易受到患者主观描述的影响，以及无法精准地评估抑郁症的异质性和共病性，因此，鉴别精神障碍类别和分型亟待建立客观、准确的诊断方法。

1. 发现抑郁症的潜在生物标志物

鉴于抑郁症的复杂性，研究人员开始致力于寻找非侵入性、有效的生物标志物，帮助临床医生进行更为准确、客观的抑郁症诊断并选择合适的治疗方案。过去几十年技术的进步，尤其是药物基因组学、表观基因组学、转录组学、蛋白质组学、代谢组学、神经电生理、神经影像学等技术的发展，推动了生物标志物研究，开发出脑脊液或外周血液中的生物标志物，以及神经电信号、神经影像学生物标志物，帮助区分抑郁症亚型并预测个体对特定抗抑郁治疗策略的反应，从而促进个性化诊疗。

炎症因子可能与抑郁症发病息息相关，未来极有可能作为诊断的生物标志物。Mac Giollabhui 等对 27 篇文献（样本量为 47 999 人）进行了荟萃分析，结果表明，炎症因子白介素 –6（Interleukin-6，IL-6）和 C– 反应蛋白（C-Reactive Protein，CRP）都与未来患抑郁症的风险相关[1]。上述发现与 Khandaker 等在大样本临床试验中的孟德尔随机化研究结果一致[2]。值得注意的是，在老年人群中，CRP 与抑郁症患病风险之间的关联性更强[3]。Mousten 等进行了 165 项生物标志物的荟萃分析，结果表明，抑郁症患者脑脊液中的 IL-6、总蛋白和皮质醇的水平显著高于健康对照，而高香草酸、GABA、生长抑素、BDNF、淀粉样蛋白 –β 40 和甲状腺素载体蛋白

① MAC G N，NG T H，ELLMAN L M，et al. The longitudinal associations of inflammatory biomarkers and depression revisited：systematic review，meta-analysis，and meta-regression [J]. Mol psychiatry，2021，26（7）：3302–3314.

② KHANDAKER G M，ZUBER V，REES J，et al. Shared mechanisms between coronary heart disease and depression：findings from a large UK general population-based cohort [J]. Mol psychiatry，2020，25（7）：1477–1486.

③ KAZEMI A，NOORBALA A A，AZAM K，et al. Effect of probiotic and prebiotic vs placebo on psychological outcomes in patients with major depressive disorder：a randomized clinical trial [J]. Clin Nutr，2019，38（2）：522–528.

的水平低于健康对照组[1]。Liu 等荟萃分析了细胞因子水平与 MDD 患者抗抑郁治疗疗效之间的关系，发现对抗抑郁治疗有反应的患者基线期 IL-8 水平显著低于无反应者，抗抑郁药物治疗能显著降低 TNF-α 水平，且有应答者的 TNF-α 水平明显低于无应答者[2]。Zhou 等对儿童青少年抑郁症患者进行血浆代谢组学分析发现，肌苷可能是区别儿童青少年抑郁症患者和健康人群的客观诊断标志物[3]。Dwivedi 等提出，BDNF 的浓度是区分健康个体和抑郁个体的重要指标。既往实验表明，与健康对照组相比，抑郁症患者的前额叶皮层和海马中的 BDNF 表达减少[4]。此外，未服用药物的抑郁症患者的血清 BDNF 水平显著低于正在接受治疗的抑郁症患者或健康对照的血清 BDNF 水平，而且在接受抗抑郁药物的治疗期间，抑郁症患者的血清 BNDF 水平出现上升[5]，该结果表明，BDNF 不仅是抑郁症诊断的潜在生物标志物，还可以作为抗抑郁药疗效的预测指标，但仍需要更多的实验来验证。

2. 机器学习结合脑影像辅助抑郁症诊断

长期以来，神经影像学一直是探索神经精神疾病病理学机制的主要工具。随着神经影像技术的不断发展，单项研究的样本量逐步扩大，同时，英国 UK Biobank 数据库、美国 Human Connectome Project（HCP）数据库和 Adolescent Brain Cognitive Development（ABCD）等大型数据库也应运而生，旨在提供高质量、可公开获取的数据集和来自不同人群的样本，用于系统研究健康和疾病中的大脑结构和功能。影像组学研究在提取大量影像信息后，实现图像分割、特征提取与模型建立，通过对海量影像数据信息进行更深层次的挖掘、预测和分析来辅助临床医师进行更准确的诊断。

① MOUSTEN I V，SORENSEN N V，CHRISTENSEN R H B，et al. Cerebrospinal fluid biomarkers in patients with unipolar depression compared with healthy control individuals：a systematic review and meta-analysis[J]. JAMA Psychiatry，2022，79（6）：571-581.

② LIU J J，WEI Y B，STRAWBRIDGE R，et al. Peripheral cytokine levels and response to antidepressant treatment in depression：a systematic review and meta-analysis [J]. Mol psychiatry，2020，25（2）：339-350.

③ ZHOU X，LIU L，LAN X，et al. Polyunsaturated fatty acids metabolism，purine metabolism and inosine as potential independent diagnostic biomarkers for major depressive disorder in children and adolescents[J]. Mol psychiatry，2019，24（10）：1478-1488.

④ DWIVEDI Y. microRNA-124: a putative therapeutic target and biomarker for major depression [J]. Expert opinion on therapeutic targets, 2017, 21(7): 653-656.

⑤ SHIMIZU E，HASHIMOTO K，OKAMURA N，et al. Alterations of serum levels of brain-derived neurotrophic factor（BDNF）in depressed patients with or without antidepressants [J]. Biol psychiatry，2003，54（1）：70-75.

近年来，多元模式识别分析方法迅速发展，通过该方法，研究人员能够利用大脑变化的数据生成诊断模型，从而准确区分出抑郁症患者和健康对照。Rosa 等运用高斯图论模型（Gaussian Graphical Model，GGM）与线性支持向量机（Support Vector Machine，SVM）模型分析情绪面孔脑激活区，分类准确度最高达 85%[①]。脑血流变化可间接反映脑活动，ASL 作为定量分析血液灌注过程的无创 fMRI 技术，在评价脑活动方面很有优势。Ramasubbu 等首次建立的线性核 SVM 模型，区分患者与健康对照的准确度为 77.3%，特异度为 80%，敏感度为 75%[②]。弥散张量成像（Diffusion Tensor Imaging，DTI）是基于水分子扩散各向异性原理，结合扩散加权成像与计算机技术定量描述活体组织脑白质纤维束的 fMRI 检查。Yang 等基于多中心 DTI 和结构 MRI 的结合，构建惩罚性逻辑回归、RF 及 SVM 模型，最终以 SVM 模型表现最佳，误判率为 26%，敏感度为 87.95%，但特异度仅为 32%[③]。Kambeitz 等将结构成像、任务态功能磁共振成像、静息态功能磁共振成像、弥散张量成像等多模态神经影像学与多元模式分析相结合，对过往 33 篇研究（样本量为 912 名患者，894 名健康对照）进行了荟萃分析，结果表明，在所有纳入的研究中，利用多元模式识别分析对抑郁症患者与健康对照进行分类时，分类结果的敏感性和特异性分别为 77% 和 78%，且基于静息态功能磁共振成像（85% 敏感性、83% 特异性）和弥散张量成像（88% 敏感性、92% 特异性）的分类结果显著优于基于结构成像（70% 敏感性、71% 特异性）和任务态功能磁共振成像（74% 敏感性、77% 特异性）的分类结果[④]。

Li 等利用功能近红外光谱信号提取时间和空间特征，通过结合上述提取的时空特征与机器学习框架，实验团队能够有效预测抑郁症的生物标志物[⑤]。通过结合监

① ROSA M J，PORTUGAL L，HAHN T，et al. Sparse network-based models for patient classification using fMRI [J]. Neuroimage，2015，105：493−506.

② RAMASUBBU R，BROWN E C，MARCIL L D，et al. Automatic classification of major depression disorder using arterial spin labeling MRI perfusion measurements [J]. Psychiatry Clin Neurosci，2019，73（8）：486−493.

③ YANG J，ZHANG M，AHN H，et al. Development and evaluation of a multimodal marker of major depressive disorder [J]. Hum Brain Mapp，2018，39（11）：4420−4439.

④ KAMBEITZ J，CABRAL C，SACCHET M D，et al. Detecting neuroimaging biomarkers for depression：a meta-analysis of multivariate pattern recognition studies [J]. Biol psychiatry，2017，82（5）：330−338.

⑤ LI Z，MCINTYRE RS，HUSAIN SF，et al. Identifying neuroimaging biomarkers of major depressive disorder from cortical hemodynamic responses using machine learning approaches [J]. EBioMedicine，2022，79：104027.

督分类器（如 SVM、K 近邻算法与交叉验证方法），实验团队能够利用选定特征在训练集中预测疾病发生概率，并与测试集进行比较。结果表明，对于具有最佳融合特征的分类，线性 SVM 分类器在嵌套交叉验证中准确率最高，达到 75.6%±4.7%，正确预测率为 78%，敏感性为 75%，特异性为 81.4%，该预测结果明显优于基于排名的显著特征（Rank-Based Significant Features）和朴素贝叶斯分类器的预测结果。此外，多因素方差分析结果证实，在 39 个最佳特征中，有 20 个特征与抑郁症显著相关，上述结果表明，该分类器的结果能够通过嵌套交叉验证和独立测试机的验证较理想地识别出抑郁症患者。此外，在大规模的临床数据集分类研究中，该训练框架具有出色的泛化能力，如在基于静息态功能磁共振的数据中，其识别抑郁程度较高的亚组准确率为 60.8%～61.7%[1]。不仅是磁共振成像，南方医科大学的学者与国外研究团队合作，利用静息状态脑电图（Electroencephalography，EEG）设计了一种潜在空间机器学习算法，预测对抗抑郁药物舍曲林的反应，并发现药物治疗和重复经颅磁刺激治疗机制的差异[2]。综上所述，随着机器学习和脑影像技术的不断发展，越来越多的研究人员已开始将两者结合来开发有效辅助抑郁症诊断的新方法。

（二）药物治疗

抑郁症是一种复杂的疾病，存在许多亚型和可能的病因。目前已开发多种药物治疗方法，但已有的药物疗效都十分有限。SSRI 类药物于 20 世纪 80 年代应用于临床，是全球最常用的处方药之一，比其前身三环类抗抑郁药物（Tricyclic Antidepressants，TCAs）的耐受性更好，常见的临床 SSRIs 有 6 种：氟西汀、帕罗西汀、舍曲林、氟伏沙明、西酞普兰和艾司西酞普兰。

Cipriani 等基于 522 项双盲研究（包括 116 477 名患者）对 21 种抗抑郁药物的有效性和接受度进行了网络荟萃分析，结果表明，在治疗重度抑郁症患者时，21 种抗抑郁药物的治疗效果都比安慰剂更好，其中，艾司西酞普兰、米氮平、帕罗西汀、阿戈美拉汀和盐酸舍曲林的有效性相对较高，脱落率相对较低。相比之下，瑞波西汀、曲唑酮、氟伏沙明的疗效和可接受性较差。研究人员表明，头对头试验

---

① GAO S，CALHOUN V D，SUI J. Machine learning in major depression：from classification to treatment outcome prediction [J]. CNS Neurosci Ther，2018，24（11）：1037−1052.

② WU W，ZHANG Y，JIANG J，et al. An electroencephalographic signature predicts antidepressant response in major depression [J]. Nat biotechnol，2020，38（4）：439−447.

所报告的抗抑郁药物之间有效性和脱落率的差别普遍比荟萃分析中的差别要大[①]。
Cipriani 等基于 34 项随机双盲对照试验（包括 5260 名儿童青少年抑郁症患者）对
14 种抗抑郁药物的有效性和安全性进行了网络荟萃分析，结果表明，氟西汀是儿童
青少年抑郁症首选的抗抑郁药，但抗抑郁药有可能增加儿童青少年的自杀风险[②]。
随后，重庆医科大学附属第一医院团队对 16 种抗抑郁药物、7 种心理疗法、5 种抗
抑郁药物和心理疗法的组合在患有抑郁症的儿童青少年中的疗效和安全性进行荟萃
分析，发现氟西汀（单独或联合认知行为治疗）可能是儿童青少年中至重度抑郁症
急性治疗的最佳选择[③]。

　　SSRIs 也具有很多不良反应，尤其在患者停药后可能会引起戒断和病情反弹现
象。有许多患者的 SSRIs 治疗效果不佳，或存在药物不耐受的问题。约有 33% 的抑
郁症患者对抗抑郁药产生了耐药性[④]，约有 38% 的患者在使用 SSRIs 后出现至少一
种不良反应，如性功能障碍、睡眠问题和体重增加[⑤]。这些不良反应普遍存在于各
类抗抑郁药物，严重的不良反应可能会导致治疗中断[⑥]。基于以上问题，研究人员
通过不断的努力来开发不良反应较少且能有效对抗抑郁症的新方法。

1. 药物研发概况

　　通过检索 Cortellis 药物研发数据库，目前抑郁症药物有 382 个[⑦]。其中，已上市

---

① CIPRIANI A、FURUKAWA T A、SALANTI G，et al. Comparative efficacy and acceptability of 21 antidepressant drugs for the acute treatment of adults with major depressive disorder：a systematic review and network meta-analysis [J]. Focus，2018，16（4）：420−429.

② CIPRIANI A、ZHOU X、DEL GIOVANE C，et al. Comparative efficacy and tolerability of antidepressants for major depressive disorder in children and adolescents：a network meta-analysis[J]. The lancet，2016，388（10047）：881−890.

③ ZHOU X、TENG T、ZHANG Y，et al. Comparative efficacy and acceptability of antidepressants、psychotherapies，and their combination for acute treatment of children and adolescents with depressive disorder：a systematic review and network meta-analysis [J]. Lancet psychiatry，2020，7（7）：581−601.

④ CASCADE E、KALALI A H、KENNEDY S H. Real-world data on SSRI antidepressant side effects [J]. Psychiatry（Edgmont），2009，6（2）：16.

⑤ 同①。

⑥ GOETHE J W、WOOLLEY S B、CARDONI A A，et al. Selective serotonin reuptake inhibitor discontinuation：side effects and other factors that influence medication adherence [J]. J clin psychopharmacol，2007，27（5）：451−458.

⑦ 从 indication 角度选择 Depression，去除撤回、中止和无进展报道的药物，检索日期：2022 年
6 月 28 日。

药物 74 个，临床Ⅲ期 16 个，临床Ⅱ期 78 个（图 4-1）。研发抑郁症药物数量最多的国家是美国，为 255 个；中国排名第二，为 100 个（包括跨国制药公司在中国研发的药物）；加拿大排名第三，为 88 个（图 4-2）。

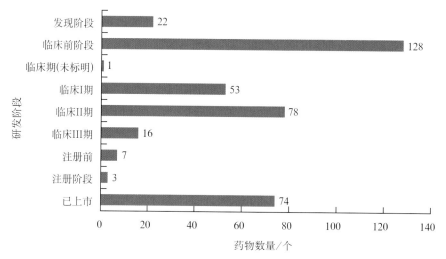

图 4-1　抑郁症药物各临床试验阶段情况

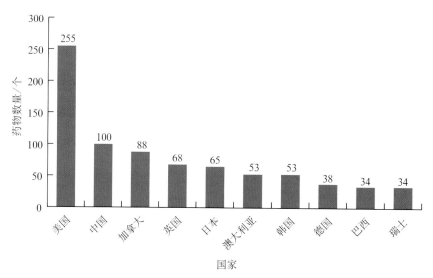

图 4-2　抑郁症药物临床试验数量排名前 10 位的国家①

---

① 有些药物在多个国家开发 / 临床试验，各国单独计算时存在重复统计，所以各国的数量之和大于总数。

（1）药物研发的主要国内外机构

目前，开展抑郁症新药研发数量较多的公司/机构有强生公司、美国艾伯维公司、丹麦灵北制药公司、江苏恩华药业公司、日本大冢制药株式会社等（表 4-1）。拥有药物数量 4 个及以上的国际机构中，除强生公司、葛兰素史克公司、礼来公司和辉瑞制药公司 4 个大型跨国制药公司外，其他 13 个都是小型公司，表明在抑郁症领域，专注于神经精神疾病新药研发的小型公司占主导地位。与国外研发机构多是药企不同，中国的大学和科研机构是研发的主力，中国药科大学、中国人民解放军军事医学科学院药理学与毒理学研究所、中国科学院昆明植物研究所均开展了 2 个抑郁症药物的研发。

表 4-1　抑郁症药物研发的主要国内外机构

国际机构	药物数量 / 个	中国机构	药物数量 / 个
强生公司	18	江苏恩华药业公司	7
美国艾伯维公司	13	绿叶制药集团	3
丹麦灵北制药公司	7	石药集团中奇制药技术（石家庄）有限公司	2
江苏恩华药业公司	7	标新生物医药科技（上海）有限公司	2
日本大冢制药株式会社	7	中国药科大学	2
加拿大博士康公司	6	广东东阳光药业有限公司	2
韩国 Trineurotec 公司	6	中国人民解放军军事医学科学院药理学与毒理学研究所	2
瑞士 Addex 治疗公司	5	中国科学院昆明植物所	2
Biomind 实验室公司	5	香港李氏大药厂	2
葛兰素史克公司	5	南京诺瑞特医药科技有限公司	2
日本住友制药株式会社	5	南京宁丹新药技术有限公司	2
美国 Sunovion 制药公司	5	浙江京新药业股份有限公司	2
印度 Suven 生命科学公司	5	香港 Zuellig 制药公司	2
美国 Almirall 公司	4		
礼来公司	4		
法国施维雅制药公司	4		
辉瑞制药公司	4		

（2）药物作用靶标

从药物作用靶标来看，在研和已上市的抑郁症药物中最多的一类是 NMDA 受体拮抗剂，其次是 5-HT 2A 受体拮抗剂和 5-HT 转运体抑制剂 [神经递质钠转运体 （Neurotransmitter Sodium Symporter，NSS）家族的成员]。其他如 DA 转运体和 DA 受体、阿片受体等也是抗抑郁药物的作用靶标（图 4-3）。

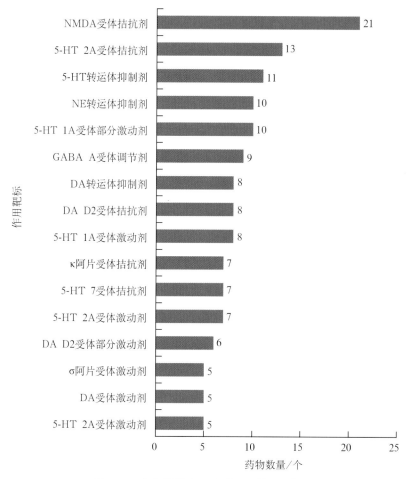

图 4-3　药物数量为 5 个及以上的作用靶标

2. 部分药物研发进展

（1）氯胺酮

传统的抗抑郁药需要数周才能起效，并且复发率很高，氯胺酮在几个小时内就能发挥抗抑郁作用，这些临床疗效可在单次注射后持续 2 周。这一发现对于抗抑郁治疗具有重要意义，改变了传统抗抑郁药的局限，引发了科学界对其快速抗抑郁机制的探索。氯胺酮的抗抑郁功效不仅使美国 FDA 在 2019 年最终批准（S）－氯胺酮立体异构体用于治疗难治性抑郁症（Treatment-Resistant Depression，TRD），还促使对其独特抗抑郁作用的机制进行了广泛的研究。截至目前，对于氯胺酮的快速抗抑郁作用的机制并不完全清楚，已发现的机制包括 NMDA 受体和 AMPA 受体对谷氨酸神经传递的影响，通过 BDNF 信号传导的突触结构变化，与阿片受体的相互作用，以及 5-HT、NE 和 DA 信号的增强等。除此之外，氯胺酮的作用靶点还包括 GABA、mTOR 信号通路和胆碱能受体等[①]。氯胺酮的代谢可能是其作用机制的关键步骤，因为氯胺酮的几种代谢物本身都具有神经活性作用。例如，（2R，6R）－羟基去甲氯胺酮（Hydroxydemethyl Ketamine，HNK）在氯胺酮治疗后很容易在人体中检测到，HNK 也显示出抗抑郁的治疗潜力[②③]。在介导氯胺酮快速抗抑郁作用的细胞群的研究方面，Rawat 等研究发现，这种疗效可能是通过海马体中未成熟的成体颗粒细胞（Adult-Born Immature Granule Neurons，ABINs）所介导；单次低剂量的氯胺酮会在 24 小时内导致激活的 ABIN 数量增加，这与该药物在社会互动、社会新奇感和习得性无助实验中抗抑郁疗效时间相匹配[④]。来自北京大学的团队证明了边缘前皮质（Prelimbic Cortex，PrL）脑区中一种独特的细胞外结构——神经周围网络（Perineuronal Nets，PNNs）的表达与青春期大鼠的应激易感性有关，Neurocan 作为其中的重要组成部分介导了氯胺酮的抗抑郁作用[⑤]。

氯胺酮和艾氯胺酮（氯胺酮的 S 性对映体）正逐渐成为一类新的抗抑郁药物。患者在接受单剂量治疗 4.5 小时后反应率为 60%，在接受治疗 7 天后反应率为

① ZANOS P，MOADDEL R，MORRIS P J，et al. Ketamine and ketamine metabolite pharmacology：insights into therapeutic mechanisms [J]. Pharmacol Rev，2018，70（3）：621-660.

② ZANOS P，MOADDEL R，MORRIS P J，et al. NMDAR inhibition-independent antidepressant actions of ketamine metabolites [J]. Nature，2016，533（7604）：481-486.

③ YUAN K，HAN Y，HASHIMOTO K，et al. On the eve of upgrading antidepressants：(R)-Ketamine and its metabolites [J]. Neurosci Bull，2016，32（6）：565-568.

④ RAWAT R，TUNC-OZCAN E，MCGUIRE TL，et al. Ketamine activates adult-born immature granule neurons to rapidly alleviate depression-like behaviors in mice [J]. Nat commun，2022，13（1）：1-12.

⑤ YU Z，HAN Y，HU D，et al. Neurocan regulates vulnerability to stress and the anti-depressant effect of ketamine in adolescent rats [J]. Mol psychiatry，2022，27（5）：2522-2532.

40%，且可以通过重复给药（每周 2 ～ 3 次）将反应率维持在该水平数周。也有证据表明，尽管短期内患者可以接受对药物的耐受性，但静脉注射氯胺酮和鼻腔注射艾氯胺酮都会受到分解效应和拟精神类症状的影响，以及短暂的血压升高，需要在给药期间和给药后对患者进行持续监测[1]。氯胺酮的异构体在药理方面存在不同，其中只有艾氯胺酮会产生阿片类药物的效果，因此，艾氯胺酮的不良反应和滥用风险比外消旋氯胺酮大[2]。鉴于该药物可能对认知系统和泌尿系统造成危害及诱导药物滥用，研究人员需对其作用机制及潜在的其他不良反应做进一步的探索[3]。

（2）右旋美沙酮

右旋美沙酮（REL-1017）是外消旋美沙酮的 D 光学异构体，是一种新型 NMDA 受体拮抗剂，用于 TRD 患者的辅助治疗。右旋美沙酮对 μ 阿片受体的亲和力约为左旋美沙酮的 1/20[4]，且不具有外消旋美沙酮的阿片效应[5]。此外，REL-1017 能够抑制 5-HT 和 NE 转运体，其在微摩尔范围内与 5-HT 转运体的亲和力约为度洛西汀的 1/500，与 NE 转运体的亲和力约为度洛西汀的 1/100[6]，上述结果说明了 REL-1017 不太可能仅有单胺能的抗抑郁作用机制。在临床前试验中，REL-1017 改善了抑郁行为模型小鼠的行为学表现且没有诱导出阿片类药物成瘾效应，增加了小鼠 mPFC 中突触蛋白的水平[7]。与氯胺酮类似，REL-1017 的抗抑郁作用也可能通过 mTOR 信号

① MOLERO P，RAMOS-QUIROGA J，MARTIN-SANTOS R，et al. Antidepressant efficacy and tolerability of ketamine and esketamine：a critical review [J]. CNS drugs，2018，32（5）：411-420.

② BONAVENTURA J，LAM S，CARLTON M，et al. Pharmacological and behavioral divergence of ketamine enantiomers：implications for abuse liability [J]. Mol psychiatry，2021，26（11）：6704-6722.

③ 同①。

④ CODD E E，SHANK R P，SCHUPSKY J J，et al. Serotonin and norepinephrine uptake inhibiting activity of centrally acting analgesics：structural determinants and role in antinociception [J]. J Pharmacol Exp Ther，1995，274（3）：1263-1270.

⑤ BERNSTEIN G，DAVIS K，MILLS C，et al. Characterization of the safety and pharmacokinetic profile of D-methadone，a novel N-methyl-D-aspartate receptor antagonist in healthy，opioid-naive subjects：results of two phase 1 studies [J]. J clin psychopharmacol，2019，39（3）：226-237.

⑥ RICKLI A，LIAKONI E，HOENER M C，et al. Opioid - induced inhibition of the human 5 - HT and noradrenaline transporters in vitro：link to clinical reports of serotonin syndrome [J]. Br J Pharmacol，2018，175（3）：532-543.

⑦ HANANIA T，MANFREDI P，INTURRISI C，et al. The N-methyl-D-aspartate receptor antagonist d-methadone acutely improves depressive-like behavior in the forced swim test performance of rats [J]. Exp clin psychopharmacol，2020，28（2）：196.

通路及 BDNF 介导，表明该药物可能通过阻断 NMDAR 信号通路进而诱导神经可塑性来改善抑郁症[1]。

Fava 等开展的 II 期临床多中心随机双盲试验中，62 名耐药性抑郁症患者以 1∶1∶1 的比例被随机分配至安慰剂组、25 mg/ 天的 REL-1017 组和 50 mg/ 天的 REL-1017 组[2]。试验结果表明，患者仅出现了短暂的轻度或中度不良反应，无证据表明 REL-1017 诱导出解离和精神病性症状或阿片类药物效应，患者没有出现停药后的戒断症状。对比之下，大部分重度抑郁症患者在接受氯胺酮或艾氯胺酮治疗后，都会出现暂时的解离症状[3]。两个 REL-1017 给药组中，患者抑郁症状得到持续改善延续至最后一次给药后的 7 天。该试验表明，与安慰剂相比，REL-1017 具有良好的耐受性、安全性和药代动力学特征，能够在耐药性抑郁症患者中起到快速且持续的抗抑郁作用，但其疗效有待大规模和长周期的临床试验来验证。

（3）赛洛西宾

近年来，多项临床研究发现赛洛西宾（裸盖菇素）能够快速且持久地缓解患者的抑郁症状。将从"神奇蘑菇"中萃取的 1 ～ 2 个剂量的赛洛西宾药物治疗与心理治疗相结合，能够产生快速、显著和持久的抗抑郁效果，即便是针对 TRD 患者，其疗效也十分理想[4][5]。Daws 等分析了两个不同的抑郁症临床试验的数据，发现赛洛西宾都能够迅速降低抑郁症的严重程度，在与传统抗抑郁药艾司西酞普兰相比较的临床 II 期随机对照试验中，经过两次赛洛西宾治疗的 3 周后，患者的抑郁程度下降 64%；经过为期 6 周的每日艾司西酞普兰治疗后，患者的抑郁程度仅下降 37%，这

① FOGAÇA M V，FUKUMOTO K，FRANKLIN T，et al. N-Methyl-D-aspartate receptor antagonist d-methadone produces rapid，mTORC1-dependent antidepressant effects [J]. Neuropsychopharmacology，2019，44（13）：2230–2238.

② FAVA M，STAHL S，PANI L，et al. REL-1017（esmethadone）as adjunctive treatment in patients with major depressive disorder：a phase 2a randomized double-blind trial [J]. Am J Psychiatry，2022，179（2）：122–131.

③ MOLERO P，RAMOS-QUIROGA J，MARTIN-SANTOS R，et al. Antidepressant efficacy and tolerability of ketamine and esketamine：a critical review [J]. CNS drugs，2018，32（5）：411–420.

④ CARHART-HARRIS R L，BOLSTRIDGE M，RUCKER J，et al. Psilocybin with psychological support for treatment-resistant depression：an open-label feasibility study [J]. Lancet psychiatry，2016，3（7）：619–627.

⑤ CARHART-HARRIS R L，ROSEMAN L，BOLSTRIDGE M，et al. Psilocybin for treatment-resistant depression：fMRI-measured brain mechanisms [J]. Sci Rep，2017，7（1）：1–11.

表明赛洛西宾比艾司西酞普兰的疗效更好。功能磁共振成像结果显示，经过赛洛西宾治疗后，抑郁症患者的大脑模块化程度降低，其大脑功能网络的整合性和灵活性得到了增强。图论分析表明，包含 5-HT 2A 受体的高级功能网络之间的连接变得更加灵活与紧密，与患者症状的改善息息相关，而在经艾司西酞普兰治疗后未观察到相似的改变，上述结果表明赛洛西宾的作用有别于传统的抗抑郁药物[1]。

越来越多的证据表明，将赛洛西宾作为抗抑郁药物是一种可行的治疗方案[2][3]。然而，对其作用机制的了解尚处于初期阶段。有研究人员基于大脑整合的功能提出假设，认为以固定型思维和行为限制为特点的患者更适合用赛洛西宾治疗[4]。了解赛洛西宾如何作用于大脑对治疗抑郁症至关重要，未来研究人员需进一步探索其背后的生物学机制。目前 III 期临床试验正在进行中，希望在更大的范围内研究赛洛西宾的安全性及有效性。

（4）右美沙芬 – 盐酸安非他酮

2022 年 8 月，美国 FDA 批准了 Auvelity（Dextromethorphan HBr-Bupropion HCl，右美沙芬 HBr – 盐酸安非他酮）缓释片上市，该药物是目前首个也是唯一一个被批准用于治疗抑郁症的新型、口服 NMDA 受体拮抗剂，并被美国 FDA 称为"突破性疗法"。与安慰剂相比，在抑郁症患者用药后的第一周便可观察到疗效，且该疗效具有持续性。II 期[5] 和 III 期[6] 试验结果表明，作为首个口服速效 NMDA 受体拮抗剂，它在对照试验中证明了其快速的抗抑郁疗效，以及相对更好的安全性。该药物预计在 2022 年第四季度上市，以右美沙芬 HBr 45mg/ 盐酸安非他酮 105mg 缓释片

---

① DAWS R E，TIMMERMANN C，GIRIBALDI B，et al. Increased global integration in the brain after psilocybin therapy for depression [J]. Nat Med，2022，28（4）：844−851.

② DAVIS A K，BARRETT F S，MAY D G，et al. Effects of psilocybin-assisted therapy on major depressive disorder：a randomized clinical trial [J]. JAMA psychiatry，2021，78（5）：481−489.

③ JOHNSON M W，GRIFFITHS R R. Potential therapeutic effects of psilocybin [J]. Neurotherapeutics，2017，14（3）：734−740.

④ DAWS R E，CARHART-HARRIS R. Psilocybin increases brain network integration in patients with depression [M]. Berlin：Nature Portfolio Heidelberger Platz 3，2022：647−648.

⑤ TABUTEAU H，JONES A，ANDERSON A，et al. Effect of AXS-05（Dextromethorphan-Bupropion）in major depressive disorder：a randomized double-blind controlled trial [J]. Am J Psychiatry，2022，179（7）：490−499.

⑥ IOSIFESCU D，JONES A，GORMAN C，et al. Efficacy and safety of AXS-05（Dextromethorphan-Bupropion）in patients with major depressive disorder：a phase 3 randomized clinical trail（GEMINI）[J]. J clin psychiatry，2022，83（4）：41226.

的形式供应。

（5）CeO2@BSA 纳米簇

已有证据表明，持续的氧化应激是抑郁症的一个潜在作用机制。Fu 等以活性氧（Reactive Oxygen Species，ROS）为靶点，通过一种便捷的牛血清白蛋白（Bovine Serum Albumin，BSA）孵化策略合成了 CeO2@BSA 的纳米簇。作为一种新型抗抑郁纳米药物，CeO2@BSA 的尺寸只有 2 纳米，能够穿透血脑屏障清除 ROS，代谢迅速，不良反应较少。CeO2@BSA 可以缓解慢性束缚应激导致的抑郁样行为及相关的病理变化[①]。该项研究直接使用纳米药物作为抗抑郁药物，并非将其作为纳米载体，扩展了纳米材料在抑郁症治疗中的应用。

新型抗抑郁药尤其是快速抗抑郁药的研发是近年来国内外的研究热点，国内的药物研究团队也取得了许多突破性的进展。例如，中国科学院研究团队通过冷冻电镜解析了 NMDA 受体结合快速抗抑郁药氯胺酮的三维结构，确定了结合位点，为基于 NMDA 受体结构设计新型抗抑郁药奠定了基础[②]。另外一个中国科学院团队基于对已上市的抗精神病药卢美哌隆（Lumateperone）进行结构改造，以及以致幻剂与其靶点结构为导向的新型快速抗抑郁化合物设计，设计出一系列新型 5-HT 2A 受体激动剂，其中化合物 IHCH-7086 表现出与致幻剂相当的抗抑郁作用，并且没有表现出致幻作用。这项研究为快速、长效抗抑郁药物的研发提供了一条全新思路[③]。

（三）心理治疗

随着人们对精神疾病的关注度越来越高，除药物治疗外，心理治疗在抑郁症治疗领域也得到了广泛的应用。心理治疗可以缓解患者的抑郁情绪，调节负性认知，改善认知功能，尤其是与药物联用治疗效果更加显著，其主流方法包括认知行为治疗、团体治疗、正念治疗、支持性治疗、精神动力学治疗、人际心理治疗、婚姻家

---

① FU S，CHEN H，YANG W，et al. ROS-targeted depression therapy via bsa-incubated ceria nanoclusters [J]. Nano Lett，2022，22（11）：4519−4527.

② ZHANG Y，YE F，ZHANG T，et al. Structural basis of ketamine action on human NMDA receptors [J]. Nature，2021，596（7871）：301−305.

③ CAO D，YU J，WANG H，et al. Structure-based discovery of nonhallucinogenic psychedelic analogs [J]. Science，2022，375（6579）：403−411.

庭治疗等。

目前，认知行为治疗（Cognitive-Behavioral Therapy，CBT）是科学界认可度较高的心理治疗方法，该疗法从认知、行为这两个角度切入，从而改变患者的想法、情绪、行为及身体感受（图4-4），帮助患者认识并矫正自身的错误信念，缓解情感症状，改善应对能力，并可减少抑郁症的复发 [1]。LóPEZ-LóPEZ 等 2019 年对 91 篇随机对照实验进行了荟萃分析，结果表明，与常规治疗相比，认知行为疗法可在短时间内快速降低患者的抑郁评分，且不论是面对面进行认知行为疗法，还是通过多媒体（如网络、电话）远程进行认知行为疗法，抑或是结合上述两种方式，均具有显著疗效，且 3 种方式的疗效没有显著差异 [2]。2015 年，Zhou 等对 52 篇儿童青少年抑郁症心理治疗的随机对照试验进行了荟萃分析，结果表明，认知行为治疗和人际关系治疗是儿童青少年抑郁症的最佳心理治疗方案 [3]。此外，临床数据表明，认知行为疗法治疗中轻度抑郁症患者的疗效与药物相当 [4]。从长远来看，认知行为疗法安全，无不良反应，疗效显著且治疗时间可控，因此是一种普遍被医患所接受的治疗方法。对于中重度抑郁症患者，通过将认知行为疗法与药物治疗结合，其效果显著优于单纯药物治疗，部分研究则认为该方法将可能成为治疗重度抑郁症的最佳方案 [5]。为论证联合疗法的有效性，未来需要进一步探讨相应的心理治疗机制，建立认知行为疗法的疗效特异性模型，以提升结论的可信度。

① KAZANTZIS N，LUONG H K，USATOFF A S，et al. The processes of cognitive behavioral therapy：a review of meta-analyses [J]. Cogn Ther Res，2018，42（4）：349−357.

② LÓPEZ-LÓPEZ JA，DAVIES S R，CALDWELL D M，et al. The process and delivery of CBT for depression in adults：a systematic review and network meta-analysis [J]. Psychol Med，2019，49（12）：1937−1947.

③ ZHOU X，HETRICK S E，CUIJPERS P，et al. Comparative efficacy and acceptability of psychotherapies for depression in children and adolescents：a systematic review and network meta-analysis [J]. World psychiatry，2015，14（2）：207−222.

④ WEITZ E S，HOLLON S D，TWISK J，et al. Baseline depression severity as moderator of depression outcomes between cognitive behavioral therapy vs pharmacotherapy：an individual patient data meta-analysis [J]. JAMA psychiatry，2015，72（11）：1102−1109.

⑤ MALHI G，MANN J. Depression[J]. The lancet，2018，392.

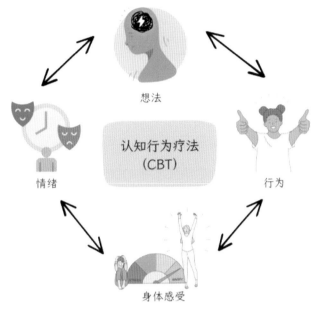

图 4-4　认知行为疗法示意

团体心理治疗是治疗抑郁症的一种经济有效的方法。基于 198 篇研究论文的荟萃分析表明，不同形式的团体治疗都能有效地减少抑郁症状[①]。Thimm 和 Antonsen 指出，约 44% 的抑郁症患者在经过团体治疗后，其抑郁严重程度显著下降，其中 30% 的抑郁症患者在治疗后显著好转，在 3 个月后的随访里，病情好转和康复的患者分别增加到 57% 和 40%[②]。此外，研究人员发现，尽管短期内基于团体的认知行为疗效略逊于基于个体患者的认知行为疗法，但从长期来看，两者的疗效无显著差异[③]。

（四）物理治疗

抑郁症是一种常见的难治性精神障碍，目前存在一定数量的患者在经过药物治疗和心理治疗后仍无法得到好转。物理治疗也是临床上常见的治疗抑郁症的手段之一，最常见的方式包括经颅磁刺激治疗和经颅直流电刺激治疗。

① BARTH J，MUNDER T，GERGER H，et al. Comparative efficacy of seven psychotherapeutic interventions for patients with depression：a network meta-analysis [J]. Focus，2016，14（2）：229－243.

② THIMM JC，ANTONSEN L. Effectiveness of cognitive behavioral group therapy for depression in routine practice [J]. BMC psychiatry，2014，14（1）：1－9.

③ HUNTLEY AL，ARAYA R，SALISBURY C. Group psychological therapies for depression in the community：systematic review and meta-analysis [J]. Br J Psychiatry，2012，200（3）：184－190.

1. 经颅磁刺激治疗

据估计，大约一半的重度抑郁症患者是 TRD，对抗抑郁药物没有应答[①]。重复经颅磁刺激 rTMS 是一种成熟、安全且有效的治疗 TRD 的手段[②]，该技术已被美国 FDA 批准，在世界各地广泛使用。rTMS 技术对治疗抑郁症的不同症状都有效果，如情绪、自杀意念、神经肌肉症状和焦虑[③]。尽管 rTMS 的研究对象主要是单相抑郁症患者，但是研究表明，该治疗方法对双相抑郁症患者也有效[④]。

rTMS 最常见的治疗靶点位于右侧或左侧 DLPFC，刺激上述两个靶点具有相似的疗效和耐受性[⑤⑥]。实验结果表明，使用经颅磁刺激 DLPFC 时，可诱发神经元的局部激活及功能连接或结构连接的跨突触激活[⑦⑧]，从而改变双侧前额叶区域和皮质下结构（包括丘脑、脑岛和杏仁核）的活动。虽然 rTMS 的治疗靶点多位于单个脑区（左侧或右侧 DLPFC），但是其影响会映射到以治疗靶点为中心的分布式大脑

① FAVA M. Diagnosis and definition of treatment-resistant depression [J]. Biol psychiatry，2003，53（8）：649–659.

② MILEV RV，GIACOBBE P，KENNEDY SH，et al. Canadian Network for Mood and Anxiety Treatments（CANMAT）2016 clinical guidelines for the management of adults with major depressive disorder：section 4. Neurostimulation treatments [J]. Can J Psychiatry，2016，61（9）：561–575.

③ BLUMBERGER D M，VILA-RODRIGUEZ F，THORPE K E，et al. Effectiveness of theta burst versus high-frequency repetitive transcranial magnetic stimulation in patients with depression（THREE-D）：a randomised non-inferiority trial [J]. The lancet，2018，391（10131）：1683–1692.

④ NGUYEN T D，HIERONYMUS F，LORENTZEN R，et al. The efficacy of repetitive transcranial magnetic stimulation（rTMS）for bipolar depression：a systematic review and meta-analysis [J]. J Affect Disord，2021，279：250–255.

⑤ BRUNONI A R，CHAIMANI A，MOFFA A H，et al. Repetitive transcranial magnetic stimulation for the acute treatment of major depressive episodes：a systematic review with network meta-analysis [J]. JAMA psychiatry，2017，74（2）：143–152.

⑥ CHEN J，ZHOU C，WU B，et al. Left versus right repetitive transcranial magnetic stimulation in treating major depression：a meta-analysis of randomised controlled trials [J]. Psychiatry Res，2013，210（3）：1260–1264.

⑦ GE R，DOWNAR J，BLUMBERGER D M，et al. Functional connectivity of the anterior cingulate cortex predicts treatment outcome for rTMS in treatment-resistant depression at 3-month follow-up [J]. Brain stimulation，2020，13（1）：206–214.

⑧ ESHEL N，KELLER C J，WU W，et al. Global connectivity and local excitability changes underlie antidepressant effects of repetitive transcranial magnetic stimulation [J]. Neuropsychopharmacology，2020，45（6）：1018–1025.

网络[①]。

近年来，fMRI 与 rTMS 同步的技术（Concurrent rTMS-fMRI）为研究 rTMS 的机制问题打开了一扇窗[②]。该技术的方法是在核磁舱内获取患者血氧水平依赖的 fMRI 信号时发射 TMS 脉冲，进而量化经颅磁刺激引发的治疗靶点和全脑 fMRI 信号的变化[③④]。基于已知的抑郁症涉及多个神经网络的功能失调，同步 rTMS-fMRI 技术能够较好地评估 rTMS 诱导的大脑功能变化，帮助人们更好地理解经颅磁刺激在难治性抑郁症中的治疗作用。近期，Ge 等发现，对于 TRD 患者而言，rTMS 诱导的急性功能连接改变可预测接受 rTMS 治疗个体间的疗效差异[⑤]。

然而，临床数据表明，仍存在一定比例的抑郁症患者在经过 rTMS 治疗后没有出现任何好转。荟萃分析指出，在 rTMS 治疗后，难治性抑郁症的总体缓解率为 25.1% ～ 46.6%[⑥]。实施个性化的 rTMS 治疗被认为是一种可以改善疗效的潜在方法。将磁共振结构成像技术与人工智能相结合可用于确定基于解剖学的治疗靶点[⑦]。研究人员还可利用 fMRI、正电子发射断层扫描（PET）、单光子发射计算机断层成像（SPECT）寻找个体水平或人群水平的影像数据的 rTMS 治疗靶点[⑧]。

① PADMANABHAN J L，COOKE D，JOUTSA J，et al. A human depression circuit derived from focal brain lesions [J]. Biol psychiatry，2019，86（10）：749–758.

② BESTMANN S，RUFF C C，BLANKENBURG F，et al. Mapping causal interregional influences with concurrent TMS–fMRI [J]. Exp Brain Res，2008，191（4）：383–402.

③ CHEN A C，OATHES D J，CHANG C，et al. Causal interactions between fronto-parietal central executive and default-mode networks in humans [J]. PNAS，2013，110（49）：19944–19949.

④ VILA-RODRIGUEZ F，GE R，LONG D. Interleaved transcranial magnetic stimulation and functional magnetic resonance imaging：a translational tool [J]. Clin Pharmacol Ther，2019，106（4）：714–716.

⑤ GE R，HUMAIRA A，GREGORY E，et al. Predictive value of acute neuroplastic response to rTMS in treatment outcome in depression：a concurrent TMS-fMRI trial [J]. Am J Psychiatry，2022：21050541.

⑥ LIU B，ZHANG Y，ZHANG L，et al. Repetitive transcranial magnetic stimulation as an augmentative strategy for treatment-resistant depression，a meta-analysis of randomized，double-blind and sham-controlled study [J]. BMC psychiatry，2014，14（1）：1–9.

⑦ HERWIG U，PADBERG F，UNGER J，et al. Transcranial magnetic stimulation in therapy studies：examination of the reliability of "standard" coil positioning by neuronavigation [J]. Biol psychiatry，2001，50（1）：58–61.

⑧ COCCHI L，ZALESKY A. Personalized transcranial magnetic stimulation in psychiatry [J]. Biol Psychiatry Cogn Neurosci Neuroimaging，2018，3（9）：731–741.

此外，如何基于抑郁症患者的大脑功能连接来确定最佳治疗靶点也是近年来的研究热点之一。研究人员偶然发现，刺激与膝下扣带皮质（Subgenual Cingulate Cortex，SGC）呈现负功能连接的 DLPFC 区域时，抑郁症患者的临床抑郁症状降低 60% ～ 70%[①②③]。SGC 位于扣带束的前下端区域，与抑郁症相关的前额叶与边缘叶有着广泛的联系[④]。基于上述结果，一些研究人员认为，抑郁症患者的 rTMS 治疗靶点设定在与 SGC 存在最大程度负功能连接的 DLPFC 区域。在发表于《美国精神病学期刊》上的一项双盲随机对照实验中，由斯坦福大学研发的 SAINT 神经调节集合了硬件、软件和云计算的系统，精准识别难治性抑郁症患者的左侧 DLPFC 与膝下前扣带回皮层（Subgenual Anterior Cingulate Cortex，sgACC）存在最大程度负功能连接的部分作为 rTMS 的干预靶点，为抑郁症患者提供个性化的精准神经刺激，为治疗抑郁症提供了新的思路与方案[⑤]。临床试验结果表明，SAINT 安全且耐受性良好，80% ～ 90% 的患者在经过为期 5 天的治疗方案后，抑郁症得到了有效的缓解。目前，该神经调控技术已获得美国 FDA 的许可。但是，最佳的 rTMS 治疗靶点是否为与 SGC 存在最大程度负功能连接的 DLPFC 区域仍待未来大样本随机对照临床试验的验证，并且研究人员需继续探究 rTMS 治疗中抑郁症所涉及的其他大脑区域，它们之间的功能连接可能也十分重要[⑥⑦]。

---

① FOX M D，BUCKNER R L，WHITE M P，et al. Efficacy of transcranial magnetic stimulation targets for depression is related to intrinsic functional connectivity with the subgenual cingulate [J]. Biol Psychiatry，2012，72（7）：595-603.

② CASH R F，ZALESKY A，THOMSON R H，et al. Subgenual functional connectivity predicts antidepressant treatment response to transcranial magnetic stimulation：independent validation and evaluation of personalization [J]. Biol psychiatry，2019，86（2）：e5-e7.

③ WEIGAND A，HORN A，CABALLERO R，et al. Prospective validation that subgenual connectivity predicts antidepressant efficacy of transcranial magnetic stimulation sites [J]. Biol psychiatry，2018，84（1）：28-37.

④ RIVA-POSSE P，CHOI K，HOLTZHEIMER P E，et al. A connectomic approach for subcallosal cingulate deep brain stimulation surgery：prospective targeting in treatment-resistant depression [J]. Mol psychiatry，2018，23（4）：843-849.

⑤ COLE E J，STIMPSON K H，BENTZLEY B S，et al. Stanford accelerated intelligent neuromodulation therapy for treatment-resistant depression [J]. Am J Psychiatry，2020，177（8）：716-726.

⑥ DRYSDALE A T，GROSENICK L，DOWNAR J，et al. Resting-state connectivity biomarkers define neurophysiological subtypes of depression [J]. Nat Med，2017，23（1）：28-38.

⑦ SIDDIQI S H，TAYLOR S F，COOKE D，et al. Distinct symptom-specific treatment targets for circuit-based neuromodulation [J]. Am J Psychiatry，2020，177（5）：435-446.

2. 经颅直流电刺激治疗

经颅直流电刺激（Transcranial Direct Current Stimulation，tDCS）是一种非侵入性的，利用恒定、低强度直流电（1～2 毫安）来调节大脑皮层神经元活动的技术。tDCS 通过电极经头皮向颅内特定区域输入电流，而颅内电流则会提高或降低神经元细胞的兴奋性，进而引起大脑功能性的改变。既往实验表明，前额叶皮层在 tDCS 治疗中发挥重要作用，所以在临床试验中常常作为治疗的靶点，阳极一般被放置于左侧 DLPFC 的上方，而阴极则被放置于右侧 DLPFC 或右侧额颞区的上方[1][2]。然而，有关 tDCS 治疗机制与抑郁症患者的改善之间的关系尚不明晰。目前仅有个别研究探索了 tDCS 治疗的相关神经通路。尽管 tDCS 最直接的作用体现在受刺激的脑区内（如 DLPFC），但与抑郁症症状改善有关的神经环路机制可能作用于远端的脑区（如顶叶皮层）[3]。已有研究发现，抑郁症患者的突显网络与腹内侧网络的异常有关[4][5]，未来研究可明确 tDCS 治疗所涉及的脑神经网络。

Razza 等对使用 tDCS 治疗抑郁症的 23 篇随机对照实验进行了荟萃分析，发现相比于伪刺激组（sham tDCS），tDCS 治疗组患者的抑郁分数更低，并且治疗有效率和缓解率更高，认为 tDCS 对治疗抑郁症有一定的效果，但是未来需要进行更大规模且设计良好的随机对照实验来验证该结论[6]。Zhang 等也汇报了类似的结论，他

---

① CSIFCSáK G，BOAYUE N M，PUONTI O，et al. Effects of transcranial direct current stimulation for treating depression：a modeling study [J]. J Affect Disord，2018，234：164−173.

② ZHANG R，LAM C L，PENG X，et al. Efficacy and acceptability of transcranial direct current stimulation for treating depression：a meta-analysis of randomized controlled trials [J]. Neurosci Biobehav Rev，2021，126：481−490.

③ NORD C L，HALAHAKOON D C，LIMBACHYA T，et al. Neural predictors of treatment response to brain stimulation and psychological therapy in depression：a double-blind randomized controlled trial [J]. Neuropsychopharmacology，2019，44（9）：1613−1622.

④ KAISER R H，ANDREWS-HANNA J R，WAGER T D，et al. Large-scale network dysfunction in major depressive disorder：a meta-analysis of resting-state functional connectivity [J]. JAMA psychiatry，2015，72（6）：603−611.

⑤ VAN TOL M-J，VEER I M，VAN DER WEE N J，et al. Whole-brain functional connectivity during emotional word classification in medication-free major depressive disorder：abnormal salience circuitry and relations to positive emotionality [J]. NeuroImage，2013，2：790−796.

⑥ RAZZA L B，PALUMBO P，MOFFA A H，et al. A systematic review and meta - analysis on the effects of transcranial direct current stimulation in depressive episodes [J]. Depress anxiety，2020，37（7）：594−608.

们通过对过往 27 篇随机对照实验进行荟萃分析后发现，tDCS 在调节抑郁症状方面优于伪刺激组，且 tDCS 具有较好的安全性和可接受度。除此之外，2 毫安的刺激电流可能比 1 毫安的刺激电流带来更佳的治疗效果，在荟萃分析中纳入的随机对照实验中，大多数抑郁症患者都能接受 2 毫安的刺激电流，且没有慢性不良反应的相关报道[1]。

尽管如此，tDCS 对双相抑郁症的安全性和有效性仍待未来进一步的研究。过往文献曾报告过双相情感障碍患者在接受 2 毫安的 tDCS 治疗后，出现了因治疗而诱导的轻度狂躁[2]，并且相比单相抑郁症患者，tDCS 的疗效在双向情感抑郁症患者中显著降低。此外，过往实验表明，接受 tDCS 治疗的时间越长，其疗效在抑郁症患者中可能维持得更久。将 2 毫安的刺激电流与 30 分钟持续治疗时间相结合可能会提高 tDCS 治疗对单相抑郁症患者的抗抑郁作用[3]。Pavlova 等发现，与接受 20 分钟 tDCS 治疗的患者相比，接受 30 分钟 tDCS 治疗的患者抑郁情绪缓解程度更大，且缓解率更高[4]。Welch 等开展的一项临床试验表明，同时接受 tDCS 治疗和网络 CBT 结合疗法的患者抑郁改善度为 28%[5]。Nord 等的实验表明，将 tDCS 和 CBT 结合的临床疗效能给抑郁症患者带来一定的改善，但是疗效并不显著[6]。综上，tDCS 联合 CBT 结合的临床疗效和患者可接受度有待未来进一步证实。

① ZHANG R，LAM C L，PENG X，et al. Efficacy and acceptability of transcranial direct current stimulation for treating depression：a meta-analysis of randomized controlled trials [J]. Neurosci Biobehav Rev，2021，126：481−490.

② LOO C K，ALONZO A，MARTIN D，et al. Transcranial direct current stimulation for depression：3-week，randomised，sham-controlled trial [J]. Br J Psychiatry，2012，200（1）：52−59.

③ 同①。

④ PAVLOVA E L，MENSHIKOVA A A，SEMENOV R V，et al. Transcranial direct current stimulation of 20-and 30-minutes combined with sertraline for the treatment of depression [J]. Prog neuropsychopharmacol biol psychiatry，2018，82：31−38.

⑤ WELCH E S，WEIGAND A，HOOKER J E，et al. Feasibility of computerized cognitive-behavioral therapy combined with bifrontal transcranial direct current stimulation for treatment of major depression [J]. Neuromodulation，2019，22（8）：898−903.

⑥ NORD C，HALAHAKOON D，LALLY N，et al. The neural basis of hot and cold cognition in depressed patients，unaffected relatives，and low-risk healthy controls：an fMRI investigation [J]. J Affect Disord，2020，274：389−398.

四、面临的挑战和未来发展方向

抑郁症作为最常见的精神障碍之一，具有高复发率、高自杀率、高共病率和高致残率等特点。此外，抑郁症病因复杂、病程漫长，存在低诊断、疗效差和易复发等问题。因此，寻求抑郁症早期诊断和早期有效干预的手段是亟待解决的问题。对抑郁症开展系统深入的研究，揭示其发病机制，提出防治措施，有望解决我国数以亿计的抑郁症患者的病痛和沉重的社会负担问题，也是全球各国脑科学研究的热点方向。

（一）抑郁症研究的困境与挑战

精神疾病俨然成为社会中不可忽视的重要问题，其中抑郁症带来的疾病负担处于精神疾病的首位。近年来，虽然国内外精神医学领域的研究者们已取得了许多重大研究进展，但同时也需要意识到，以抑郁症为代表的精神医学研究和医疗服务仍面临许多发展困境和挑战。

1. 发病机制不明，缺乏客观的诊断和治疗指标

抑郁症病因和发病机制涉及遗传、环境、发育、社会及心理等诸多因素，这给抑郁症的预防和诊疗都带来了困难，因此还需进一步探索抑郁症的病因和发病机制。例如，新近的全基因组关联研究和下一代测序技术试图从基因组的角度去揭示所有可能与抑郁症相关的基因多态性位点，但从目前的研究来看，基因表达标志物和表观遗传学研究所发现的潜在标志物，也多涉及上述经典病理假说相关靶点。由于抑郁症可能涉及多个基因、蛋白、信号通路和神经环路、脑网络的异常，且不同机制相互作用，故目前的研究结果往往难以进入实际临床应用。目前抑郁症的诊断仍缺乏有效的特异性诊断标志物，主要依赖于精神科医生根据诊断标准进行主观评估，对医生的诊疗水平有较高的要求。

2. 抑郁症干预药物和技术创新不足

现有抑郁症药物起效慢、疗效差、易复发，并且只有 2/3 的抑郁症患者对治疗有反应，临床药物的治疗有效率仅约为 50%。对于 3 次发作及以上或未接受维持治疗的患者，复发风险可高达 90% 以上。中国精神类和神经类药物的消费增速居全球第一，然而，中国神经精神疾病诊治所需的药品及医疗仪器多依赖于进口。因此，

亟待加快新型快速抗抑郁药物的研发，开发和应用具有自主知识产权、无创的神经调控技术，建立抑郁症的综合干预模式体系，形成指导临床的个体化治疗方案，延缓或逆转病程的进展，提升抑郁症的治疗效率。

3. 抑郁症研究的国家级大数据与样本库平台建设刚刚起步

建设以抑郁症为代表的精神疾病临床研究的国家级大数据与样本库平台已经成为各国抢占脑科学制高点的重要手段，目前，国际上已经建立了一些精神疾病临床研究大数据与样本库平台，如荷兰的 NESDA（Netherlands Study of Depression and Anxiety）等。中国的精神疾病数据库与样本库建设仍然存在许多问题，如机制不规范所致的数据共享范围有限，顶层设计缺乏所致的数据高异质性，执行期较短所致的纵向跟踪不充分等，造成数据重复浪费和利用率低的问题。同时，抑郁症与其他精神疾病之间的共病现象十分普遍，但既往队列研究因为缺乏统一标准，对研究不同精神疾病之间的共病和特异性造成了障碍。因此，中国亟待建立成熟的规范化、标准化、整合多维度指标的国家级精神疾病临床研究大数据与样本库平台。

4. 多学科交叉融合的抑郁症防治体系亟须建立健全

解决抑郁症的识别、诊断和治疗问题需要多学科背景的人才共同努力，才会在关键领域取得突破。首先，在疾病机制探索方面，多种精神疾病、躯体疾病均与抑郁症存在高共病风险，如癌症、心血管疾病患者的抑郁症发病率远高于普通人，因此，改善抑郁症状对于其他疾病的治疗也具有重要意义。其次，在抑郁症的药物研发和治疗技术开发中，对于生物信息学和人工智能的应用也尚未普及，难以实现对庞大数据量的快速分析和应用。最后，基础研究机构缺乏与相关企业间的交流合作途径，不利于后续的临床成果转化。

（二）抑郁症研究的未来发展方向

1. 全面解析抑郁症的发病机制

2021 年，中国启动了科技创新 2030—"脑科学与类脑研究"重大项目（简称"中国脑计划"），是中国根据国家发展战略，面向 2030 年部署的一项与国家长远发展和人民生命健康紧密相关的重大科技工程。在认知障碍相关重大脑疾病研究方向，中国聚焦抑郁症、痴呆、孤独症这三大主要疾病，全面解析重大脑疾病的发生发展机制，希望研发早期预防、早期诊断、早期治疗的新方法，引领全球脑疾病研究发展。未来有必要依托抑郁症的标准化临床队列和多维度大数据与样本库，利用分子生物学、生物信息学和影像学等学科快速发展的技术和成果，在分子、细胞、神经环路、脑网络及疾病人群等多个层次全面解析抑郁症的发病机制。在生理学、人格特征、个体经历、共病状态和抑郁症状方面取得的研究进展，都将有助于我们了解抑郁症的潜在致病因素及影响治疗效果的关键因素。

2. 开发抑郁症的精准诊断技术

随着磁共振成像和功能性近红外光谱技术等检测技术的普及，同时结合深度学习算法等人工智能技术，通过真实世界数据进一步分析挖掘，可以帮助寻找抑郁症的多模态生物标志物，研发高效、精准诊断的新技术。例如，整合人口学信息、临床资料、影像数据与多组学等多模态数据，利用优化的机器学习算法，建立基于大数据的早期诊断指标和体系，绘制表型特征谱，建立涵盖基因 – 影像 – 神经心理 – 精神病理模型的多维度复合诊断指标体系，构建早期预警、疾病分类、疾病预测和疗效预测模型；基于神经影像等临床试验数据，综合使用图像处理与机器学习等方法，利用人工智能的高速计算能力，并结合医生的经验知识，实现抑郁症个体化诊疗和人工智能辅助诊疗模式。

3. 研发新药与新型干预疗法

在药物治疗方面，需要比较不同药物的疗效，了解各种药物短期治疗和长期治疗的不良反应特点，完善合并治疗和强化治疗策略；基于高通量测序的精神类药物基因组学为实现抑郁症的精准医疗提供了可能，需要进一步研究推动应用于临床；寻找快速抗抑郁药物治疗靶点，研发快速起效、不良反应少的新型快速抗抑郁药物，显著提高抑郁症临床治疗效率，大幅降低患者自杀风险。在其他干预疗法方面，对现有神经调控治疗技术（如电休克治疗、迷走神经刺激、深部脑刺激、经颅磁刺激、其他电磁刺激方法）的治疗靶点、治疗流程、刺激参数等进行优化，开展大样本、多中心、长期随访及影像学证据的临床研究，进一步探索神经调控治疗疗效的个体差异和精准治疗；开发基于需求的、更有效的、不良反应更少、更节能的神经调控新型干预疗法，实现针对症状的靶点选择和亚区精准定位方案，以及个体化、实时调整的闭环神经调控。

4. 建立中国脑疾病的多维度大数据平台

中国丰富的病例资源、不断突破的关键技术和国家临床医学研究中心的建立，为中国脑疾病临床研究大数据与样本库平台建设提供了重要契机。全国多家单位将在未来 5 年共同建立大规模抑郁症临床和社区纵向研究队列，搭建成熟的规范化、标准化、整合多维度指标的国家脑疾病临床研究大数据与样本库平台，通过从人群到行为、网络、分子等不同层面的研究，明确脑疾病的生物标志物及特异性干预靶点，提出脑网络异常机制及新型干预手段，揭示疾病表型的发展轨迹，最终建立基于大数据的早诊指标和优治体系。此外，由于人口老龄化及共病现象的日趋显现，与抑郁症相关的精神和躯体共病现象也是值得重视的领域，国家脑疾病临床研究平台的建立也为这一研究提供了基础和支撑。

5. 多学科交叉共同促进抑郁症防治

未来需要精神医学、影像学、分子生物学、信息科学及工程学等多学科联合攻关，协同创新，共同解决制约领域和学科发展的基础、临床研究相关问题。例如：利用分子生物学、生物信息学和影像学等学科的快速发展，以计算神经科学为桥梁，结合发展模式识别、深度学习等类脑智能方法，在分子、环路、网络及疾病人群等多个层次全面解析抑郁症等精神疾病的发病机制；以抑郁症的早诊、优治为目标导向，依托标准化临床队列和多维度大数据与样本库，整合人口学信息、临床资料、影像数据与多组学等多模态数据并进行深入挖掘分析；开发疾病发生和复发预警系统，结合人工智能及机器学习技术，构建疾病发生发展变化轨迹模型，实现对发病风险的实时预测和对高危人群的及早干预，预防抑郁症的发生和复发，降低社会经济负担；加快研发新型干预手段，建立抑郁症的综合干预模式体系，形成指导临床的个体化治疗方案，延缓或逆转病程，提升治疗效率。多学科交叉协作也将在探索抑郁症发病机制、建立多学科联合会诊、制定多学科循证指南和专家共识等方面起到重要作用。

当前，中国医药科技创新实力不断增强，挑战与机遇并存。针对目前抑郁症的诊疗现状，未来发展仍有很大的空间。综合运用神经科学、生物信息学、物理学、计算机科学和心理学等多学科的创新技术，深入探索抑郁症的发病机制，优化抑郁症的精准识别，加快新型治疗药物和非药物干预手段的研发，以期在抑郁症的发病机制与治疗手段上取得重大突破。精神医学领域的医务工作者和研究者应通力合作，加深对抑郁症发病机制的理解，积极将新发现、新技术、新产品运用于临床，提升医疗服务水平，只有这样，精神卫生事业才能取得更快更好的发展，人民群众的身心健康和社会的和谐稳定才能得到切实的保障。

图表索引

附　录

附录 A　2021 年度中国临床医学相关政策文件

序号	文件名称	发文字号	发布单位	成文时间
1	抗肿瘤药临床试验影像评估程序标准技术指导原则	2021 年第 1 号	国家药品监督管理局药品审评中心	2021 年 1 月 14 日
2	治疗绝经后骨质疏松症创新药临床试验技术指导原则	2021 年第 2 号	国家药品监督管理局药品审评中心	2021 年 1 月 14 日
3	E9 (R1)：临床试验中的估计目标与敏感性分析	2021 年第 16 号	国家药品监督管理局	2021 年 1 月 21 日
4	药物相互作用研究技术指导原则（试行）	2021 年第 4 号	国家药品监督管理局药品审评中心	2021 年 1 月 25 日
5	药物临床试验适应性设计指导原则（试行）	2021 年第 6 号	国家药品监督管理局药品审评中心	2021 年 1 月 29 日
6	流行性感冒治疗和预防药物临床试验技术指导原则	2021 年第 7 号	国家药品监督管理局药品审评中心	2021 年 2 月 1 日
7	注射用奥马珠单抗生物类似药临床试验指导原则（试行）	2021 年第 8 号	国家药品监督管理局药品审评中心	2021 年 2 月 3 日
8	治疗性蛋白药物临床药代动力学研究技术指导原则	2021 年第 9 号	国家药品监督管理局药品审评中心	2021 年 2 月 5 日
9	复杂性腹腔感染抗菌药物临床试验技术指导原则	2021 年第 10 号	国家药品监督管理局药品审评中心	2021 年 2 月 9 日
10	溶瘤病毒类药物临床试验设计指导原则（试行）	2021 年第 13 号	国家药品监督管理局药品审评中心	2021 年 2 月 9 日
11	免疫细胞治疗产品临床试验技术指导原则（试行）	2021 年第 14 号	国家药品监督管理局药品审评中心	2021 年 2 月 9 日
12	已上市化学药品和生物制品临床变更技术指导原则	2021 年第 16 号	国家药品监督管理局药品审评中心	2021 年 2 月 10 日

序号	文件名称	发文字号	发布单位	成文时间
13	创新药（化学药）临床试验期间药学变更技术指导原则（试行）	2021 年第 22 号	国家药品监督管理局药品审评中心	2021 年 3 月 3 日
14	用于产生真实世界证据的真实世界数据指导原则（试行）	2021 年第 27 号	国家药品监督管理局药品审评中心	2021 年 4 月 13 日
15	托珠单抗注射液生物类似药临床试验指导原则	2021 年第 29 号	国家药品监督管理局药品审评中心	2021 年 4 月 21 日
16	帕妥珠单抗注射液生物类似药临床试验指导原则	2021 年第 28 号	国家药品监督管理局药品审评中心	2021 年 4 月 21 日
17	药品临床综合评价管理指南（2021 年版试行）	国卫办药政发〔2021〕16 号	国家卫生健康委	2021 年 7 月 21 日
18	急性非静脉曲张性上消化道出血治疗药物临床试验技术指导原则	2021 年第 33 号	国家药品监督管理局药品审评中心	2021 年 8 月 2 日
19	注意缺陷多动障碍（ADHD）药物临床试验技术指导原则（试行）	2021 年第 37 号	国家药品监督管理局药品审评中心	2021 年 9 月 3 日
20	儿童用化学药品改良型新药临床试验技术指导原则（试行）	2021 年第 38 号	国家药品监督管理局药品审评中心	2021 年 9 月 3 日
21	医疗器械临床评价技术指导原则			
22	决策是否开展医疗器械临床试验技术指导原则			
23	医疗器械临床评价等同性论证技术指导原则	2021 年第 73 号	国家药品监督管理局	2021 年 9 月 18 日
24	医疗器械注册申报临床评价报告技术指导原则			
25	列入免于临床评价医疗器械目录产品对比说明技术指导原则			
26	抗 HIV 感染药物临床试验技术指导原则	2021 年第 41 号	国家药品监督管理局药品审评中心	2021 年 10 月 11 日
27	以临床价值为导向的抗肿瘤药物临床研发指导原则	2021 年第 46 号	国家药品监督管理局药品审评中心	2021 年 11 月 15 日
28	多发性骨髓瘤药物临床试验中应用微小残留病的技术指导原则	2021 年第 44 号	国家药品监督管理局药品审评中心	2021 年 11 月 18 日
29	基因治疗产品长期随访临床研究技术指导原则（试行）	2021 年第 50 号	国家药品监督管理局药品审评中心	2021 年 12 月 1 日

续表

序号	文件名称	发文字号	发布单位	成文时间
30	生物标志物在抗肿瘤药物临床研发中应用的技术指导原则	2021 年第 53 号	国家药品监督管理局药品审评中心	2021 年 12 月 6 日
31	体重控制药物临床试验技术指导原则	2021 年第 52 号	国家药品监督管理局药品审评中心	2021 年 12 月 6 日
32	抗新冠病毒化学药物非临床药效学研究与评价技术指导原则（试行）	2021 年第 51 号	国家药品监督管理局药品审评中心	2021 年 12 月 6 日
33	抗新冠病毒肺炎炎症药物非临床药效学研究与评价技术指导原则（试行）			
34	新型冠状病毒中和抗体类药物非临床研究技术指导原则（试行）			
35	药品注册核查要点与判定原则（药物临床试验）（试行）	2021 年第 30 号	国家药品监督管理局食品药品审核查验中心	2021 年 12 月 17 日
36	药品注册核查要点与判定原则（药理毒理学研究）（试行）			
37	创新药临床药理学研究技术指导原则	2021 年第 55 号	国家药品监督管理局药品审评中心	2021 年 12 月 17 日
38	抗肿瘤药首次人体试验扩展队列研究技术指导原则（试行）	2021 年第 57 号	国家药品监督管理局药品审评中心	2021 年 12 月 22 日
39	晚期结直肠癌新药临床试验设计指导原则	2021 年第 56 号	国家药品监督管理局药品审评中心	2021 年 12 月 22 日
40	化学药创新药临床单次和多次给药剂量递增药代动力学研究技术指导原则	2021 年第 58 号	国家药品监督管理局药品审评中心	2021 年 12 月 22 日
41	药物临床研究有效性综合分析指导原则（试行）	2021 年第 59 号	国家药品监督管理局药品审评中心	2021 年 12 月 23 日

附录 B　国家临床医学研究中心名录

序号	国家临床医学研究中心	依托单位	中心主任
1	国家心血管疾病临床医学研究中心	中国医学科学院阜外医院	胡盛寿
2	国家心血管疾病临床医学研究中心	首都医科大学附属北京安贞医院	马长生
3	国家神经系统疾病临床医学研究中心	首都医科大学附属北京天坛医院	赵继宗
4	国家慢性肾病临床医学研究中心	中国人民解放军东部战区总医院	刘志红
5	国家慢性肾病临床医学研究中心	中国人民解放军总医院	陈香美
6	国家慢性肾病临床医学研究中心	南方医科大学南方医院	侯凡凡
7	国家恶性肿瘤临床医学研究中心	中国医学科学院肿瘤医院	赫　捷
8	国家恶性肿瘤临床医学研究中心	天津医科大学肿瘤医院	郝希山
9	国家呼吸系统疾病临床医学研究中心	广州医科大学附属第一医院	钟南山
10	国家呼吸系统疾病临床医学研究中心	中日友好医院	王　辰
11	国家呼吸系统疾病临床医学研究中心	首都医科大学附属北京儿童医院	倪　鑫
12	国家代谢性疾病临床医学研究中心	中南大学湘雅二医院	周智广
13	国家代谢性疾病临床医学研究中心	上海交通大学医学院附属瑞金医院	王卫庆
14	国家精神心理疾病临床医学研究中心	北京大学第六医院	陆　林
15	国家精神心理疾病临床医学研究中心	中南大学湘雅二医院	王小平
16	国家精神心理疾病临床医学研究中心	首都医科大学附属北京安定医院	王　刚
17	国家妇产疾病临床医学研究中心	中国医学科学院北京协和医院	郎景和
18	国家妇产疾病临床医学研究中心	华中科技大学同济医学院附属同济医院	马　丁
19	国家妇产疾病临床医学研究中心	北京大学第三医院	乔　杰
20	国家消化系统疾病临床医学研究中心	中国人民解放军空军军医大学第一附属医院	樊代明
21	国家消化系统疾病临床医学研究中心	首都医科大学附属北京友谊医院	张澍田
22	国家消化系统疾病临床医学研究中心	中国人民解放军海军军医大学第一附属医院	李兆申
23	国家口腔疾病临床医学研究中心	上海交通大学医学院附属第九人民医院	张志愿
24	国家口腔疾病临床医学研究中心	四川大学华西口腔医院	叶　玲
25	国家口腔疾病临床医学研究中心	北京大学口腔医院	郭传瑸

续表

序号	国家临床医学研究中心	依托单位	中心主任
26	国家口腔疾病临床医学研究中心	空军军医大学口腔医院	陈吉华
27	国家老年疾病临床医学研究中心	中国人民解放军总医院	范 利
28	国家老年疾病临床医学研究中心	中南大学湘雅医院	雷光华
29	国家老年疾病临床医学研究中心	四川大学华西医院	董碧蓉
30	国家老年疾病临床医学研究中心	北京医院	王建业
31	国家老年疾病临床医学研究中心	复旦大学附属华山医院	顾玉东
32	国家老年疾病临床医学研究中心	首都医科大学宣武医院	陈 彪
33	国家感染性疾病临床医学研究中心	浙江大学医学院附属第一医院	李兰娟
34	国家感染性疾病临床医学研究中心	中国人民解放军总医院第五医学中心	王福生
35	国家感染性疾病临床医学研究中心	深圳市第三人民医院	刘 磊
36	国家儿童健康与疾病临床医学研究中心	浙江大学医学院附属儿童医院	舒 强
37	国家儿童健康与疾病临床医学研究中心	重庆医科大学附属儿童医院	李 秋
38	国家骨科与运动康复临床医学研究中心	中国人民解放军总医院	唐佩福
39	国家眼耳鼻喉疾病临床医学研究中心	温州医科大学附属眼视光医院	吕 帆
40	国家眼耳鼻喉疾病临床医学研究中心	上海市第一人民医院	许 迅
41	国家眼耳鼻喉疾病临床医学研究中心	中国人民解放军总医院	杨仕明
42	国家皮肤与免疫疾病临床医学研究中心	北京大学第一医院	李若瑜
43	国家皮肤与免疫疾病临床医学研究中心	中国医学科学院北京协和医院	曾小峰
44	国家血液系统疾病临床医学研究中心	苏州大学附属第一医院	阮长耿
45	国家血液系统疾病临床医学研究中心	北京大学人民医院	黄晓军
46	国家血液系统疾病临床医学研究中心	中国医学科学院血液病医院（中国医学科学院血液学研究所）	王建祥
47	国家中医心血管病临床医学研究中心	中国中医科学院西苑医院	陈可冀
48	国家中医针灸临床医学研究中心	天津中医药大学第一附属医院	石学敏
49	国家医学检验临床医学研究中心	中国医科大学附属第一医院	尚 红
50	国家放射与治疗临床医学研究中心	复旦大学附属中山医院	葛均波

附录C 中国合格评定国家认可委员会（CNAS）认定的医学实验室

序号	机构名称	机构所在地
1	北京海思特医学检验实验室有限公司	北京
2	北京高博博仁医院有限公司医学检验科	北京
3	北京金域医学检验实验室有限公司	北京
4	首都医科大学附属北京安贞医院检验科	北京
5	北京京煤集团总医院检验科	北京
6	北京爱普益医学检验中心有限公司	北京
7	首都医科大学附属北京安定医院检验科	北京
8	中国医学科学院北京协和医院病理科	北京
9	中国医学科学院阜外医院实验诊断中心	北京
10	北京和合医学诊断技术股份有限公司中心实验室	北京
11	北京凯普医学检验实验室有限公司	北京
12	北京清华长庚医院检验医学科	北京
13	慈铭健康体检管理集团有限公司北京奥亚医院检验科	北京
14	中国人民解放军总医院第一医学中心输血医学科	北京
15	中国人民解放军总医院第一医学中心检验科	北京
16	北京市体检中心医学检验科	北京
17	首都医科大学附属北京同仁医院检验科	北京
18	北京医院检验科	北京
19	中国医学科学院肿瘤医院检验科	北京
20	首都医科大学附属北京朝阳医院检验科	北京
21	首都医科大学附属北京儿童医院检验中心	北京
22	北京艾迪康医学检验实验室有限公司	北京
23	中国中医科学院西苑医院检验科	北京
24	中国中医科学院望京医院检验科	北京
25	北京中医药大学东直门医院检验科	北京
26	北京市海淀医院检验科	北京
27	解放军总医院第六医学中心检验科	北京
28	首都医科大学附属北京世纪坛医院临床检验中心	北京
29	北京中医药大学东直门医院核医学科	北京

中国临床医学研究发展报告

续表

序号	机构名称	机构所在地
30	北京大学第三医院检验科	北京
31	中日友好医院检验科	北京
32	北京大学第一医院检验科	北京
33	中国人民解放军总医院第五医学中心检验科	北京
34	中国中医科学院广安门医院检验科	北京
35	首都医科大学附属北京天坛医院实验诊断中心	北京
36	中国医学科学院北京协和医院检验科	北京
37	北京大学口腔医学院检验科	北京
38	首都儿科研究所附属儿童医院检验科	北京
39	北京大学人民医院检验科	北京
40	首都医科大学附属北京中医医院检验科	北京
41	北京积水潭医院检验科	北京
42	中国医学科学院肿瘤医院病理科	北京
43	北京迪安医学检验实验室有限公司	北京
44	北京中医药大学东方医院检验科	北京
45	北京洛奇医学检验实验室股份有限公司	北京
46	首都医科大学附属北京佑安医院临床检验中心	北京
47	天津华大医学检验所有限公司	天津
48	天津市儿童医院检验科	天津
49	天津见康华美医学诊断技术有限公司	天津
50	天津中医药大学第二附属医院检验科	天津
51	泰达国际心血管病医院检验科	天津
52	天津市蓟州区人民医院检验科	天津
53	天津市第三中心医院检验科	天津
54	天津市第一中心医院检验科	天津
55	天津迪安执信医学检验所有限公司	天津
56	天津市宝坻区人民医院医学检验科	天津
57	天津艾迪康医学检验实验室有限公司	天津
58	天津市宁河区医院检验科	天津
59	天津市胸科医院检验科	天津
60	天津市北辰医院检验科	天津

序号	机构名称	机构所在地
61	天津金域医学检验实验室有限公司	天津
62	天津市中医药研究院附属医院检验科	天津
63	天津医科大学肿瘤医院检验科	天津
64	天津市第五中心医院检验科	天津
65	天津港（集团）有限公司天津港口医院检验科	天津
66	中国医学科学院血液病医院临床检测中心	天津
67	天津市天津医院检验科	天津
68	邯郸市中心血站	河北
69	河北北方学院附属第一医院检验科	河北
70	河北大学附属医院检验科	河北
71	保定市第一中心医院医学检验科	河北
72	河北省人民医院核医学科	河北
73	河北省儿童医院医学检验科	河北
74	河北省人民医院检验科	河北
75	河北省中医院检验中心	河北
76	邯郸市中心医院检验科	河北
77	河北医科大学第四医院东院检验科	河北
78	秦皇岛市第一医院检验科	河北
79	保定市儿童医院检验科	河北
80	石家庄金域医学检验实验室有限公司	河北
81	河北省沧州中西医结合医院实验诊断科	河北
82	石家庄市第五医院检验科	河北
83	石家庄平安医院有限公司实验诊断学部	河北
84	河北医科大学第二医院检验科	河北
85	石家庄市人民医院检验科	河北
86	河北医科大学第四医院检验科	河北
87	山西省儿童医院（山西省妇幼保健院）临床医学检验中心	山西
88	临汾市人民医院医学检验科	山西
89	太原市血液中心	山西
90	山西省肿瘤医院病理科	山西
91	山西省中医药研究院（山西省中医院）检验科	山西

序号	机构名称	机构所在地
92	临汾市中心医院检验科	山西
93	山西迪安医学检验中心有限公司	山西
94	山西尚宁高科技医学检验中心（有限公司）	山西
95	山西省人民医院检验科	山西
96	太原金域临床检验有限公司	山西
97	长治医学院附属和平医院检验科	山西
98	山西医科大学第一医院医学检验科	山西
99	鄂尔多斯市中心医院康巴什部检验科	内蒙古
100	通辽市医院检验科	内蒙古
101	锡林郭勒盟中心医院检验科	内蒙古
102	赤峰学院附属医院检验科	内蒙古
103	呼和浩特迪安医学检验所有限公司	内蒙古
104	巴彦淖尔市医院检验科	内蒙古
105	内蒙古医科大学附属医院检验科	内蒙古
106	内蒙古林业总医院检验科	内蒙古
107	呼伦贝尔市人民医院检验科	内蒙古
108	兴安盟人民医院检验科	内蒙古
109	盘锦市中心医院医学检验科	辽宁
110	大连医科大学附属第一医院检验科	辽宁
111	沈阳医学院附属中心医院检验科	辽宁
112	本溪市中心医院检验科	辽宁
113	沈阳中心血站（辽宁省血液中心）	辽宁
114	中国医科大学附属盛京医院检验科	辽宁
115	辽宁中医药大学附属医院临床检验中心	辽宁
116	抚顺市中心医院检验科	辽宁
117	辽宁省人民医院检验医学科	辽宁
118	中国人民解放军第二〇二医院检验科	辽宁
119	沈阳艾迪康医学检验所有限公司	辽宁
120	沈阳金域医学检验所有限公司	辽宁
121	大连医科大学附属第二医院检验科	辽宁
122	大连市血液中心	辽宁

序号	机构名称	机构所在地
123	中国人民解放军北部战区总医院检验医学中心	辽宁
124	中国医科大学附属第一医院检验科	辽宁
125	辽宁中医药大学附属第二医院医学检验中心	辽宁
126	沈阳迪安医学检验所有限公司	辽宁
127	长春千麦医学检验实验室有限公司	吉林
128	长春迪安医学检验所有限公司	吉林
129	吉林大学中日联谊医院核医学科	吉林
130	吉林大学第一医院二部检验科	吉林
131	吉林金域医学检验所有限公司	吉林
132	长春中医药大学附属医院检验科	吉林
133	吉林大学中日联谊医院检验科	吉林
134	北华大学附属医院检验科	吉林
135	吉林大学第一医院检验科	吉林
136	吉林艾迪康医学检验实验室有限公司	吉林
137	佳木斯大学附属第一医院医学检验科	黑龙江
138	佳木斯市中心血站实验室	黑龙江
139	牡丹江市中心血站	黑龙江
140	佳木斯市妇幼保健院检验科	黑龙江
141	齐齐哈尔市第一医院检验科	黑龙江
142	黑龙江金域医学检验实验室有限公司	黑龙江
143	绥芬河市人民医院检验科	黑龙江
144	黑龙江迪安医学检验所有限公司	黑龙江
145	大庆油田总医院检验科	黑龙江
146	黑龙江中医药大学附属第一医院检验科	黑龙江
147	牡丹江市第一人民医院检验科	黑龙江
148	哈尔滨市血液中心	黑龙江
149	哈尔滨医科大学附属第一医院检验科	黑龙江
150	上海获硕贝肯医学检验所有限公司	上海
151	上海市儿童医院检验科	上海
152	上海迪安医学检验所有限公司	上海
153	上海中医药大学附属曙光医院检验科	上海

续表

序号	机构名称	机构所在地
154	复旦大学附属肿瘤医院检验科	上海
155	上海市宝山区中西医结合医院检验科	上海
156	上海市青浦区中心医院检验科	上海
157	上海思路迪医学检验所有限公司	上海
158	上海衡道医学病理诊断中心有限公司	上海
159	上海中医药大学附属岳阳中西医结合医院医学检验科	上海
160	上海市第七人民医院医学检验科	上海
161	上海市第五人民医院医学检验科	上海
162	上海市同济医院病理科	上海
163	中国人民解放军海军特色医学中心检验科	上海
164	上海市同仁医院检验科	上海
165	上海中科润达医学检验实验室有限公司	上海
166	上海市血液中心	上海
167	上海嘉会国际医院有限公司检验科	上海
168	上海新培晶医学检验所有限公司	上海
169	上海市胸科医院检验科	上海
170	复旦大学附属儿科医院临床检验医学中心	上海
171	上海市浦东医院（复旦大学附属浦东医院）检验科	上海
172	上海交通大学医学院附属瑞金医院临床实验诊断中心	上海
173	上海长海医院实验诊断科	上海
174	上海市同济医院检验科	上海
175	上海中医药大学附属龙华医院检验科	上海
176	复旦大学附属华东医院医学检验科	上海
177	复旦大学附属中山医院检验科	上海
178	上海市精神卫生中心检验科	上海
179	上海市杨浦区中心医院检验科	上海
180	上海达安医学检验所有限公司	上海
181	上海千麦博米乐医学检验所有限公司	上海
182	上海市东方医院检验科	上海
183	中国福利会国际和平妇幼保健院检验科	上海
184	上海市东方医院南院医学检验科	上海

序号	机构名称	机构所在地
185	上海兰卫医学检验所股份有限公司	上海
186	上海市肺科医院检验科	上海
187	复旦大学附属华山医院检验科	上海
188	中国人民解放军海军军医大学第三附属医院检验科	上海
189	上海市宝山区吴淞中心医院检验科	上海
190	上海市松江区中心医院检验科	上海
191	上海市第十人民医院检验科	上海
192	上海市普陀区中心医院检验科	上海
193	上海枫林医药医学检验有限公司	上海
194	上海锦测医学检验所有限公司	上海
195	上海裕隆医学检验所股份有限公司	上海
196	上海市浦东新区公利医院检验科	上海
197	上海市公共卫生临床中心检验医学科	上海
198	上海交通大学医学院附属仁济医院检验科	上海
199	上海市中西医结合医院检验科	上海
200	上海金域医学检验所有限公司	上海
201	复旦大学附属肿瘤医院病理科	上海
202	复旦大学附属妇产科医院检验科	上海
203	上海交通大学医学院附属上海儿童医学中心检验科	上海
204	南京兰卫医学检验所有限公司	江苏
205	淮安市第一人民医院检验科	江苏
206	江苏省人民医院检验学部	江苏
207	无锡市人民医院医学检验科	江苏
208	南通市第一老年病医院检验科	江苏
209	苏州市立医院医学检验科	江苏
210	常州市第二人民医院检验科	江苏
211	南京市妇幼保健院医学检验科	江苏
212	宿迁市第一人民医院医学检验科	江苏
213	苏州高新区人民医院检验科	江苏
214	宿迁市中医院检验科	江苏
215	扬州市中心血站	江苏

序号	机构名称	机构所在地
216	南京市江宁医院检验科	江苏
217	张家港澳洋医院有限公司检验科	江苏
218	无锡市妇幼保健院检验科	江苏
219	苏州市广济医院临床检验科	江苏
220	南通市第一人民医院医学检验科	江苏
221	东南大学附属中大医院检验科	江苏
222	常州市第一人民医院检验科	江苏
223	扬州大学附属医院（扬州市第一人民医院）医学检验科	江苏
224	徐州市第一人民医院医学检验科	江苏
225	盐城市第一人民医院检验科	江苏
226	靖江市人民医院医学检验科	江苏
227	南京同仁医院有限公司医学检验科	江苏
228	盐城市第三人民医院检验科	江苏
229	泰州市中医院检验科	江苏
230	南京市儿童医院检验科	江苏
231	南京华银医学检验所有限公司	江苏
232	张家港市第一人民医院检验科	江苏
233	苏州市第五人民医院检验中心	江苏
234	无锡市中心血站	江苏
235	核工业总医院核医学科	江苏
236	苏州科技城医院检验科	江苏
237	泰州市人民医院检验科	江苏
238	江苏省苏北人民医院医学检验科	江苏
239	苏州大学附属第一医院临床检测中心	江苏
240	南京医科大学第二附属医院检验医学中心	江苏
241	江苏省沭阳医院暨徐州医科大学附属沭阳医院检验科	江苏
242	南京临床核医学中心实验诊断部	江苏
243	南京医科大学附属逸夫医院检验科	江苏
244	核工业总医院检验科	江苏
245	江苏省人民医院病理学部	江苏
246	江苏省中医院检验科	江苏

序号	机构名称	机构所在地
247	南京红十字血液中心实验室	江苏
248	南京鼓楼医院病理科	江苏
249	南通大学附属医院医学检验科	江苏
250	江苏省中西医结合医院检验科	江苏
251	中国人民解放军东部战区总医院全军临床检验医学研究所	江苏
252	连云港市第二人民医院医学检验科	江苏
253	南京艾迪康医学检验所有限公司	江苏
254	南京迪安医学检验所有限公司	江苏
255	南京鼓楼医院检验科	江苏
256	南京鼓楼医院输血科	江苏
257	南京鼓楼医院核医学科	江苏
258	常熟市医学检验所	江苏
259	江苏大学附属医院医学检验科	江苏
260	南京金域医学检验所有限公司	江苏
261	南京市第一医院医学检验科	江苏
262	杭州金域医学检验所有限公司	浙江
263	温州医科大学附属第二医院（温州医科大学附属育英儿童医院）临床检验中心	浙江
264	杭州师范大学附属医院医学检验科	浙江
265	宁波市鄞州区第二医院检验科	浙江
266	宁波市临床病理诊断中心	浙江
267	宁波海尔施医学检验所有限公司	浙江
268	横店文荣医院检验科	浙江
269	浙江大学医学院附属妇产科医院检验科	浙江
270	杭州华硕医学检验实验室有限公司	浙江
271	舟山医院检验中心	浙江
272	浙江大学医学院附属邵逸夫医院检验科	浙江
273	温岭市第一人民医院检验科	浙江
274	中国科学院大学宁波华美医院临床医学检验中心	浙江
275	丽水市中心医院医学检验中心	浙江
276	杭州市妇产科医院检验科	浙江

续表

序号	机构名称	机构所在地
277	嘉兴市第二医院检验科	浙江
278	浙江大学医学院附属第二医院检验科	浙江
279	台州恩泽医疗中心（集团）浙江省台州医院检验科	浙江
280	温州医科大学附属第一医院医学检验中心	浙江
281	永康市第一人民医院检验科	浙江
282	丽水市人民医院医学检验中心	浙江
283	树兰（杭州）医院有限公司实验诊断部	浙江
284	金华市中心医院检验科	浙江
285	湖州市中心医院检验科	浙江
286	东阳市人民医院检验科	浙江
287	绍兴市人民医院临床检验中心	浙江
288	浙江大学医学院附属第一医院检验科	浙江
289	浙江大学医学院附属第四医院检验医学中心	浙江
290	杭州迪安医学检验中心有限公司	浙江
291	宁波市第一医院检验科	浙江
292	杭州千麦医学检验所有限公司	浙江
293	浙江大学医学院附属儿童医院实验检验中心	浙江
294	浙江省人民医院检验中心	浙江
295	浙江省中医院检验科	浙江
296	宁波美康盛德医学检验所有限公司	浙江
297	浙江医院医学检验科	浙江
298	杭州艾迪康医学检验中心有限公司	浙江
299	杭州市第一人民医院检验科	浙江
300	合肥平安好医医学检验有限公司	安徽
301	合肥市第二人民医院（广德路院区）检验科	安徽
302	合肥安为康医学检验有限公司	安徽
303	芜湖市第二人民医院检验科	安徽
304	合肥迪安医学检验实验室有限公司	安徽
305	合肥千麦医学检验实验室有限公司	安徽
306	安徽医科大学第二附属医院检验科	安徽
307	安徽中医药大学第一附属医院检验中心	安徽

序号	机构名称	机构所在地
308	安徽省立医院检验科	安徽
309	合肥金域医学检验实验室有限公司	安徽
310	安徽医科大学第一附属医院检验科	安徽
311	合肥艾迪康医学检验实验室有限公司	安徽
312	马鞍山市临床检验中心	安徽
313	福建省立医院检验科	福建
314	厦门市第五医院检验科	福建
315	中国人民解放军联勤保障部队第九〇九医院检验科	福建
316	福州迪安医学检验实验室有限公司	福建
317	厦门弘爱医院医学检验中心	福建
318	泉州市第一医院检验科	福建
319	中国人民解放军联勤保障部队第九〇〇医院检验科	福建
320	厦门大学附属中山医院检验科	福建
321	福建医科大学附属第一医院检验科	福建
322	福州艾迪康医学检验实验室有限公司	福建
323	福建省肿瘤医院检验科	福建
324	中国人民解放军联勤保障部队第九一〇医院检验科	福建
325	厦门湖里国宇门诊部有限公司检验科	福建
326	福州金域医学检验实验室有限公司	福建
327	厦门市妇幼保健院医学检验科	福建
328	厦门大学附属第一医院检验科	福建
329	新余美康盛德医学检验实验室有限公司	江西
330	上饶市中心血站	江西
331	江西迪安华星医学检验实验室有限公司	江西
332	上海市东方医院吉安医院医学检验科	江西
333	南昌千麦医学检验实验室有限公司	江西
334	南昌艾迪康医学检验实验室有限公司	江西
335	南昌大学第一附属医院检验科	江西
336	南昌大学第二附属医院检验科	江西
337	邹城市人民医院医学检验科	山东
338	青岛金域医学检验实验室有限公司	山东

序号	机构名称	机构所在地
339	单县中心医院检验科	山东
340	中国人民解放军海军青岛特勤疗养中心检验科	山东
341	济南市中心医院医学实验诊断中心	山东
342	山东阳光融和医院有限责任公司医学检验科	山东
343	济宁市兖州区中医医院医学检验科	山东
344	山东大学第二医院检验医学中心	山东
345	山东大学齐鲁医院检验科	山东
346	聊城市人民医院检验科	山东
347	山东山大附属生殖医院有限公司医学检验科	山东
348	山东中医药大学附属医院检验科	山东
349	山东省公共卫生临床中心检验科	山东
350	淄博市第一医院检验科	山东
351	临沂市人民医院临床检验科	山东
352	中国人民解放军海军第九七一医院检验科	山东
353	青岛市城阳区人民医院检验科	山东
354	烟台毓璜顶医院检验科	山东
355	聊城市东昌府区妇幼保健院检验科	山东
356	山东省千佛山医院检验科	山东
357	济南艾迪康医学检验中心有限公司	山东
358	济南迪安医学检验中心有限公司	山东
359	济南金域医学检验中心有限公司	山东
360	青岛市中心血站	山东
361	阜外华中心血管病医院医学检验科	河南
362	安阳市人民医院医学检验中心	河南
363	河南省三门峡市中心医院医学检验中心	河南
364	河南省人民医院输血科	河南
365	郑州千麦贝康医学检验实验室有限公司	河南
366	郑州艾迪康医学检验所（普通合伙）	河南
367	郑州迪安医学检验所有限公司	河南
368	河南中医药大学第一附属医院医学检验科	河南
369	河南省人民医院病理科	河南

序号	机构名称	机构所在地
370	郑州金域临床检验中心有限公司	河南
371	河南省洛阳正骨医院医学检验中心	河南
372	郑州颐和医院检验医学中心	河南
373	武汉金域医学检验所有限公司	湖北
374	华中科技大学同济医学院附属协和医院检验科	湖北
375	湖北省中医院检验科	湖北
376	武汉华大医学检验所有限公司	湖北
377	武汉亚心总医院有限公司医学检验科	湖北
378	天门市第一人民医院检验科	湖北
379	孝感市中心医院输血科	湖北
380	湖北省妇幼保健院检验科	湖北
381	华中科技大学同济医学院附属协和医院病理科	湖北
382	襄阳市中心医院医学检验部	湖北
383	武汉市中心医院检验科	湖北
384	襄阳市中心血站	湖北
385	鄂东医疗集团市中心医院（市普爱医院、湖北理工学院附属医院）医学检验科	湖北
386	黄石市中医医院（市传染病医院）医学检验科	湖北
387	武汉迪安医学检验实验室有限公司	湖北
388	武汉兰卫医学检验实验室有限公司	湖北
389	武汉艾迪康医学检验所有限公司	湖北
390	武汉亚洲心脏病医院检验医学中心	湖北
391	荆州市中心医院检验医学部	湖北
392	武汉千麦医学检验实验室有限公司	湖北
393	宜昌市红十字中心血站	湖北
394	武汉康圣达医学检验所有限公司	湖北
395	十堰市中心血站	湖北
396	武汉大学人民医院（湖北省人民医院）医学检验科	湖北
397	武汉大学中南医院医学检验科	湖北
398	华中科技大学同济医学院附属同济医院检验科	湖北
399	湖南中医药大学第一附属医院医学检验中心	湖南

续表

序号	机构名称	机构所在地
400	长沙千麦医学检验实验室有限公司	湖南
401	岳阳市人民医院检验科	湖南
402	浏阳市中医医院检验科	湖南
403	常德力源医学检验中心	湖南
404	郴州市第三人民医院检验医学中心	湖南
405	长沙市中心医院检验科	湖南
406	中南大学湘雅医院检验科	湖南
407	湖南省肿瘤医院检验科	湖南
408	中南大学湘雅二医院检验科	湖南
409	长沙迪安医学检验所有限公司	湖南
410	长沙兰卫医学检验实验室有限公司	湖南
411	中南大学湘雅三医院检验科	湖南
412	湖南圣维尔医学检验所有限公司	湖南
413	郴州市第一人民医院检验医学中心	湖南
414	长沙金域医学检验实验室有限公司	湖南
415	长沙艾迪康医学检验实验室有限公司	湖南
416	中山大学肿瘤防治中心分子诊断科	广东
417	梅州市人民医院临床检验中心	广东
418	江门市中心医院输血科	广东
419	广州中医药大学第一附属医院检验科	广东
420	清远市人民医院检验医学部	广东
421	揭阳市人民医院检验科	广东
422	南方医科大学珠江医院检验医学部	广东
423	佛山市妇幼保健院检验科	广东
424	广州凯普医学检验所有限公司	广东
425	佛山市第一人民医院检验科	广东
426	广州艾迪康医学检验所有限公司	广东
427	深圳市中医院检验科	广东
428	广州市第一人民医院检验科	广东
429	深圳市罗湖医院集团医学检验实验室	广东
430	广州市番禺区中心医院检验科	广东

序号	机构名称	机构所在地
431	阳江市人民医院检验科	广东
432	广东省中医院珠海医院检验科	广东
433	中山大学肿瘤防治中心病理科	广东
434	深圳市宝安区妇幼保健院检验科	广东
435	中山市人民医院检验医学中心	广东
436	深圳华大医学检验实验室	广东
437	佛山迪安医学检验实验室有限公司	广东
438	中山大学肿瘤防治中心检验科	广东
439	广州华银医学检验中心有限公司	广东
440	广州金域医学检验中心有限公司实验诊断部	广东
441	佛山复星禅诚医院有限公司检验科	广东
442	北京大学深圳医院检验科	广东
443	珠海市人民医院检验科	广东
444	佛山市中医院检验医学中心	广东
445	东莞康华医院有限公司检验科	广东
446	南方医科大学南方医院检验科	广东
447	台山市人民医院检验科	广东
448	广州康都临床检验所	广东
449	深圳市南山区人民医院检验科	广东
450	广东省中医院二沙岛医院检验科	广东
451	广东省中医院检验科	广东
452	广东省中医院大学城医院检验科	广东
453	广东省中医院芳村医院检验科	广东
454	广州达安临床检验中心有限公司	广东
455	深圳市血液中心	广东
456	广州市妇女儿童医疗中心检验部	广东
457	深圳市妇幼保健院检验科	广东
458	陆军军医大学第一附属医院检验科	重庆
459	重庆市人民医院（三院院区）检验科	重庆
460	陆军军医大学第二附属医院检验科	重庆
461	重庆市垫江县人民医院医学检验科	重庆

序号	机构名称	机构所在地
462	重庆医科大学附属大学城医院检验科	重庆
463	重庆医科大学附属永川医院检验科	重庆
464	重庆医科大学附属儿童医院临床检验中心	重庆
465	中国人民解放军陆军特色医学中心检验科	重庆
466	重庆医科大学附属第一医院检验科	重庆
467	重庆市垫江县中医院检验科	重庆
468	重庆医科大学附属第二医院检验科	重庆
469	重庆金域医学检验所有限公司	重庆
470	重庆迪安医学检验中心有限公司	重庆
471	成都市妇女儿童中心医院检验科	四川
472	宜宾市第一人民医院检验科	四川
473	四川大家医学检测有限公司	四川
474	核工业四一六医院核医学科	四川
475	西南医科大学附属中医医院检验科	四川
476	成都诺森医学检验有限公司	四川
477	遂宁市中心医院检验科	四川
478	乐山市中医医院检验科	四川
479	成都华银医学检验所有限公司	四川
480	南充市中心医院医学检验科	四川
481	成都迪安医学检验所有限公司	四川
482	攀枝花市中西医结合医院检验科	四川
483	攀钢集团总医院检验科	四川
484	宣汉县人民医院检验科	四川
485	雅安市人民医院核医学科	四川
486	成都市血液中心	四川
487	广元市中心医院检验科	四川
488	成都博奥独立医学实验室有限公司	四川
489	四川赛尔医学检验有限公司	四川
490	成都高新达安医学检验有限公司	四川
491	成都千麦医学检验所有限公司	四川
492	四川省医学科学院·四川省人民医院临床医学检验中心	四川

序号	机构名称	机构所在地
493	成都市第三人民医院临床医学检验部	四川
494	四川金域医学检验中心有限公司	四川
495	四川省自贡市第一人民医院检验科	四川
496	成都艾迪康医学检测实验室有限公司	四川
497	西南医科大学附属医院医学检验部	四川
498	绵阳市中心医院检验科	四川
499	四川大学华西第二医院临床检验科	四川
500	成都中医药大学附属医院（四川省中医医院）检验科	四川
501	贵州中医药大学第一附属医院检验输血科	贵州
502	贵阳市妇幼保健院（贵阳市儿童医院）医学检验科	贵州
503	贵州安康医学检验中心有限公司	贵州
504	兴义市人民医院医学检验科	贵州
505	贵州省人民医院检验科	贵州
506	遵义医科大学附属医院医学检验科	贵州
507	遵义市第一人民医院检验科	贵州
508	贵州金域医学检验中心有限公司	贵州
509	昆明盘谷医学检验实验室有限公司	云南
510	云南省中医医院（云南中医药大学第一附属医院）检验科	云南
511	曲靖市第一人民医院检验中心	云南
512	云南艾迪康医学检验所有限公司	云南
513	云南省第一人民医院医学检验科	云南
514	昆明金域医学检验所有限公司	云南
515	云南迪安医学检验所有限公司	云南
516	安宁市第一人民医院医学检验科	云南
517	昆明医科大学第一附属医院医学检验科	云南
518	保山市人民医院检验科	云南
519	昆明医科大学第二附属医院医学检验科	云南
520	西藏自治区人民医院检验科	西藏
521	西电集团医院医学检验科	陕西
522	安康市中医医院检验科	陕西
523	西安交通大学医学院第一附属医院输血科	陕西

续表

序号	机构名称	机构所在地
524	西安天博医学检验所有限公司	陕西
525	宝鸡高新医院有限公司检验科	陕西
526	西安交通大学医学院第二附属医院检验科	陕西
527	三二〇一医院医学检验科	陕西
528	汉中市中心血站	陕西
529	西安市儿童医院检验科	陕西
530	西安迪安医学检验实验室有限公司	陕西
531	西安市中心医院检验科	陕西
532	渭南市妇幼保健院检验科	陕西
533	西安市第一医院医学检验科	陕西
534	陕西中医药大学附属医院医学检验科	陕西
535	咸阳市中心血站	陕西
536	西京医院病理科	陕西
537	陕西省核工业二一五医院医学检验科	陕西
538	西京医院检验科	陕西
539	西安交通大学医学院第一附属医院检验科	陕西
540	三二〇一医院微生物免疫检验科	陕西
541	陕西友谊医学检验实验室	陕西
542	西安金域医学检验所有限公司	陕西
543	兰州大学第二医院检验医学中心	甘肃
544	甘肃金域医学检验所有限公司	甘肃
545	金昌市第一人民医院检验科	甘肃
546	天水市第一人民医院检验科	甘肃
547	中国人民解放军联勤保障部队第九四〇医院检验科	甘肃
548	甘肃省人民医院检验中心	甘肃
549	西宁市第一人民医院医学检验科	青海
550	青海大学附属医院医学检验中心	青海
551	青海红十字医院检验科	青海
552	青海省人民医院检验科	青海
553	青海省中医院检验科	青海
554	宁夏迪医学检验中心有限公司	宁夏

序号	机构名称	机构所在地
555	宁夏医科大学总医院医学实验中心	宁夏
556	巴音郭楞蒙古自治州人民医院检验科	新疆
557	新疆医科大学第一附属医院医学检验中心	新疆
558	乌鲁木齐市妇幼保健院检验科	新疆
559	新疆普瑞赛新医学检验所（有限公司）	新疆
560	喀什地区第一人民医院检验科	新疆
561	新疆维吾尔自治区人民医院临床检验中心	新疆
562	新疆维吾尔自治区中医医院临床检验中心	新疆
563	新疆维吾尔自治区喀什地区第二人民医院检验科	新疆
564	新疆生产建设兵团医院医学检验科	新疆
565	国检（澳门）卫生检测有限公司	澳门
566	澳门特别行政区政府卫生局公共卫生化验所	澳门

附录 D 美国病理学家协会（CAP）认证的临床检验实验室

序号	机构名称	实验室认证类型	英文名称		机构所在地
			机构名称	实验室认证类型	
1	上海思路迪医学检验所有限公司 *	临床实验室	3DMed Clinical Laboratory Inc	Clinical Laboratory	上海
2	上海安可济生物科技有限公司	临床实验室	AccuraGen	Clinical Laboratory	上海
3	AcornMed 生物技术有限公司	临床实验室	AcornMed Biotechnology Co.，Ltd.	Clinical Laboratory	天津
4	AmCare 基因组实验室	实验室	AmCare Genomics Lab	Laboratory	广东
5	厦门艾德生物技术研究中心有限公司	医学研究所	AmoyDx Biotechnology Research Ctr	Medical Institute Lab	福建
6	安诺优达基因科技（北京）有限公司	新一代测序技术临床实验室	Beijing Annoroad Medical Laboratory Co.，Ltd.	NGS Clinical Lab	北京
7	北京贝瑞基因医学实验室有限公司	实验室	Beijing BerryGenomics Medical Laboratory Co.，Ltd.	Laboratory	北京
8	首都医科大学附属北京朝阳医院 *	检验科	Beijing Chao-yang Hospital	Laboratory Department	北京
9	北京洛奇医学检验实验室股份有限公司 *	中心实验室	Beijing Lawke Health Lab	Central Laboratory	北京
10	首都医科大学附属北京世纪坛医院 *	临床检验中心	Beijing Shijitan Hosp，Capital Med Univ	Dept of Clinical Lab Medicine	北京
11	北京和睦家医院	病理临床检验实验室	Beijing United Family Hospital Co.，Ltd.	Department of Pathology & Laboratory	北京
12	福建和瑞基因科技有限公司	分子诊断实验室	Berry Oncology Co.，Ltd.	Molecular Diagnostic Lab	北京

序号	机构名称	实验室认证类型	英文名称		机构所在地
			机构名称	实验室认证类型	
13	和瑞基因有限公司	临床实验室	BerryOncology Co.，Ltd.	Clinical Laboratory	福建
14	燃石医学—CTONG联合实验室	实验室	Burning Rock & CTONG Laboratory	Laboratory	广东
15	CellCarta中国有限公司	实验室	CellCarta China Co.，Ltd.	Laboratory	山东
16	成都高新达安医学检验有限公司 *		Chengdu Gaoxin-Daan Medical Laboratory Co.，Ltd.		四川
17	求臻医学科技（北京）有限公司	实验室	ChosenMed Technology（Beijing）Co.，Ltd.	Laboratory	北京
18	大庆油田总医院	医学实验室	Daqing Oilfield General Hospital	Department of Laboratory Medicine	黑龙江
19	上海普恩海汇医学检验所	实验室	Epione Medical Laboratory	Laboratory	上海
20	欧陆检测技术服务（上海）有限公司		Eurofins Central Laboratory China Co.，Ltd.		上海
21	福州福瑞医学检验实验室有限公司	医学实验室	Fuzhou Frey Medical Lab Co.，Ltd.	Frey Medical Lab	福建
22	北京吉因加医学检验实验室有限公司	临床实验室	GenePlus	Clinical Laboratory	北京
23	臻和精准医学检验实验室无锡有限公司		Genecast Precision Medical Diagnostic Laboratory Wuxi Co.，Ltd.		浙江
24	北京泛生子基因科技有限公司	临床实验室	Genetron Health（Beijing）Co.，Ltd.	Clinical Laboratory	北京
25	启东领星医学检验所有限公司		GenomiCare Clinical Laboratory，Qidong		江苏

续表

序号	机构名称	实验室认证类型	英文名称		机构所在地
			机构名称	实验室认证类型	
26	广州达安临床检验中心有限公司 *	临床检验中心	Guangzhou DAAN	Clinical Laboratory Ctr	广东
27	广州华银医学检验中心有限公司 *	病理诊断中心实验室	Guangzhou Huayin Med Lab Ctr Co., Ltd.	Pathological Diagnosis Center Lab	广东
28	HKG Epitherapeutics 公司	实验室	HKG EpiTherapeutics Co., Ltd.	Laboratory	香港
29	杭州凯莱谱医学检验实验室有限公司	实验室	Hangzhou Calibra Diagnostics Co., Ltd.	Laboratory	浙江
30	杭州迪安生物技术有限公司	医学实验室	Hangzhou Dian Medical Laboratory Center Co., Ltd.	Medical Laboratory	浙江
31	杭州莲和医学检验所有限公司	实验室	Hangzhou Life Hlthcr Clin Lab Co., Ltd.	Laboratory	北京
32	杭州 MED 生物技术公司	生物技术实验室	Hangzhou Med Biotech Ltd	Biotechnology Lab	浙江
33	杭州瑞普基因科技有限公司	实验室	Hangzhou Repu Medical Lab Co., Ltd.	Laboratory	浙江
34	杭州奕真医学检验所有限公司	遗传医学研究所	Hangzhou Veritas	Genetics Medical Institute	浙江
35	合肥诺森医学检验有限公司	诊断实验室	HeFei Norson Medical Laboratory	Diagnosis Laboratory	安徽
36	河南省肿瘤医院	基因检测实验室	Henan Cancer Hospital	Genetic Testing Ctr Laboratory	河南
37	上海予果医学检验实验室有限公司		Hugo Clinical Laboratory Ltd Shanghai		上海
38	慧渡（上海）医疗科技有限公司	中医临床检验所	Huidu Shanghai Medical Sciences Co., Ltd.	Predicine Clinical Laboratory	上海
39	爱尔兰爱康控股临床研究国际有限公司	实验室	ICON Lab Svcs China	ICON Laboratory Services	北京

序号	机构名称	实验室认证类型	英文名称		机构所在地
			机构名称	实验室认证类型	
40	上海益诺思生物技术股份有限公司		Shanghai Innostar Bio-Tech. Co., Ltd.		上海
41	中国医学科学院血液病研究所	血液病理学实验室	Institute of Hematology & Blood Diseases Hospital, CAMS & PUMC	Dept of Hematopathology Lab	天津
42	北京嘉宝医学检验实验室有限公司	实验室	Jab Diagnostics	Laboratory	北京
43	济南市中心医院	临床分子和细胞遗传学实验室	Jinan Central Hospital	Clinical Molecular and Cytogenetics Laboratory	山东
44	广州金域医学检验中心有限公司 *	临床实验室	Kingmed Ctr for Clin Lab Co., Ltd.	Clinical Laboratory	广东
45	上海金域医学检验所有限公司 *	实验室	Kingmed Diagnostics (Shanghai)	Laboratory	上海
46	阔然医学检验实验室(徐州) 有限公司		Kuoran Medical Laboratory Xuzhou Co., Ltd.		江苏
47	徕博科医药研发(上海) 有限公司		Labcorp Pharmaceutical Research and Development (Shanghai) Co., Ltd		上海
48	北京明谛生物医药科技有限公司	临床实验室	MD Biotech Corp	MDX Clinical Laboratory	北京
49	迈杰转化医学研究（苏州）有限公司	中心实验室	MEDx Suzhou Translational Medicine Co., Ltd.	Central Laboratory	江苏
50	北京 MEDPACE 医药科技有限公司		MedPace Reference Labs China		北京

续表

序号	机构名称	实验室认证类型	英文名称 机构名称	英文名称 实验室认证类型	机构所在地
51	广州迈景基因医学科技有限公司	实验室	MyGene Diagnostics Co., Ltd.	Laboratory	广东
52	南京世和基因生物技术股份有限公司	实验室	Nanjing Geneseeq Technology Inc	Laboratory	江苏
53	南京先声诊断技术有限公司	实验室	Nanjing Simcere Medical Laboratory Science Co., Ltd.	Laboratory	江苏
54	中国食品药品检定研究院食品药品安全评价研究所	临床实验室	National Center for Safety Evaluation of Drugs	Clinical Laboratory	北京
55	时益医药研究（苏州）有限公司	实验室	PPD Laboratories Suzhou Co., Ltd.	Laboratory	江苏
56	中国医学科学院北京协和医院 *	检验科	Peking Union Medical College Hosp	Dept of Laboratory Medicine	北京
57	北京大学肝病研究所	肝病研究实验室	Peking University	Hepatology Institute Laboratory	北京
58	北京大学人民医院 *	检验科	People's Hospital Peking University	Laboratory Medicine	北京
59	普瑞基准科技（北京）有限公司	实验室	Precision Scientific (Beijing) Co., Ltd.	Laboratory	北京
60	普瑞基准科技（苏州）有限公司	实验室	Precision Scientific (Suzhou) Co., Ltd.	Laboratory	江苏
61	昆皓睿诚医药研发（北京）有限公司	实验室	Q Squared Solutions (Beijing) Co., Ltd.	Laboratory	北京
62	上海 Sequanta 科技公司	实验室	Sequanta Technologies	Laboratory	上海
63	上海千麦博米乐医学检验所有限公司 *		Shanghai CBML Med Labs Inc		上海
64	上海达安医学检验所有限公司 *		Shanghai Daan Med Laboratory		上海

序号	机构名称	实验室认证类型	英文名称 机构名称	实验室认证类型	机构所在地
65	上海迪安医学检验所有限公司 *	中心实验室	Shanghai Dian Med Testing Lab Centr	Central Laboratory	上海
66	上海枫林医药医学检验有限公司 *	临床中心实验室	Shanghai Fenglin Clinical Laboratory Co., Ltd.	Clinical & Central Laboratories	上海
67	上海市内分泌代谢病研究所	内分泌临床实验室	Shanghai Inst of Endocrine and Meta	Clinical Laboratory for Endocrinology	上海
68	上海 JINCE 临床实验室		Shanghai JINCE Clinical Laboratories		上海
69	上海立闻医学检验所有限公司	实验室	Shanghai Liwen Diagnostics	Laboratory	上海
70	至本医疗科技（上海）有限公司	临床实验室	Shanghai OrigiMed Co., Ltd.	Clinical Laboratory	上海
71	上海仁东医学检验所有限公司	临床实验室	Shanghai Rendong Clinical Laboratory Co., Ltd.	Shanghai Rendong Clinical Laboratory	上海
72	上海桐树医学检验实验室有限公司	医学实验室	Shanghai Tongshu Medical Laboratory Co., Ltd.	Medical Laboratory	上海
73	上海厦维医学检验实验室有限公司	实验室	Shanghai Xiawei Medical Laboratory	Laboratory	上海
74	深圳海普洛斯医学检验实验室	新一代测序技术临床实验室	Shenzhen HaploX Med Lab	NGS Clinical Laboratory	广东
75	浙江湖州数闻观止医学检验中心有限公司		Shuwen Guanz Diagnostic Lab Co., Ltd.		浙江
76	上海鹍远医学检验所有限公司	医学实验室	Singlera Medical Laboratory Shanghai Co., Ltd.	Shanghai Singlera Medical Laboratory	上海
77	苏州科诺医学检验实验室有限公司	实验室	Suzhou KeyTest	Laboratory	江苏

续表

序号	机构名称	实验室认证类型	英文名称		机构所在地
			机构名称	实验室认证类型	
78	苏州新极昊医药研究有限公司	基因组学实验室	Suzhou NeoGenomics Pharmaceutical Research Co., Ltd.	NeoGenomics Laboratories	江苏
79	苏州珀金埃尔默医学检验所有限公司	中心实验室	Suzhou PerkinElmer Medical Lab Co., Ltd.	Center Lab	江苏
80	Synarc 实验室（北京）有限公司		Synarc Research Laboratory（Beijing）Co., Ltd.		北京
81	上海观合医药科技有限公司		Teddy Clinical Research Laboratory		上海
82	康德弘翼医学临床研究有限公司	诊断实验室	Teddy Clinical Research Laboratory（WuXi）	Diagnostics Lab	江苏
83	中国医科大学附属第一医院 *	检验科	The First Hospital of CMU	Department of Laboratory Medicine	辽宁
84	香港大学深圳医院	医院病理学服务	The University of Hong Kong Shenzhen Hospital	Hospital Pathology Services	广东
85	天津华大基因科技有限公司	医学实验室	Tianjin Medical Laboratory BGI	Medical Laboratory	天津
86	天津诺禾医学检验所有限公司	新一代测序技术临床实验室	Tianjin Novogene Med LAB	NGS Clinical Lab	天津
87	天津见康华美医学诊断技术有限公司 *	实验室	Tianjin Sino-US Diagnostics Co.Ltd.	Laboratory	天津
88	天津市第三中心医院 *	临床实验室	Tianjin Third Central Hospital	Clinical Laboratory	天津
89	华中科技大学同济医学院附属同济医院	检验科	Tongji Hospital, Tongji Med College，HUST	Department of Laboratory Medicine	湖北
90	微远基因科技有限公司	临床实验室		Cinical Laboratory	上海

序号	机构名称	实验室认证类型	英文名称		机构所在地
			机构名称	实验室认证类型	
91	四川大学华西医院实验	检验科	West China Hosp of Sichuan Univ	The Department of Lab Medicine	四川
92	四川大学华西第二医院 *	检验科	West China Second Univ Hosp, Sichuan	Department of Laboratory Medicine	四川
93	成都华西海圻医药科技有限公司	临床病理学实验室	West China-Frontier Pharma Tech Co., Ltd.	Clinical Pathology Department Lab	四川
94	四川大学华西医院	病理学实验室	West-China Hospital	Department of Pathology Laboratory	四川
95	深圳智康技术有限公司	实验室	WiHealth Medical Laboratory	Laboratory	广东
96	上海药明傲嚞医学检验所有限公司	中心实验室	WuXi AppTec	Central Laboratory	上海
97	上海药明奥测医疗科技有限公司	临床实验室	WuXi Diagnostic Medical Testing Institute（Shanghai）Co., Ltd.	Independant Clinical Lab	上海
98	银丰基因科技有限公司	实验室	Yinfeng Gene Technology Co Co., Ltd.	Laboratory	山东
99	浙江圣庭生物科技有限公司	实验室	Zhejiang ShengTing Biotech Co., Ltd.	Laboratory	浙江

* 为同时获得 CNAS 和 CAP 认证的机构。

附录 E 2021 年度中国企业发起的国际多中心临床试验

序号	登记号	药物名称	适应证	试验题目	申办单位
1	CTR20213433	MIL97	恶性实体瘤	MIL97 治疗局部晚期或转移性实体瘤的 I 期临床研究	北京天广实生物技术股份有限公司
2	CTR20213416	BGB-11417	急性髓系白血病、骨髓增生异常综合征和骨髓增生异常 / 骨髓增殖性肿瘤	一项 BGB-11417 治疗髓系恶性肿瘤患者的研究	百济神州（苏州）生物科技有限公司
3	CTR20213393	LP-108 片	复发性或难治性骨髓增生异常综合征（MDS）、慢性粒单核细胞白血病（CMML）或急性髓系白血病（AML）	评价 LP-108 片在既往治疗后失败或复发的骨髓增生异常综合征（MDS）、慢性粒单核细胞白血病（CMML）或急性髓系白血病（AML）患者的安全性，药代动力学特征和初步疗效的研究	广州麓鹏制药有限公司
4	CTR20213289	FCN-159 片	低级别脑胶质瘤	FCN-159 片在复发或进展的低级别脑胶质瘤患者中的 II 期临床试验	重庆复创医药研究有限公司、上海复星医药产业发展有限公司
5	CTR20213241	替雷利珠单抗注射液	PD-L1 vCPS ≥ 10 % 的不可切除、局部晚期、复发性或转移性食管鳞状细胞癌（ESCC）	评价替雷利珠单抗（BGB-A317）联合抗 TIGIT 单抗 BGB-A1217 与替雷利珠单抗联合安慰剂作为食管鳞状细胞癌患者二线治疗有效性的研究	百济神州（上海）生物科技有限公司
6	CTR20213230	YH003 注射液	黑色素瘤、胰腺导管腺癌	YH003 联合特瑞普利单抗注射液治疗不可切除 / 转移性黑色素瘤和胰腺导管腺癌（PDAC）患者的安全性和有效性的 II 期研究	祐和医药科技（北京）有限公司

序号	登记号	药物名称	适应证	试验题目	申办单位
7	CTR20213054	NB003 片	晚期胃肠道间质瘤（GIST）、其他携带 KIT 或 PDGFRα 基因改变的晚期实体瘤	一项评价 NB003 在晚期恶性肿瘤患者中的研究	宁波新湾科技发展有限公司
8	CTR20212938	SHR0302 片	中度至重度活动性溃疡性结肠炎	SHR0302 治疗中度至重度活动性溃疡性结肠炎 III 期临床研究	瑞石生物医药有限公司
9	CTR20212927	MAX-40279-01 胶囊	晚期结直肠癌	评价 MAX-40279-01 胶囊在三线及以上的晚期结直肠癌患者中的有效性和安全性的 II 期临床研究	广州再极医药科技有限公司
10	CTR20212926	3D-229 注射液	卵巢癌	3D-229 联合紫杉醇治疗卵巢癌的有效性与安全性研究	徐州思路迪药业有限公司
11	CTR20212920	D-1553 片	非小细胞肺癌、结直肠癌、其他实体瘤	D-1553 在 KRASG12C 突变的晚期或转移性实体瘤受试者中的安全性、耐受性、药代动力学和有效性研究	益方生物科技（上海）有限公司
12	CTR20212913	QLP31907 注射液	既往接受过治疗的复发惰性 B 细胞恶性肿瘤患者	PSB202 在既往接受过治疗的复发惰性 B 细胞恶性肿瘤患者的 Ⅰa/Ⅰb 期研究	齐鲁制药有限公司
13	CTR20212889	特瑞普利单抗注射液	复发性或转移性鼻咽癌	JS001 或安慰剂联合化疗治疗晚期鼻咽癌III期研究	上海君实生物医药科技股份有限公司、苏州众合生物医药科技有限公司
14	CTR20212822	信迪利单抗注射液	非小细胞肺癌	信迪利单抗用于可切除肺癌的新辅助和辅助治疗研究	信达生物制药（苏州）有限公司

续表

序号	登记号	药物名称	适应证	试验题目	申办单位
15	CTR20212809	替雷利珠单抗注射液	宫颈癌（Cervical Cancer）	AdvanTIG-202：抗PD-1单克隆抗体替雷利珠单抗（BGB-A317）联合或不联合抗TIGIT单克隆抗体Ociperlimab（BGB-A1217）治疗用于既往经治的复发或转移性宫颈癌患者的研究	百济神州（上海）生物科技有限公司
16	CTR20212804	APG-2575片	乳腺癌或实体瘤	APG-2575单药或与抗癌药物联合治疗晚期ER阳性乳腺癌或实体瘤患者的Ib/II期临床研究	苏州亚盛药业有限公司
17	CTR20212782	欧司珀利单抗注射液	转移性非小细胞肺癌	Ociperlimab（BGB-A1217）联合替雷利珠单抗和化疗用于治疗既往未接受过转移性疾病治疗且无敏感性EGFR或ALK突变的转移性非小细胞肺癌(NSCLC)患者的临床研究	广州百济神州生物制药有限公司
18	CTR20212739	特瑞普利单抗注射液	胃或胃食管结合部腺癌	PD-1辅助治疗胃癌III期研究	上海君实生物医药科技股份有限公司、苏州众合生物医药科技有限公司
19	CTR20212728	注射用Zanidatamab	胃食管腺癌	一项一线治疗晚期HER2阳性胃食管腺癌的研究	百济神州（北京）生物科技有限公司
20	CTR20212727	替雷利珠单抗注射液	胃食管腺癌	一项一线治疗晚期HER2阳性胃食管腺癌的研究	百济神州（上海）生物科技有限公司
21	CTR20212724	苹果酸法米替尼胶囊	晚期非小细胞肺癌	卡瑞利珠单抗联合苹果酸法米替尼对比多西他赛治疗晚期非小细胞肺癌的III期临床研究	江苏恒瑞医药股份有限公司

序号	登记号	药物名称	适应证	试验题目	申办单位
22	CTR20212721	替雷利珠单抗注射液	晚期实体瘤	评价 BGB-15025 单药及联合替雷利珠单抗治疗晚期实体瘤患者中的安全性、耐受性、药代动力学和初步抗癌活性的 I 期研究	百济神州（上海）生物科技有限公司
23	CTR20212720	BGB-15025 胶囊	晚期实体瘤	评价 BGB-15025 单药及联合替雷利珠单抗治疗晚期实体瘤患者中的安全性、耐受性、药代动力学和初步抗癌活性的 I 期研究	百济神州（苏州）生物科技有限公司
24	CTR20212683	注射用 SHR-A2009	晚期实体瘤	注射用 SHR-A2009 在晚期实体瘤患者 I 期临床研究	苏州盛迪亚生物医药有限公司
25	CTR20212674	盐酸米托蒽醌脂质体注射液	晚期胰腺癌	盐酸米托蒽醌脂质体注射液治疗晚期胰腺癌的 II 期临床试验	石药集团中奇制药技术（石家庄）有限公司
26	CTR20212633	EMB-06 注射液	复发或难治性多发性骨髓瘤	EMB-06 在复发或难治性多发性骨髓瘤患者中的研究	上海岸迈生物科技有限公司
27	CTR20212458	盐酸安非他酮缓释片	重度抑郁症（MDD）、季节性情感障碍（SAD）	空腹条件下盐酸安非他酮缓释片 300 mg 的生物等效性研究	浙江普洛康裕制药有限公司
28	CTR20212354	T89	预防和治疗急进高原期间急性高原反应	T89 预防和治疗 AMS 的 III 期临床研究	天士力医药集团股份有限公司
29	CTR20212343	盐酸美金刚缓释胶囊	治疗中度至重度阿尔茨海默型痴呆	比较健康成年受试者空腹状态下单剂量口服撒在苹果酱上的盐酸美金刚缓释胶囊的开放、随机、双周期、双治疗、双序列、交叉、平衡的生物等效性试验	南通联亚药业有限公司

续表

序号	登记号	药物名称	适应证	试验题目	申办单位
30	CTR20212340	盐酸美金刚缓释胶囊	治疗中度至重度阿尔茨海默型痴呆	比较健康成年受试者空腹状态下单剂量口服盐酸美金刚缓释胶囊的开放、随机、双周期、双治疗、双序列、交叉、平衡的生物等效性试验	南通联亚药业有限公司
31	CTR20212322	替雷利珠单抗注射液	非小细胞肺癌	比较 Ociperlimab+ 替雷利珠单抗 +cCRT 序贯 Ociperlimab+ 替雷利珠单抗或替雷利珠单抗 + cCRT 序贯替雷利珠单抗和 cCRT 序贯度伐利尤单抗治疗局部晚期非小细胞肺癌的III期研究	百济神州（上海）生物科技有限公司
32	CTR20212318	盐酸米托蒽醌脂质体注射液	复发 / 难治多发性骨髓瘤	盐酸米托蒽醌脂质体注射液联合硼替佐米、地塞米松治疗复发 / 难治多发性骨髓瘤的 I 期临床试验	石药集团中诺药业（石家庄）有限公司
33	CTR20212303	3D185	晚期恶性实体瘤	3D185 单药治疗晚期恶性实体瘤患者的 I 期临床研究	思路迪（北京）医药科技有限公司
34	CTR20212254	JAB-3312 胶囊	晚期实体瘤	评价 JAB-3312 与帕博利珠单抗或 Binimetinib 合用时对成人晚期实体瘤患者的安全性和有效性研究	北京加科思新药研发有限公司
35	CTR20212192	苹果酸法米替尼胶囊	非小细胞肺癌	卡瑞利珠单抗联合法米替尼一线治疗 PD-L1 表达阳性的复发或转移性非小细胞肺癌III期临床研究	江苏恒瑞医药股份有限公司、上海恒瑞医药有限公司
36	CTR20212184	盐酸安非他酮缓释片	重度抑郁症（MDD）、季节性情感障碍（SAD）	餐后条件下盐酸安非他酮缓释片 300 mg 的生物等效性研究	浙江普洛康裕制药有限公司

序号	登记号	药物名称	适应证	试验题目	申办单位
37	CTR20212167	欧司珀利单抗注射液	非小细胞肺癌	比较 Ociperlimab+ 替雷利珠单抗 +cCRT 序贯 Ociperlimab+ 替雷利珠单抗或替雷利珠单抗 + cCRT 序贯替雷利珠单抗和 cCRT 序贯度伐利尤单抗治疗局部晚期非小细胞肺癌的III期研究	广州百济神州生物制药有限公司
38	CTR20212068	IMP7068 片	WEE1 抑制剂 IMP7068 片单药治疗晚期实体瘤患者的抗肿瘤活性	一项评估试验药 IMP7068 片在晚期实体瘤患者中的安全性、耐受性、药代动力学和抗肿瘤活性的剂量递增和扩展研究	上海瑛派药业有限公司
39	CTR20212060	CBP-201 注射液	中重度合并 2 型炎症的持续性哮喘	评价 CBP-201 治疗中重度合并 2 型炎症的持续性哮喘的 II 期研究	苏州康乃德生物医药有限公司
40	CTR20211936	6MW3211 注射液	晚期恶性肿瘤	一项用 6MW3211 注射液治疗晚期恶性肿瘤患者的 I / II 期临床试验	迈威（上海）生物科技股份有限公司
41	CTR20211898	奥布替尼片	多发性硬化	一项奥布替尼用于复发缓解型多发性硬化患者的 II 期研究	北京诺诚健华医药科技有限公司
42	CTR20211887	CBP-201 注射液	慢性鼻窦炎伴鼻息肉	评价 CBP-201 治疗慢性鼻窦炎伴鼻息肉的研究	苏州康乃德生物医药有限公司
43	CTR20211884	EMB-02 注射液	晚期实体瘤	EMB-02 在晚期实体瘤患者中的研究	上海岸迈生物科技有限公司
44	CTR20211873	AND017 胶囊	贫血	口服 AND017 在治疗非透析慢性肾病（NDD-CKD）贫血受试者的II期临床试验	杭州安道药业有限公司
45	CTR20211871	注射用重组人源化抗 Her2 单抗－Tub114 偶联剂	HER2 阳性不可切除的局部晚期或复发转移性乳腺癌	一项评估重组人源化抗 HER2 单抗－Tub114 偶联剂（DX126-262）在 HER2 阳性不可切除的局部晚期或复发转移性乳腺癌患者中的有效性及安全性的II期临床研究	杭州多禧生物科技有限公司

序号	登记号	药物名称	适应证	试验题目	申办单位
46	CTR20211768	SHR0302 片	特应性皮炎	SHR0302 在 12 岁及以上中重度特应性皮炎受试者中的III期研究	瑞石生物医药有限公司
47	CTR20211739	注射用 GQ1001	HER2 阳性实体瘤	GQ1001 静脉输注液在 HER2 阳性晚期实体肿瘤受试者中安全性、有效性临床试验	启德医药科技（苏州）有限公司
48	CTR20211710	注射用卡瑞利珠单抗	晚期肝细胞癌	卡瑞利珠单抗联合甲磺酸阿帕替尼对比研究者选择的治疗方案的III期临床研究	苏州盛迪亚生物医药有限公司、江苏恒瑞医药股份有限公司、上海恒瑞医药有限公司
49	CTR20211603	Adagloxad simolenin	高危早期 Globo H 阳性三阴性乳腺癌（TNBC）	Adagloxad Simolenin (OBI-822) /OBI-821 治疗高危早期 –Globo H–阳性的三阴性乳腺癌患者的 III 期、随机、开放性研究	联亚药业股份有限公司、台湾浩鼎生技股份有限公司、上海百利佳生医药科技有限公司、裕利股份有限公司
50	CTR20211594	赞布替尼胶囊	套细胞淋巴瘤	比较泽布替尼联合利妥昔单抗与苯达莫司汀联合利妥昔单抗治疗不适合干细胞移植的既往未经治疗的套细胞淋巴瘤患者的III期研究	百济神州（苏州）生物科技有限公司
51	CTR20211583	注射用重组人源化抗 HER2 单抗 –AS269 偶联物	HER2 阳性晚期胃癌和胃食管连接部腺癌	ARX788 在 HER2 阳性晚期胃癌和胃食管连接部腺癌患者中的有效性及安全性研究	浙江医药股份有限公司、浙江新码生物医药有限公司
52	CTR20211546	欧司珀利单抗注射液	晚期肝细胞癌	评价 Ociperlimab 联合替雷利珠单抗加 BAT1706 和替雷利珠单抗加 BAT1706 作为晚期肝细胞癌患者一线治疗的有效性和安全性临床研究	百济神州（广州）生物科技有限公司

序号	登记号	药物名称	适应证	试验题目	申办单位
53	CTR20211531	BGB-A1217	未经治疗的局限期小细胞肺癌(LS-SCLC)	评价 Ociperlimab 联合替雷利珠单抗和同步放化疗在未经治疗的 LS-SCLC 患者中的初步有效性和安全性研究	百济神州（广州）生物科技有限公司
54	CTR20211512	派安普利单抗注射液	复发或转移鼻咽癌	一项派安普利单抗（AK105）联合化疗对比安慰剂联合化疗一线治疗复发或转移鼻咽癌的随机、双盲、多中心Ⅲ期临床研究	中山康方生物医药有限公司
55	CTR20211508	SHR3680 片	前列腺癌	SHR3680 片治疗适合接受根治性前列腺切除术的局限高危或局部晚期前列腺癌	江苏恒瑞医药股份有限公司
56	CTR20211484	注射用重组人源化抗 HER2 单抗－AS269 偶联物	HER2 阳性晚期胃癌和胃食管连接部腺癌	ARX788 在 HER2 阳性晚期胃癌和胃食管连接部腺癌患者中的有效性及安全性研究	浙江新码生物医药有限公司、浙江医药股份有限公司
57	CTR20211476	BGB-A1217 注射液	局部晚期、不可切除或转移性非小细胞肺癌（NSCLC）	评价 Ociperlimab（BGB-A1217）联合替雷利珠单抗对比帕博利珠单抗治疗既往未经治疗的不可切除局部晚期或转移性非小细胞肺癌患者的Ⅲ期研究	百济神州（广州）生物科技有限公司
58	CTR20211464	替雷利珠单抗注射液	局部晚期、不可切除或转移性非小细胞肺癌（NSCLC）	评价 BGB-A1217 联合替雷利珠单抗对比帕博利珠单抗治疗既往未经治疗的不可切除局部晚期或转移性非小细胞肺癌患者的Ⅲ期研究	百济神州（上海）生物科技有限公司
59	CTR20211410	替雷利珠单抗注射液	局部晚期或转移性非小细胞肺癌	评价替雷利珠单抗联合 Sitravatinib 治疗局部晚期或转移性非小细胞肺癌患者的Ⅲ期研究	百济神州（上海）生物科技有限公司

续表

序号	登记号	药物名称	适应证	试验题目	申办单位
60	CTR20211409	苹果酸司曲替尼胶囊	局部晚期或转移性非小细胞肺癌	评价替雷利珠单抗联合 Sitravatinib 治疗局部晚期或转移性非小细胞肺癌患者的 III 期研究	百济神州（苏州）生物科技有限公司
61	CTR20211401	乌司奴单抗注射液	成人中重度斑块状银屑病、活动性银屑病关节炎、中重度活动性克罗恩病和溃疡性结肠炎	BAT2206 与喜达诺在中度至重度斑块状银屑病患者中的疗效和安全性研究	百奥泰生物制药股份有限公司
62	CTR20211141	3BNC117	HIV-1 感染	3BNC117 与艾博韦泰合用治疗多重耐药（MDR）HIV-1 感染者的有效性和安全性研究	方恩（北京）医药科技发展有限公司、前沿生物药业（香港）有限公司
63	CTR20211116	奥扎莫德胶囊	克罗恩病	一项评估口服 OZANIMOD 治疗中度至重度活动性克罗恩病的扩展研究	新基医药咨询（上海）有限公司
64	CTR20211113	奥扎莫德胶囊	克罗恩病	一项口服 OZANIMOD 作为中度至重度活动性克罗恩病的维持治疗的安慰剂对照研究	新基医药咨询（上海）有限公司
65	CTR20211103	奥扎莫德胶囊	克罗恩病	口服 OZANIMOD 作为中度至重度活动性克罗恩病诱导治疗的诱导研究	新基医药咨询（上海）有限公司
66	CTR20211070	替雷利珠单抗注射液	特定实体瘤	评价替雷利珠单抗与呋喹替尼治疗联合用药的有效性和安全性	百济神州（上海）生物科技有限公司
67	CTR20210973	ZL-1201 注射液	局部晚期实体瘤或恶性血液肿瘤	ZL-1201 在晚期癌症受试者中的试验	再鼎医药（上海）有限公司
68	CTR20210929	马来酸吡咯替尼片	既往一线或二线治疗失败的晚期胆道癌患者	吡咯替尼治疗既往一线或二线治疗失败的胆道癌患者的 II 期临床研究	江苏恒瑞医药股份有限公司

续表

序号	登记号	药物名称	适应证	试验题目	申办单位
69	CTR20210921	海曲波帕乙醇胺片	血小板减少症	评价健康中国人和高加索人受试者口服海曲泊帕乙醇胺片的药代动力学、药效动力学、安全性和耐受性的Ⅰ期开放临床研究	江苏恒瑞医药股份有限公司
70	CTR20210900	HH30134	晚期实体瘤患者	无	上海海和药物研究开发股份有限公司
71	CTR20210888	APG-115胶囊	复发/难治T幼淋巴细胞白血病	APG-115单药或联合APG-2575治疗复发/难治T幼淋巴细胞白血病受试者的Ⅱa期临床研究	苏州亚盛药业有限公司
72	CTR20210774	HSK29116散	复发或难治性B细胞恶性肿瘤	评价HSK29116散在淋巴瘤患者中的安全性、耐受性和药物代谢学研究	四川海思科制药有限公司
73	CTR20210743	ABSK021胶囊	腱鞘巨细胞瘤、三阴性乳腺癌、肺癌、胰腺癌	一项开放的ABSK021在晚期实体瘤患者中的安全性、耐受性与药代动力学Ⅰ期临床研究	上海和誉生物医药科技有限公司
74	CTR20210634	特瑞普利单抗注射液	晚期肝细胞癌	JS001或安慰剂联合仑伐替尼一线治疗晚期肝细胞癌	上海君实生物医药科技股份有限公司，苏州众合生物医药科技有限公司
75	CTR20210627	CYH33片	CYH33联合内分泌治疗伴或不伴哌柏西利应用于PIK3CA突变的HR+、HER2-晚期乳腺癌	评价CYH33联合内分泌治疗伴或不伴哌柏西利在PIK3CA突变、HR+、HER2-晚期乳腺癌患者中的安全性、耐受性、药代动力学和初步疗效	上海海和药物研究开发有限公司

序号	登记号	药物名称	适应证	试验题目	申办单位
76	CTR20210604	HB0025 注射液	晚期实体瘤	HB0025 注射液多中心、开放、剂量递增及剂量扩展的 I 期临床研究	华博生物医药技术（上海）有限公司、上海华奥泰生物药业股份有限公司
77	CTR20210588	BGB-A1217 注射液	宫颈癌（Cervical Cancer）	AdvanTIG-202：抗PD-1 单克隆抗体替雷利珠单抗（BGB-A317）联合或不联合抗 TIGIT 单克隆抗体 Ociperlimab（BGB-A1217）治疗用于既往经治的复发或转移性宫颈癌患者的研究	百济神州（广州）生物科技有限公司
78	CTR20210561	盐酸米托蒽醌脂质体注射液	复发转移性头颈鳞癌患者（包括鼻咽癌）	盐酸米托蒽醌脂质体注射液治疗复发转移性头颈鳞癌的 Ib 期临床试验	石药集团中奇制药技术（石家庄）有限公司
79	CTR20210447	ABSK-011 胶囊	晚期实体瘤	一项开放的评价 ABSK-011 在晚期肿瘤患者中的安全性、耐受性与药代动力学 I 期临床研究	上海和誉生物医药科技有限公司
80	CTR20210356	GFH009 注射液	复发 / 难治性恶性血液肿瘤	一项 GFH009 注射液在复发 / 难治性血液瘤中的 I 期研究	浙江劲方药业有限公司
81	CTR20210313	注射用 TJ011133	CD20 阳性淋巴瘤	一项 TJ011133 单药治疗或与帕博利珠单抗或利妥昔单抗联合治疗复发性 / 难治性晚期实体瘤和淋巴瘤患者的 I 期研究	天境生物科技（上海）有限公司
82	CTR20210243	BGB-A1217 注射液	PD-L1 vCPS ≥ 10% 的不可切除、局部晚期、复发性或转移性食管鳞状细胞癌（ESCC）	评价替雷利珠单抗（BGB-A317）联合抗 TIGIT 单抗 BGB-A1217 与替雷利珠单抗联合安慰剂作为食管鳞状细胞癌患者二线治疗有效性的研究	百济神州（广州）生物科技有限公司

序号	登记号	药物名称	适应证	试验题目	申办单位
83	CTR20210187	甘露特钠胶囊	轻、中度阿尔茨海默病	研究甘露特钠(GV-971)治疗轻、中度阿尔茨海默病患者的III期临床试验	绿谷（上海）医药科技有限公司、上海绿谷制药有限公司
84	CTR20210172	戈利木单抗注射液	银屑病关节炎	一项旨在比较BAT2506与欣普尼®在活动性银屑病关节炎受试者中的有效性和安全性的研究	百奥泰生物制药股份有限公司
85	CTR20210134	普拉替尼胶囊	拟用于转染重排（RET）融合阳性的局部晚期或转移性非小细胞肺癌（NSCLC）患者的一线治疗	Pralsetinib 一线治疗RET 融合阳性、转移性NSCLC 的AcceleRET Lung 研究	基石药业（苏州）有限公司
86	CTR20210099	注射用 ZZ06	EGFR 阳性晚期实体瘤	评估ZZ06 安全性、耐受性的I 期临床研究	长春钴智制药有限公司
87	CTR20210081	INS068 注射液	2 型糖尿病	口服降糖药治疗不佳的2 型糖尿病患者中评估INS068 注射液的有效性和安全性	江苏恒瑞医药股份有限公司、上海恒瑞医药有限公司、成都盛迪医药有限公司
88	CTR20210077	MGD013 注射液	不可切除或转移性肿瘤	双特异性DART®蛋白MGD013（与PD-1和LAG-3 结合）治疗不能切除或转移性肿瘤患者I 期研究	再鼎医药（上海）有限公司
89	CTR20210015	HBM4003 注射液	晚期实体瘤	评估HBM4003 在晚期实体瘤受试者中的安全性、耐受性、药代动力学和抗肿瘤活性的I 期、开放标签、国际多中心研究	和铂医药（苏州）有限公司
90	CTR20210008	RS1805 片	溃疡性结肠炎 / 克罗恩病	RS1805 片在健康受试者中的单剂和多剂给药的研究	瑞石生物医药有限公司

附录 F 2021 年度国家药品监督管理局建议审评通过的创新药

批准文号	产品名称	上市许可持有人	批准日期	产品类型	适应证	剂量
国药准字 H20210007	环泊酚注射液	辽宁海思科制药有限公司	2021 年 2 月 2 日	化学药	全身麻醉诱导	5.0 mL： 50 mg
国药准字 S20210005			2021 年 2 月 25 日	生物制品	预防由新型冠状病毒（SARS-CoV-2）感染引起的疾病（COVID-19）	0.5 mL/ 瓶。 每 1 次人用剂量 0.5 mL，含有灭活新型冠状病毒抗原 200 WU
国药准字 S20217011	新型冠状病毒灭活疫苗（Vero 细胞）	武汉生物制品研究所有限责任公司	2021 年 6 月 25 日			1.0 mL/ 瓶（2 次人用剂量），含灭活新型冠状病毒抗原 400 WU。每 1 次人用剂量 0.5 mL，含有灭活新型冠状病毒抗原 200 WU
国药准字 H20210008	甲磺酸伏美替尼片	上海艾力斯医药科技股份有限公司	2021 年 3 月 2 日	化学药	用于既往经表皮生长因子受体（EGFR）酪氨酸激酶抑制剂（TKI）治疗时或治疗后出现疾病进展，并且经检测确认存在 EGFR T790M 突变阳性的局部晚期或转移性非小细胞肺癌（NSCLC）成人患者	40 mg（按 $C_{28}H_{31}F_3N_8O_2$ 计）
国药准字 S20210008	注射用泰它西普	荣昌生物制药（烟台）股份有限公司	2021 年 3 月 9 日	生物制品	联合常规治疗，用于在常规治疗基础上仍具有高疾病活动性，自身抗体阳性的系统性红斑狼疮（SLE）成年患者	80 mg/ 支
国药准字 H20210011	优替德隆注射液	成都华昊中天药业有限公司	2021 年 3 月 11 日	化学药	联合卡培他滨，适用于既往接受过至少一种化疗方案的复发或转移性乳腺癌患者	5.0 mL： 50 mg
国药准字 HJ20210018	普拉替尼胶囊	Blueprint Medicines Corporation	2021 年 3 月 23 日	化学药	用于既往接受过铂化疗的转染重排（RET）基因融合阳性的局部晚期或转移性非小细胞肺癌（NSCLC）成人患者	100 mg

续表

批准文号	产品名	上市许可持有人	批准日期	产品类型	适应证	剂量
国药准字 H20210016	帕米帕利胶囊	百济神州(苏州)生物科技有限公司	2021年4月30日	化学药	用于既往经过二线及以上化疗的，伴有胚系 BRCA（gBRCA）突变的复发性晚期卵巢癌、输卵管癌或原发性腹膜癌患者	20 mg（按 $C_{16}H_{15}FN_4O$ 计）
国药准字 H20210017	注射用磷丙泊酚二钠	宜昌人福药业有限责任公司	2021年5月19日	化学药	成人全身麻醉的诱导	0.5 g（按 $C_{13}H_{19}Na_2O_5P$ 计）
国药准字 H20210018	注射用磷酸左奥硝唑酯二钠	扬子江药业集团江苏紫龙药业有限公司	2021年5月26日	化学药	治疗肠道和肝脏严重的阿米巴病、治疗奥硝唑敏感厌氧菌引起的手术后感染，预防外科手术导致的敏感厌氧菌感染	0.125 g（按 $C_7H_{10}ClN_3O_3$ 计）
国药准字 S20217004	新型冠状病毒灭活疫苗（Vero细胞）	北京科兴中维生物技术有限公司	2021年5月26日	生物制品	预防新型冠状病毒（SARS-CoV-2）感染所致的疾病（COVID-19）	1.0 mL/瓶（2次人用剂量），含灭活新型冠状病毒抗原 1200 SU。每1次人用剂量为 0.5 mL，含灭活新型冠状病毒抗原 600 SU
国药准字 S20217005	重组新型冠状病毒疫苗（5型腺病毒载体）	康希诺生物股份公司	2021年5月26日	生物制品	预防由新型冠状病毒（SARS-CoV-2）感染引起的疾病（COVID-19）	每瓶 1.5 mL（3次人用剂量，含表达新型冠状病毒 S 蛋白的重组缺陷型人 5 型腺病毒 1.5×10^{11} VP。每1次人用剂量为 0.5 mL，含表达新型冠状病毒 S 蛋白的重组缺陷型人 5 型腺病毒 5×10^{10} VP
国药准字 H20210019	康替唑胺片	上海盟科药业有限公司	2021年6月1日	化学药	由对该品种敏感的金黄色葡萄球菌（甲氧西林敏感和耐药的菌株）、化脓性链球菌或无乳链球菌引起的复杂性皮肤和软组织感染	400 mg

中国临床医学研究发展报告

续表

批准文号	产品名	上市许可持有人	批准日期	产品类型	适应证	剂量
国药准字S20210017	注射用维迪西妥单抗	荣昌生物制药（烟台）股份有限公司	2021年6月8日	生物制品	用于至少接受过2个系统化疗的HER2过表达局部晚期或转移性胃癌（包括胃食管结合部腺癌）的患者	60 mg/支
国药准字HJ20210045	利司扑兰口服溶液用散	F.Hoffmann-La Roche Ltd.	2021年6月16日	化学药	2月龄及以上患者的脊髓性肌萎缩症	每瓶含利司扑兰60 mg
国药准字H20210021	海曲泊帕乙醇胺片	江苏恒瑞医药股份有限公司	2021年6月16日	化学药	用于既往对标准治疗反应不佳的慢性原发免疫性血小板减少症（ITP）成人患者，对免疫抑制治疗（IST）疗效不佳的重型再生障碍性贫血（SAA）成人患者	2.5 mg（按 $C_{25}H_{22}N_4O_5$ 计）
国药准字H20210022						5 mg（按 $C_{25}H_{22}N_4O_5$ 计）
国药准字H20210023						3.75 mg（按 $C_{25}H_{22}N_4O_5$ 计）
国药准字H20210024	苹果酸奈诺沙星氯化钠注射液	浙江医药股份有限公司新昌制药厂	2021年6月18日	化学药	由敏感菌导致的成人社区获得性肺炎	250 mL：苹果酸奈诺沙星（按 $C_{20}H_{25}N_3O_4$ 计） 0.50 g 和氯化钠 2.25 g
国药准字H20210026	赛沃替尼片	和记黄埔医药（上海）有限公司	2021年6月22日	化学药	MET第14外显子跳变突变的晚期非小细胞肺癌	100 mg
国药准字H20210027						200 mg
国药准字H20210029	艾米替诺福韦片	江苏豪森药业集团有限公司	2021年6月22日	化学药	慢性乙型肝炎成人患者	25 mg（按 $C_{22}H_{31}N_6O_5P$ 计）
国药准字H20210030	海博麦布片	浙江海正药业股份有限公司	2021年6月25日	化学药	原发性（杂合子家族性或非家族性）高胆固醇血症	10 mg
国药准字H20210031						20 mg

续表

批准文号	产品名	上市许可持有人	批准日期	产品类型	适应证	剂量
国药准字H20210032	艾诺韦林片	江苏艾迪药业股份有限公司	2021年6月25日	化学药	与核苷类抗反转录病毒药物联用，治疗成人HIV-1感染初治患者	75 mg
国药准字H20210036	阿兹夫定片	河南真实生物科技有限公司	2021年7月20日	化学药	与核苷反转录酶抑制剂联用，治疗高病毒载量的成年HIV-1感染患者	3 mg
国药准字S20210033	派安普利单抗注射液	正大天晴康方（上海）生物医药科技有限公司	2021年8月3日	生物制品	用于至少经过二线系统化疗的复发或难治性经典型霍奇金淋巴瘤成人患者	100 mg (10 mL)/瓶
国药准字S20210034	赛帕利单抗注射液	广州誉衡生物科技有限公司	2021年8月25日	生物制品	用于至少经过二线系统化疗的复发或难治性经典型霍奇金淋巴瘤成人患者	120 mg (4 mL)/瓶
国药准字S20210035	瑞基奥仑赛注射液	上海药明巨诺生物科技有限公司	2021年9月1日	生物制品	经过二线或以上系统治疗后成人患者的复发或难治性大B细胞淋巴瘤	每支体积约为5 mL，含不低于25×10^6 CAR-T细胞
国药准字Z20210001	益肾养心安神片	石家庄以岭药业股份有限公司	2021年9月1日	中药	益肾、养心、安神，用于失眠症中医辨证属心血亏虚、肾精不足证	每片重0.4 g (相当于饮片1.4 g)
国药准字Z20210002	益气通窍丸	天津东方华康医药科技发展有限公司	2021年9月13日	中药	益气固表、散风通窍，用于季节性过敏性鼻炎中医辨证属肺脾气虚证	每20丸重3 g (相当于饮片9.12 g)
国药准字H20210046	西格列他钠片	成都微芯药业有限公司	2021年10月22日	化学药	单药治疗用于改善成人2型糖尿病患者的血糖控制	16 mg
国药准字Z20210003	银翘清热片	江苏康缘药业股份有限公司	2021年11月9日	中药	辛凉解表、清热解毒，用于外感风热型普通感冒	每片重0.36 g (相当于饮片1.22 g)
国药准字S20210046	恩沃利单抗注射液	四川思路康瑞药业有限公司	2021年11月24日	生物制品	用于不可切除或转移性微卫星高度不稳定(MSI-H)或错配修复基因缺陷型(dMMR)的成人晚期实体瘤患者	200 mg (1.0 mL)/瓶

续表

批准文号	产品名称	上市许可持有人	批准日期	产品类型	适应证	剂量
国药准字 H20210048	奥雷巴替尼片	广州顺健生物医药科技有限公司	2021年11月24日	化学药	任何酪氨酸激酶抑制剂耐药、并伴有T315I突变的慢性髓性白血病慢性期或加速期的成年患者	10 mg
国药准字 Z20210004	玄七健骨片	湖南方盛制药股份有限公司	2021年11月24日	中药	活血舒筋、通脉止痛、补肾健骨、用于轻中度膝骨关节炎中医辨证属筋脉瘀滞证的症状改善	每片重0.45 g（相当于饮片2.83 g）
国药准字 Z20210005	芪蛭益肾胶囊	山东凤凰制药股份有限公司	2021年11月24日	中药	益气养阴、化瘀通络、用于早期糖尿病肾病气阴两虚证	每粒装0.38 g（相当于饮片2.86 g）
国药准字 Z20210006	坤心宁颗粒	天士力医药集团股份有限公司	2021年11月24日	中药	温肾养阴、益肾平肝、用于女性更年期综合症中医辨证属肾阴阳两虚证	每袋装6 g（相当于饮片20 g）
国药准字 S20210050	安巴韦单抗注射液	腾盛华创医药技术（北京）有限公司	2021年12月8日	生物制品	联合罗米司韦单抗注射液，用于轻型和普通型且伴有进展为重型高风险因素的成人和青少年COVID-19患者	500 mg（10 mL）/瓶
国药准字 S20210051	罗米司韦单抗注射液	腾盛华创医药技术（北京）有限公司	2021年12月8日	生物制品	联合安巴韦单抗注射液，用于轻型和普通型且伴有进展为重型高风险因素的成人和青少年COVID-19患者	500 mg（10 mL）/瓶
国药准字 H20210050	注射用甲苯磺酸奥马环素	再鼎医药（上海）有限公司	2021年12月14日	化学药	社区获得性细菌性肺炎、急性细菌性皮肤和皮肤结构感染	0.10 g（按 $C_{29}H_{40}N_4O_7$ 计）
国药准字 H20210049	甲苯磺酸奥马环素片	再鼎医药（上海）有限公司	2021年12月14日	化学药	社区获得性细菌性肺炎、急性细菌性皮肤和皮肤结构感染	0.15 g（按 $C_{29}H_{40}N_4O_7$ 计）
国药准字 Z20210007	虎贞清风胶囊	一力制药股份有限公司	2021年12月14日	中药	清热利湿、化瘀利浊、滋补肝肾、用于轻中度急性痛风性关节炎中医辨证属湿热蕴结证	每粒装0.40 g（相当于饮片2.33 g）

续表

批准文号	产品名	上市许可持有人	批准日期	产品类型	适应证	剂量
国药准字Z20210008	解郁除烦胶囊	石家庄以岭药业股份有限公司	2021年12月14日	中药	解郁化痰、清热除烦，用于轻、中度抑郁症中医辨证属气郁痰阻、郁火内扰证	每粒装0.40 g（相当于饮片1.55 g）
国药准字S20210053	舒格利单抗注射液	基石药业(苏州)有限公司	2021年12月20日	生物制品	联合培美曲塞和卡铂，用于表皮生长因子受体（EGFR）基因突变阴性和间变性淋巴瘤激酶（ALK）阴性的转移性非鳞状非小细胞肺癌（NSCLC）患者。联合紫杉醇和卡铂，用于转移性鳞状非小细胞肺癌（NSCLC）患者	600 mg/20 mL
国药准字H20210051	枸橼酸爱地那非片	悦康药业集团股份有限公司	2021年12月27日	化学药	男性勃起功能障碍	30 mg（按$C_{23}H_{32}N_6O_4S$计）
国药准字Z20210009	七蕊胃舒胶囊	健民药业集团股份有限公司	2021年12月31日	中药	活血化瘀、燥湿止痛，用于轻中度慢性非萎缩性胃炎伴糜烂湿热瘀阻证所致的胃脘疼痛	每粒装0.5 g（相当于饮片0.5 g）
国药准字H20210052	脯氨酸恒格列净片	江苏恒瑞医药股份有限公司	2021年12月31日	化学药	单药与二甲双胍联合用于改善成人2型糖尿病患者的血糖控制	5 mg（按$C_{22}H_{24}ClFO_7$计）
国药准字H20210053						10 mg（按$C_{22}H_{24}ClFO_7$计）
国药准字H20210054	羟乙磺酸达尔西利片	江苏恒瑞医药股份有限公司	2021年12月31日	化学药	联合氟维司群，用于激素受体（HR）阳性、人表皮生长因子受体2（HER2）阴性的经内分泌治疗后进展的复发或转移性乳腺癌	50 mg（按$C_{22}H_{24}ClFO_7$计）
国药准字H20210055						125 mg（按$C_{22}H_{24}ClFO_7$计）
国药准字H20210056						150 mg（按$C_{22}H_{24}ClFO_7$计）

续表

批准文号	产品名	上市许可持有人	批准日期	产品类型	适应证	剂量 其他
国药准字 Z20220001	淫羊藿素	山东琨诺基药业 有限公司	2022 年 1 月 10 日	中药		
国药准字 Z20220002	淫羊藿素软 胶囊	北京琨诺基药业 有限公司	2022 年 1 月 10 日	中药	不适合或患者拒绝接受标准治疗，且既往 未接受过全身系统性治疗的、不可切除的 肝细胞癌	每粒装 0.4 g（含淫羊藿素 100 mg）
国药准字 H20210020	甲苯磺酸多 纳非尼片	苏州泽璟生物制 药股份有限公司	2022 年 8 月 10 日	化学药	用于既往未接受过全身系统性治疗的不可 切除肝细胞癌患者	0.1 g （按 $C_{21}H_{13}D_3ClF_3N_4O_3$ 计）

注：其中后 3 个药物在 2022 年被批准上市。

附录 G　2021 年度创新医疗器械产品

序号	产品名称	注册人	注册证号
1	髂动脉分叉支架系统	先健科技（深圳）有限公司	国械注准 20213130022
2	锚定球囊扩张导管	湖南埃普特医疗器械有限公司	国械注准 20213030023
3	一次性使用血管内成像导管	苏州阿格斯医疗技术有限公司	国械注准 20213060169
4	一次性使用电子输尿管肾盂内窥镜	北京北方腾达科技发展有限公司	国械注准 20213060175
5	幽门螺杆菌 23S rRNA 基因突变检测试剂盒（PCR－荧光探针法）	上海芯超生物科技有限公司	国械注准 20213400227
6	冠状动脉 CT 血流储备分数计算软件	深圳睿心智能医疗科技有限公司	国械注准 20213210270
7	经导管主动脉瓣系统	沛嘉医疗科技（苏州）有限公司	国械注准 20213130275
8	临时起搏器	深圳市先健心康医疗电子有限公司	国械注准 20213120299
9	紫杉醇洗脱 PTCA 球囊扩张导管	浙江巴泰医疗科技有限公司	国械注准 20213030297
10	周围神经套接管	北京汇福康医疗技术股份有限公司	国械注准 20213130298
11	三维电子腹腔内窥镜	微创（上海）医疗机器人有限公司	国械注准 20213060384
12	经导管主动脉瓣系统	沛嘉医疗科技（苏州）有限公司	国械注准 20213130464
13	自膨式动脉瘤瘤内栓塞系统	Sequent Medical Inc	国械注进 20213130233
14	陡脉冲治疗仪	天津市鹰泰利安康医疗科技有限责任公司	国械注准 20213090497
15	冠状动脉 CT 血流储备分数计算软件	北京心世纪医疗科技有限公司	国械注准 20213210574
16	颅内药物洗脱支架系统	赛诺医疗科学技术股份有限公司	国械注准 20213130575
17	腔静脉滤器	科塞尔医疗科技（苏州）有限公司	国械注准 20213130594
18	单髁膝关节假体	北京市春立正达医疗器械股份有限公司	国械注准 20213130600
19	内窥镜用超声诊断设备	深圳英美达医疗技术有限公司	国械注准 20213060608
20	机械解脱弹簧圈	上海沃比医疗科技有限公司	国械注准 20213130649
21	经导管主动脉瓣膜及可回收输送系统	上海微创心通医疗科技有限公司	国械注准 20213130655
22	口腔种植手术导航定位设备	雅客智慧（北京）科技有限公司	国械注准 20213010713

续表

序号	产品名称	注册人	注册证号
23	一次性使用清创水动力刀头	惠州海卓科赛医疗有限公司	国械注准 20213010779
24	水动力治疗设备	惠州海卓科赛医疗有限公司	国械注准 20213010780
25	医用电子直线加速器	苏州雷泰医疗科技有限公司	国械注准 20213050789
26	球囊扩张血管内覆膜支架系统	W.L. Gore & Associates，Inc	国械注进 20213130411
27	腹腔内窥镜手术设备	山东威高手术机器人有限公司	国械注准 20213010848
28	胚胎植入前染色体非整倍体检测试剂盒（可逆末端终止测序法）	北京中仪康卫医疗器械有限公司	国械注准 20213400868
29	持续葡萄糖监测系统	深圳硅基传感科技有限公司	国械注准 20213070871
30	持续葡萄糖监测系统	微泰医疗器械（杭州）股份有限公司	国械注准 20213070872
31	生物疝修补补片	卓阮医疗科技（苏州）有限公司	国械注准 20213130873
32	植入式左心室辅助系统	苏州同心医疗器械有限公司	国械注准 20213120987
33	人工角膜	北京米赫医疗器械有限责任公司	国械注准 20213161017
34	分支型术中支架系统	上海微创心脉医疗科技（集团）股份有限公司	国械注准 20213131059
35	经导管主动脉瓣膜系统	Medtronic Inc	国械注进 20213130538

致　谢

2022 年年初，中国生物技术发展中心组织国内临床医学专家和中国科学院上海营养与健康研究所生命科学信息中心（生命健康科技智库）团队成立了《2022 中国临床医学研究发展报告》编写组，开始进行全书的框架设计、信息收集、写作资料筹备等工作。《报告》延续了之前报告的框架结构，包括临床医学研究现状与趋势、2021 年国内外临床医学研究政策与法规、2021 年中国临床医学研究重要成果、2021 年临床医学研究热点等内容。在《报告》编制过程中，编写组多次召开专家咨询会，组织一线临床研究、政策法规、科研管理等领域的权威专家对报告框架、内容、成果筛选进行研讨，并邀请北京大学第六医院陆林院士团队就"抑郁症的发病机制、临床诊疗和药物研发进展"这一热点话题进行浅析。

《报告》的编写工作历时近一年，凝结了编写组与各位专家的心血和智慧，特别感谢参与《报告》撰写指导和意见咨询的各位专家，感谢《报告》中重要成果和进展的研发团队给予的细致审校。

最后，感谢编写组的辛勤付出，以及中国科学院上海营养与健康研究所的大力支持。

中国生物技术发展中心

2022 年 9 月